一个青年中医之路

从经方庙堂到民间江湖

黎崇裕　著

中国中医药出版社

·北京·

黄序

本书作者是一位聪明而勤奋的年轻中医。他好读书，爱临床；他善于思考，勤于写作；他尊师敬友，博采众长。学习中医以来，他一直孜孜不倦地追求中医学的真谛。作者用质朴的文笔，丰富的资料，切实的临床经验，把我们带进一个属于他的读书乐园和思考空间。

“师承与经方”章节，是作者拜访名师良医的记录，很多文字轻松活泼，将好几位国内经方家的临证风采写得栩栩如生，很有现场感，各家的学术经验，也很实用。

“临证与博采”章节内容较多，有验案，有心得，有民间疗法，有养生习俗，还有对中医临床发展的思考，虽然有点杂，有点碎，但取材来自临床和生活的第一线，读之也很有味道。

“读书与思考”章节写得精彩，特别是对脉学的思考，涉及当今国内脉象各家学说，有介绍，有点评，很到位。其中最吸引我的是“客家与中医”章节。作者是客家人，谈客家医疗文化如数家珍，许多说法，我是第一次听说的，有新鲜感。作者这些具有浓郁生活气息的短文，对理解中医学的文化性很有帮助。

中医的成才之路是艰难的，最难的一段是在青年阶段，但是，本书的作者已经脱颖而出了！他靠的是天资聪明加上勤奋刻苦、谦虚好学；靠的是不断的临床和总结；靠的是对生活和故土的热爱；还靠的是对中医传统文化的那份自信心和认同感。我感到，作者对中医学的自信和热情以及勤奋好学的治学精神，应该是这本书最激励读者的部分。我希望有兴趣的青年中医们读一下，像作者那样走出一条属于自己的成才之路。

南京中医药大学　黄　煌

2015 年 2 月 23 日于仙林大学城

注：黄煌老师是南京中医药大学教授、博士生导师、江苏省名中医、国家中医药管理局中医学术流派传承项目龙砂医学代表性传承人。现致力于经方现代临床应用研究与普及推广经方工作，主持的“经方医学论坛”成为全球最大的经方医学网络学术平台。代表性著作有《中医十大类方》《张仲景50 味药证》《经方的魅力》等。

姜序

我最早知道黎崇裕（网名：黎小裕）先生是在黄煌老师的经方医学论坛上，他发表了有关心灵创伤脉象的帖子。我当时认为这是一位久经沙场的老医，不然怎会对脉的体会如此细致入微。一直到他的大作《小郎中习医手记》出版，我俩并没有机会见面。2011 年 5 月 12 日，我在从珠海去广州的路上，见到了小裕，并获赠《小郎中习医手记》。原来他是一位风流潇洒的英俊青年，书如其人，十分养眼。

前几天小裕又寄来了他的新作《一个青年中医之路》，我能先睹为快，实乃幸事。与《小郎中习医手记》相比，确有“欲穷千里目，更上一层楼”的感觉。资料翔实，意境高远，在下受益匪浅，深表谢意!

中医之学贯通天、地、人三才，天、地为“体”，人为“用”。中医之书籍虽多，但多数是言“用”的，只是偶尔夹杂一点儿“体”。因“体”超越语言文字，超越逻辑，超越常理。所以，当我们遇到古籍中一些难以理解的地方，可存疑，不可轻意否定。不然，则永远只在“用”上流转，得不到“体”。“体”不全在书本上，却有意无意地散落在民间，掌握在一些“平常人”的手上。从《一个青年中医之路》可以看到，作者的治学态度，不管庙堂、民间、经方、时方、验方、怪方，兼收并蓄，这一点尤其难得，值得我们学习。

中医的学习大约可分三个阶段：

第一阶段：衣带渐宽终不悔，为伊消得人憔悴。这是初学中医的阶段，想必第一次从事中医的人都有深刻的体会，不多说。

第二阶段：众里寻他千百度，蓦然回首，那人却在灯火阑珊处。通过不懈地努力，或经明师指点，或读书自悟，在临床上尝到了甜头，甚至见证了中医的神奇。从修行的角度讲，得到了受用。不是初起时单靠信心和毅力支撑着。只有有了受用，才会在这条道路上继续走下去；若没有受用，单靠信心能支撑多久？

第三阶段：独上高楼，望尽天涯路。或诊断，或治疗，对某一方法，运用纯熟；或者对某一疾病，有独到的认识和疗效；乃至著书立说，成为一方名医，也有很多粉丝和徒众。其中也不乏昂头戴面、自谓天下无双者。这应该是许多中医学子梦寐以求的事。但这是不是中医的最高境界呢？不是。这一阶段，有点类似卧轮禅师的境界。《六祖坛经》里讲，卧轮禅师有一偈："卧伦有伎俩，能断百思想，对境心不起，菩提日日长。"六祖一听，便知未悟，于是合一偈："慧能没伎俩，不断百思想，对境心数起，菩提作么长？"这正是有为和无为的区别，中医绝对是无为的。《楞严经》说："不作圣心，名善境界；若作圣解，即受群邪。"正是对这一阶段学人的有力棒喝。孙真人也说："……故学者必须博极医源，精勤不倦，不得道听途说，而言医道已了，深自误哉！"话虽如此，也只适合自我反省，不宜堪验他人。

今借黎崇裕先生大作出版之际，略陈数语，以示祝贺。

深圳友和翠竹中医馆姜宗瑞

2016年1月20日

注：姜宗瑞先生是张大昌先生一脉传人，著有《经方杂谈》一书，并在《黄煌经方沙龙》《张大昌医论医案集》《辅行诀传承集》《经方论剑录》中任编委。现任邢台市中医经方研究会理事。2012年春应邀作为授课老师参加广东省中医药学会主办的第十一界国际经方班，讲授《辅行诀与经方》。

温序

以前我时常在网上看到黎崇裕先生（网名：黎小裕）的许多颇有新意的帖子，最近他将自己的新作发来，拜读之后感触颇深。他在中医上的成就令我敬佩有加。

该书内容非常丰富，展示了他学习、实践、探索、思考中医的心路历程。在目前的大环境下，一个中西医结合的专科生，在社会上的境遇是可想而知的，但他却有着超乎寻常的毅力、耐力、信心，执着地追求、努力地实践、深入地思考中医。他从院校的教材开始，对一些单方、验方、秘方的兴趣，直到走进经方大道。他治学的经历、态度、方法等与我真的非常相似，让我感触颇深。

子曰："学而不思之罔，思而不学则殆。"他不仅勤奋学习，更善于思考、善于总结。他足以成为青年中医的楷模。该书可以作为在校的中医学生及年轻中医的有益参考读物，可以让那些还在迷茫中挣扎者看到希望，找到方法。

古人言治学，当由约而博再由博而约。黎先生年纪轻轻即已取得如此骄人的成就，将来若潜心经方的研究，其成就自然不可限量。乐为之序！

温兴韬 于卧云斋

2016 年 1 月 25 日

注：温兴韬先生是“安徽省基层名中医”，主任中医师，出身中医世家，现任中华中医药学会胸痹心痛专业委员会委员，安徽省中医肿瘤专业委员会常委，安徽省中医药学会心血管专业委员会委员，安徽省内分泌专业委员会副主任委员。发表各类学术论文四十余篇，出版专著两部，获安徽省科技进步三等奖。

自序

我叫黎崇裕，不过网友们记住的一般是我的网名：黎小裕。我出生于江西省赣州市寻乌县的一个客家山村，是一个土生土长的客家人。

我学中医的动机很单纯，和很多中医人有着相似的经历，拙著《小郎中习医手记》对此已有详尽的记录，在此就不再展开讲。

写此书最初的目的是想作为自己学习中医之路的一个总结，等哪天自己老了，可拿出来怀念一下那段美好的时光。朋友曾问我："发现你好像有不少时间做自己喜欢的东西，很不错。而我现在怎么感觉还是静不下心呢？或者说有许多杂事分心。"其实只不过是心中有话要说，心中有个信念要写这个，于是内容就这样新鲜出炉，是否在学习或工作中都是次要的，关键是要有写作的冲动。

非常感谢一直关注我的网友，正是你们的一路相随，使我的学习之途、中医之路充满鸟语花香，欢声笑语。路途中记录下的有收获、有感悟，也有迷茫、有困惑，而曾经的这些就铺成了我这样一个青年中医的成长之路。抑或正是这些年轻时的经历为我以后的路指明了正确的方向。下面介绍一下我的中医之路三部曲：

一、玄学期

这一阶段或许很多中医学子都曾经经历过或正在经历，我在很长一段时间对此很迷恋。记得大一时受刘力红教授《思考中医》的影响，觉得要成为一个好医生，必须上知天文，下知地理，中晓人事。于是那段时间，我对《周易》、面相、手相、望诊、算命、象数等都有所涉猎。不能说这些东西一无是处，只是很难落实到实处，确实比较玄。与此同时，我还发现一个问题，学生中的高手不少，可是这些高手往往深藏不露，连我们本校学生都不知道。而因为他们的深藏不露，使得想要学他们的经验根本无从谈起。这无疑是一大损失。因为平时读书心得、自我感悟、临证经验的交流很可能会带动周围一大批年轻人去喜欢中医、热爱中医、学习中医，所以中医的保守亦是目前提高中医的一个拦路虎，当破除之！

二、集秘期

大二之后，我对秘方、秘法产生了很大的兴趣，觉得治病除了辨证论治，还有专病专方、专病专药一途。这其实是受岳美中先生的影响，那时我正在看岳老的书。之后我又读到蒲辅周先生的书，蒲老在书中无私贡献了很多他多年来收集的秘验方。自此我也是尽可能地收集一些秘验方，获益匪浅。

三、经方期

毕业之后，我在院外师从民间经方名家唐医易先生学习经方之法，得窥经方门径；在院内承蒙广东省名中医刘志龙教授亲炙，明晓经方之用；工作期间还随国医大师刘敏如教授、江苏省名中医黄煌教授、欧阳卫权主任等专家侍诊抄方，并且成为广东省名中医刘志龙教授学术继承人、全国名老中医药专家刘敏如工作室专家继承人，此外，还担任广州中医药大学珠海教学点讲师，可谓教学两相宜。在中医方面的学习亦是以研读经方为主，学习中有所得则记录下来以论文等形式发表。

读书之乐、写作之苦，其间长进，如人饮水，冷暖自知；放笔之时，方知著书不易，做学问尤难，临床高效则难上加难。限于笔者水平，书中理法未能显达，差讹挂漏之处，还望高明教正。借本书出版之际，感谢中国中医药出版社张钢钢老师慧眼识珠；感恩我的家人和众多老师的支持和厚爱；特别要感谢我的妻子，为了让我安心写作改稿，包揽家务，任劳任怨；还要感谢程文杰先生的学术指导，感谢孔祥辉先生阅稿赐教，感谢黄煌老师、姜宗瑞先生、温兴韬先生作序，陈嘉彬先生作跋。

黎崇裕

2016 年 2 月 4 日

目录

师承与经方 001

跟师学习 002

跟黄煌老师侍诊抄方杂记 002

黄师经典语录 002

南京美食之美与黄师学术之美 005

通便的四逆散加厚朴汤 007

美手如神的温经汤 009

医者需重在医心 011

运用经方治疗证同效异案 012

跟刘志龙老师侍诊抄方随笔 015

名医是一味药，名医亦如药 015

名医是一味药，医学生之性 016

名医是一味药，医患者之心 017

沟通是消除医患纠纷的最好良药 017

刘志龙教授的“八二”养生黄金法则 019

小柴胡汤合三拗汤治疗小儿易感咳嗽 021

诸花功效三字诀 022

跟欧阳卫权老师侍诊抄方散记 023

欧阳卫权老师临床治疗特色 023

附：瓜蒌甘草红花汤治带状疱疹侧记 026

欧阳卫权老师与黄煌老师用方之比较 028

跟欧阳老师学习治慢性荨麻疹验案 030

跟欧阳老师学用经方治左耳瘙痒案 032
国医大师刘敏如教授临床带教点滴 033
定下心来做中医 033
两种模式传承名老中医经验 035
三部六病研习录 036
三部六病问答录 036
浅议白虎汤非阳明方 050
阳明病治疗八法 056
肖引明老师治疗“三高”特效方 063
合方之法治痛经，经方师承传与变 064
程传诊疗老胃病经验 067
程传治疗失眠经验 069

经方一得 070
经方家“治鬼”趣话 070
经方六经辨治失眠 076
太阳病方论治失眠 076
少阳病方论治失眠 079
阳明病方论治失眠 081
太阴病方论治失眠 084
少阴病方论治失眠 086
厥阴病方论治失眠 088
半夏玉竹汤合桂枝加龙骨牡蛎汤治疗失眠琐谈 090

从三阳论治肩颈疾病 ——重读《经方实验录》偶感 094
黄芪建中汤可治疗中虚奇病 100
浅议经方的用量 102
经方方证密码之烧裈散 105
经方方证密码之白通加猪胆汁汤 108
江西近现代伤寒名家传略 110

临证与博采 135

经方实验 136
大小建中汤合用治全腹疼痛不可忍案 136
附子理中丸合小建中汤加减治便秘案 137
理中丸合四神丸加味治腹泻案 138
酸枣仁汤合半夏玉竹汤加味治失眠案 138
桂枝加龙骨牡蛎汤加味治失眠案 139
桂枝茯苓丸合方治头部砸伤案 140
麻黄加术汤合当归四逆加吴茱萸生姜汤治下肢厥冷案 141
桂枝汤合麻杏石甘汤治全身过敏瘙痒案 142
麻杏苡甘汤治关节疼痛案 143
新加汤合当归四逆汤合阳和汤治产后小腿痉挛案 143
理中汤合当归补血汤合四乌鲗骨一藘茹丸治经间期出血案 145
桂枝二越婢一汤治小儿发热案 146
大柴胡汤加减治小儿腹痛高热案 147

大青龙汤合葛根汤治小儿外感咳嗽案 147
三阳合病，治之少阳 148
葛根汤合小柴胡汤加减治感冒案 149

诊疗心悟 150
补中益气汤治舌头发涩 150
济生肾气丸加减治尿道结石 151
亲，止咳不是只有川贝 153
小儿不喜药 154
小儿久咳有良方 156
肺炎喘嗽初期宜加清热药以防有变 159
急性病当断则断 160
临证碎言录 162
诊疗杂记 163
扁桃体发炎和上火有区别 165
何药可以代替附子 167
通行十二经的药物 170
安眠止痛有良方，胎位不正亦可转 172
刍议“首风三两三” 175
五味散的奥秘 179

广收博采 182
治疗前列腺增生症的秘方秘法 182

治疗臁疮或老烂腿的经验 183
治疗肿瘤的基本方 184
自拟腰痛方治疗腰痛案 184
用王幸福老师的治崩漏秘方治疗月经淋漓不尽 185
用上焦宣痹汤治疗感冒后喜欢清嗓子 187
用罗夕佳老中医的急性咽炎方治疗冬季声音嘶哑 187
何氏感冒方移治皮肤病 188
神奇的掌灸无形针 189
白睛溢血简便方 192
湖北民间偏方五则 193
半夏治脱眉 195
睡前泡脚胜似补药 197
泡脚切勿乱加药 200
红参 · 促经 · 催奶 201
夏枯草治小儿头疮 202

读书与思考 205

读书滋养 206
读《绍奇谈医》札记 206
研习《伤寒论》的平行阅读法 212
《金匮玉函经》 212
桂林古本《伤寒论》 213

《汤液经法》 215
《辅行诀》 217
华佗之学——《华佗考》 219
《伤寒论》中南阳方言求是 221
《脉经》本《伤寒论》还有待挖掘 224
《李阳波医案讲记 1》读后感 227
广东伤寒"四大金刚"的普及读本——读《梦回伤寒四大金刚》有感 232
脉学中的一枝奇葩———《临证脉学十六讲》读后感 235
《医门凿眼》凿出中医外科的一股清泉———读《医门凿眼》有感 239

脉诊探幽 241
脉诊妊娠是可以掌握的技术 241
诊脉的高度在哪里 245
脉诊与临床 248
自杀阶梯脉象 248
性格脉象 249
性格脉象案例 250
太素脉 251
富贵脉和贫穷脉 261
辨治咳嗽不可忽略脉象 262

思考求索 265
中医真的有那么难学吗 265
台球桌上的中医之道 267
我对中医界造神的看法 270
命运在阳光处拐了一个弯 271
朱砂治病≠致命 272
为什么男性也可以用妇科药 276
为什么女性也可以用男科药 278
基层应大力推广小儿推拿技术 279
基层糖尿病患者的现状 280
九问基层中医 282
一问基层的中医药为什么越来越少 283
二问民众为什么不信任中医 285
三问基层中医的水平为什么上不去 286
四问基层为什么留不住中医人才 288
五问什么样的中医才是厉害的中医 290
六问中西医结合效果好吗 291
七问为什么基层中医最后变成了西医 292
八问中西医眼中的中医为什么不一样 293
九问中医药的好处在哪里 294
中医需要力排众议的勇气 296

客家与中医 298

走方的郎中 299
问君能否识蕌头 301
鲜为人知的客家脉学 303
客家小儿疗法集锦 305
客家治疗烫伤偏方四则 308
客家治疗失眠方两则 311
客家曾君所传临床效验方 313
赣南客家民间食疗方 320
客家水柿可治疗小儿麻疹 321
识得柿子有五宝，浑身治病真功夫 322
客家民间中医谚语三则 324
感冒奇方“神仙粥” 325
捻子 326
捻子酒 328
客家消暑食疗佳品 330
丝瓜可治无名肿毒 332
天热食“苦”，胜似进补 334
客家养生三字经 335

跋 337

主要参考文献 339

师承与经方

1

跟师学习

跟黄煌老师侍诊抄方杂记

黄师经典语录

张艺谋导演的《金陵十三钗》有个插曲叫《秦淮景》，由片中的金陵十二钗以苏州话用苏州评弹的方式演唱，其韵调深深地打动了我。歌词中提到了瞻园，提到了白鹭洲，描写了秦淮的繁华、金陵的古韵，让我对南京有了一种莫名的向往，心底突然冒起想去南京看看，想去秦淮河边走走的念头，感受那边的繁华，感受那边的古韵，感受那边的遗风。没有想到这个向往很快就实现了。当看到第六期经方医学研讨班的开班通知，我即刻安排好自己手头的工作，报名参加。到了南京，跟黄煌老师的经方团队学习，不但实现了参观秦淮河景的愿望，还得以随黄师侍诊抄方的机会，下面就是这次研讨班中辑录的部分黄师经典语录。

（1）治疗当治人，调理先调心。

（2）临床对于主诉繁多的患者，日本人有个词用的很不错，叫“不定愁诉”，很好地说明了患者的这个状态。

（3）荆防柴归汤对容易感冒的患者有较好的效果，同时也是一张助孕好方。

（4）月经量多，要问是否有涌出来的感觉。

（5）柴胡加龙骨牡蛎汤证是阴天，是阳郁；柴胡桂枝干姜汤证是黄梅天，是阳虚兼杂有湿热。

（6）芍药啊，是小大黄，能通便，用大量芍药的时候，一定要考虑到大便。

（7）桂枝体质小儿易挑食，有鼻炎，老生病；柴胡体质小儿易感冒，发烧，过敏；麻黄体质小儿易生癣，鼻炎，肥胖，皮肤黑，鼻子圆大肉厚。

（8）男孩子在精神层面和母亲关系大，男孩子聪明，母亲一般也聪明；女孩子在身体层面更像父亲，女孩子要有好的身材，父亲一定要瘦。

（9）除烦汤证多焦虑，解郁汤证多压抑。

（10）郁闷的话，一个是要汗出来，一个是要说出来。

（11）毅力是什么？毅力是宽容自己的身体，不要老是对于身体的小毛小病耿耿于怀。

（12）男人要吃，女人要睡。

（13）女人的舌一定要红，但不要过火，火不过头不用清。

（14）昏睡不都是阳虚，昏睡也有火。

（15）三高患者，一个是心情要不急不躁，一个是体重要不胖不瘦，一个是饮食要不饥不饱。饮食要根据自己的感觉，不吃肥腻即可，吃饭要细嚼慢咽，每次吃饭时应记得我说的——多嚼五口。

（16）没有吃早餐者，往往舌苔厚。现代中医学把舌苔的诊断价值往往夸大了，主要还是看舌质。

（17）有瘀血证时，左下肢、左下腹症状比右侧更严重一些。

（18）健脑方：柴胡体质可用柴胡加龙骨牡蛎汤；麻黄体质可用葛根汤。

（19）年轻人高血压往往是白大衣高血压（即有些患者在医生诊室测量血压时血压升高，但在家中自测血压或24小时动态血压监测时血压正常），不要盲目用降压药。

（20）乳房胀痛，一个是考虑柴胡剂，一个是考虑桂枝剂。

（21）女性大便干点好，要是拉稀，一下子就老了；后门紧啊，主寿；老是拉稀的，多数是胖老太，往往心脑血管有问题。

（22）产后怕冷者，有很多是心理压力大、抑郁导致的，不都是气血不足或阳虚所致。

（23）女性调节，一个是生育问题，一个是容貌问题。其实这两个问题需要一个东西，需要什么东西呢？需要——爱。

（24）中医减肥个体化强，如脸上胖者可用麻杏石甘汤，脐周胖者可用防风通圣丸，脐上胖者可用大柴胡汤，整个腹部胖者可用五积散，下肢胖者可用防己黄芪汤。

（25）止痛药不止西医有，我们中医也有。中医的止痛药是什么？如麻黄附子细辛汤就是古时的一张止痛方。

（26）柴胡体质之人性格多执着，敢于承担责任，易自责，易过敏；桂枝体质之人，性格随和，讨人喜欢。

（27）望诊非常重要，但往往被我们现在的医生给忽略掉了。其实，我们经方家是善于望诊的。

（28）躁动多在五六月；思考多在秋天。

南京美食之美与黄师学术之美

子轩说，在经方医学研讨班学习的这十天，你会过得很爽，到时候会很怀念这里。果不其然，等到22号早上要离开时，我跟方达说：“真是舍不得，我不想走，我舍不得南京。”结果还真是晚走了——飞机延误，本来上午十点多的飞机，到了下午六点多才起飞，等我回到广州已是夜幕降临好久。

我们研讨班的学员住在石鼓湾美食一条街，刚开始的时候有些抱怨，虽名曰美食一条街，却并没有什么好吃的。其实是我们错了，是我们没有发现这里藏着的美食。这里有“你好意大利餐厅”“澳门轩”“调鼎居”“新鱼客”“川胜楼”“好再来”等许多美食之处，不过我们更喜欢去小吃店品尝南京的风味小吃。

为了美食，我们也是疯狂的。晚上为了吃点面食当夜宵，我们几个冒着大雨，在美食街里，一条街一条街地找，后来终于在不起眼的地方找到了一个面食店——特色长鱼面。端上来的还真是长鱼，几条黄鳝在面上煞是好看。面汤应该是用鱼汤熬成的，乳白、鲜美。美中不足的是面汤中有黄鳝的腥味，结果我放了好多胡椒粉才把腥味盖住，此时的面汤是我喝过最美味的。南京的美食我喜欢，等我们吃好返回时，雨中又飘起了雪花，惬意！

味美的不只是长鱼面，还有十二鲜汤面，这汤面是我的鼻子被它的香气吸引过去的。一天早上出去吃早点，被街头拐角处隐约飘来的香气给勾住了，循着香气找过去，发现了它的源头。我要了一大碗的十二鲜汤面，但老板说不用要那么多，吃不完的，因为还有九鲜汤面、六鲜汤面等。不过我还是要了十二鲜汤面，就想尝尝那最完美的鲜味。我把面里的生菜、香菇、白菜、猪肝、瘦肉、香肠等配料都吃光了，面却吃不完，撑得我一步三摇来到南京中医药大学听课。

哦，还有肚皮面，不对，应该是皮肚面，每次我都叫错，不过老板她懂。猪皮油炸之后放入面中，香脆，还有面的味道浸润其中，那味道还真是在别的地方没有吃过，回味中。

同样的，刚开始上课的时候，大家都觉得有些难于理解黄师的学术思想，因为我们放不下原有的思维，要把自己之前的东西抹掉，重新装上新的东西，这个对谁都是痛苦的。不过慢慢地、逐渐地，我们就像发现南京的美食一样，发现了黄师的学术之美——简洁、实用、易懂。

我们不再迷茫，而是逐渐进入了黄师的思路中去，慢慢体会、摸索黄师看病时所用的技巧、语言、思维方式、方证之间的鉴别指标、方、证、人之间的融合。

黄师的体质学说并不是不讲究辨证论治，恰恰相反，而是处处都暗合中医辨证论治之思维。辨别体质之时，其实已经在考虑大的方向，看哪个理法最适合患者，然后再根据患者的具体情况来辨别具体的方证和用药。体质的辨证也不只是根据形体来的，而是结合患者的现病史、既往史、家族史、年龄特点及伴随症状等全面分析而来，其中的病因、病机、辨证等其实都已经揉在了最后的处方中。

请黄师原谅我们上课时的窃窃私语，其实我们是在下面猜处方。对于我们来说，来个患者，看脸型、体型、气色、神态等，再听主诉，然后我们就会相互猜黄师会开什么方，以此来验证自己上课、跟诊抄方这段期间是否学进去了。猜得对，说明思路跟得上；擦边，说明在细节之处还没有注意鉴别好；没有猜对，那说明还没有跟上思路，还需要反省。

就在这样的反复窃窃私语中，我们获得了不少惊喜，时不时还会相互玩笑一句：哈哈，你已经研究生毕业，可以出师了，何足乐哉！欢乐的气氛就这样荡漾开去。

通便的四逆散加厚朴汤

芳姑娘来复诊，这次是满面春风而来的，因为她多年的便秘痼疾终于解除了。

芳姑娘，31岁，身高160cm，体重48kg。诉生育后便秘近两年，大便几天一次，每次大便像石头状又黑又硬、量少，解得非常痛苦，有外痔，小便正常，四肢凉，腹软，舌红苔白稍腻，六脉弦而有力。她不肯用中药，说之前在别处用大量泻下药也无效，每次严重时都依靠开塞露。我苦口婆心地劝说无效，她还是坚持要开塞露。傍晚时分，她又回来要求开中药，说用了 2 瓶开塞露也无效，现在腹胀腹痛得厉害。我给予四逆散加厚朴汤：柴胡 20g，枳实 20g，白芍 20g，炙草 10g，厚朴 20g，赤芍 20g，6 剂。药后大便得解，之后每天都有大便，初硬，后逐渐变软，至复诊时，大便已经成形，每日有解，量可。现症：舌红苔薄白，六脉缓，左寸脉旺，补充描述说长期睡眠不佳，前药后大便变通畅，易饥饿。守方：柴胡 20g，枳实 20g，白芍 20g，炙草 20g，厚朴 20g，再给 6 剂。

此方是我参加经方培训班时，从黄师处学到的。当时陈广东老师介绍说，这个方子主要用于长期便秘、大便量少如羊屎状，效果很好。我依葫芦画瓢，现学现用，又结合唐师（唐医易）治疗虚人便秘喜用芍药甘草汤，赤白芍同用的经验，加了赤芍 20g。

四逆散由柴胡、枳实、芍药、炙甘草组成，是疏肝解郁、调和肝脾的祖方。主治阳郁厥逆，肝脾气郁之证。加厚朴，可增加理气通下之功。

《伤寒论》对于四逆散的描述很简略，如《辨少阴病脉证并治》云：“少阴病，四逆，其人或咳或悸，或小便不利，或腹中痛，或泄利下重者，四逆散主之。”李中梓云：“此证虽云四逆，必不甚冷，或指头微温，或脉不沉微，乃阴中涵阳之证，惟气不宣通，是为逆冷。”从中窥测，四逆散病机或许就在于气不宣通而已。

现代医家常用本方治疗慢性肝炎、胆囊炎、胆石症、肋间神经痛、胃溃疡、浅表性胃炎，慢性胃炎、附件炎、输卵管阻塞、急性乳腺炎等属肝胆气郁，肝脾不和者。笔者用此方治疗便秘还是第一次，效果不错，黄师运用经方之经验经得起重复。

美手如神的温经汤

很久以前我就看过黄师的文章——《能美手的温经汤》。文中提到："温经汤可以治疗女性手掌皲裂，是日本大塚敬节先生和矢数道明先生的经验。他们在用温经汤治疗不孕症、月经不调时，发现（治疗之前）患者的手掌皮肤干燥开裂，随着月经状况的好转，手掌也变得滋润。这个发现很有趣，原来月经不调与手掌皮肤相关！后来，我在治疗女性月经不调时，也注意其手掌皮肤。一般来说，手掌皮肤滋润、嫩白者，大多月经正常；而手掌皮肤干燥，尤其是指端皮肤粗糙干裂，甚至擦手时沙沙作响者，大多有月经不调或闭经。有些虽然没开裂，但甲沟多毛刺，指甲脆裂者，也常常伴有月经异常。值得惊叹的是，张仲景在《金匮要略》中已经提及温经汤证有'手掌烦热'。所以，我常说温经汤是美容方，也是美手方。"那时我看了并没有什么感觉，后来在南京经方研讨班上，黄师又提起了这个话题，说树木枯萎，一个是没有营养，一个是水过甚，水不足木枯，水盛木也枯，取象比类，人也类似。这话深深地印在了我的脑海里，从经方研讨班回来后，刚好遇到一个类似案例：

关某，女，36岁，2012年3月9日初诊。诉双手十指脱皮一年多，患处接触水或其他物体时则痛。外见双手皮肤脱屑层叠，手温正常。脚生冻疮，近段时间觉疲乏。有痛经史，月经颜色深暗。舌苔白厚腻，舌尖红，右脉浮缓，左脉缓关弱。

吴茱萸6g，当归10g，川芎10g，白芍10g，党参10g，姜半夏10g，桂枝12g，牡丹皮8g，麦冬8g，阿胶（烊化）10g，生姜3片，红枣3个，炙甘草6g，茯苓20g，白术15g，7剂。

2012年3月16日复诊：服前药后，脱皮好转，两拇指破裂疼痛干燥，舌红苔白中厚腻润，脉如前，左关脉稍弱。

吴茱萸6g，当归10g，川芎10g，白芍10g，党参10g，姜半夏10g，桂枝15g，牡丹皮8g，麦冬8g，阿胶（烊化）10g，生姜3片，红枣5个，炙甘草6g，茯苓15g，白术15g，桃仁10g，7剂。

后回访，手掌脱皮已经完全痊愈，双手和常人无异，至今未犯。

处方时虑及患者舌苔白厚腻，符合黄师所说水盛木亦不荣，故加茯苓、白术，仿五苓散之意，增加化气利水、健脾祛湿之功效。二诊加桃仁增润燥止痛之功，当时忆及秦伯未《中医临证备要》中有提到唇燥裂“多因天气干燥或是脾热所致，甚则干裂出血，用桃仁研烂，猪油调涂，内服清凉饮”，足见桃仁润燥之功。此外，《药品化义》有云：“桃仁，味苦能泻血热，体润能滋肠燥。若连皮研碎多用，走肝经，主破蓄血，逐月水，及遍身疼痛，四肢木痹，左半身不遂，左足痛甚者，以其舒经活血行血，有去瘀生新之功；若去皮捣烂少用，入大肠，治血枯便闭、血燥便难，以其濡润凉血和血，有开结通滞之力。”这也说明桃仁有润燥之功，还兼濡润凉血和血及止痛之效。

医者需重在医心

行医是一门技术，不是技巧，中医在民众心目中往往担当了牧师的角色，不仅要有好的医疗技术水平，还要懂得人情世故，好中医必须“上知天文，下知地理，中知人事”，这是中医的职责与使命。

一个 35 岁的前列腺炎患者，形体中等稍胖，国字脸，面色黄白，眼眶暗青，语声悲戚，啤酒肚。从 2005 年检查发现患有前列腺炎开始，一直中西医杂投，外加物理治疗，花费近十万治疗费但效果不佳，目前尿频、尿急、尿分叉、尿黄，夜尿三次，饮一溲一，无腰酸，热天冷水洗澡后下肢酸软，双手末梢稍冷，上腹部按压充实有抵触，下腹按之软，无口苦，其他无异常，舌淡苔白厚，脉浮大。患者因此病治疗效果不佳，以致情绪低落，对于婚姻爱情不敢抱有幻想，而此刻的我作为一名中医师，也只是寥寥数语，稍加安慰，把重点放在如何辨证处方用药上，却忽略了“中晓人事”的重要性。这是一个教训，需谨记。

心病还需心药医。前列腺炎临床多见，很多患者对此病耿耿于怀，而作为医生往往认为此乃小病，无需过度关注，觉得患者过度关注有点神经质，却忽略了对此类患者的人文关怀，不少患者因为此病而封闭自己，不敢恋爱、不敢结婚，甚至专门辞职到处求医，以致家资耗尽，而病情依旧。

记得在跟黄煌老师抄方时，亦遇到一个年轻的前列腺炎患者，千里迢迢到南京找黄师看病。此患者几年来总是纠结于这个病，一直不工作，专门由老父亲带着他到处看病。面对这个患者，平时一向随和的黄老师一反常态，在我们这帮跟诊医生和患者都没有反应过来的时候拍案大怒说：看什么看，这个病有什么好看的？！年纪轻轻不好好工作，你看看你老父亲，养大你这么一个儿子容易吗？！你这个年龄正是要成家立业、大展宏图，让老人家享福的时候，你却让你的老父亲跟着你奔波劳累，你真是大不孝，这个病不用看了！直接把患者给骂哭了。此时我们才回过神来，黄师这是要医心啊！哭泣对于心结难解的患者来讲是一个很好的开解方式。接着，黄师又以八味解郁汤继续给他开心结。当时我们就私下交流，此患者肯定有很好的效果，因为黄师的一怒已经帮患者治好了大半。

再回到我前面看过的那个患者，其诊疗思路应该是：①清心寡欲（性生活都不想）；②舒展气机；③宣化痰瘀；④补肾填精。清心寡欲是最重要的一步，首先要帮患者树立正确的人生观、疾病观，这样患者的病就好了大半，用药只是辅助而已。

美国纽约东北部的撒拉纳克湖畔，镌刻着一位西方医生特鲁多的铭言："有时，去治愈；常常，去帮助；总是，去安慰。"它告诉人们，医生的职责不仅仅是治疗、治愈，更多的是帮助、安慰。所以临床对于慢性病患者，医者需重在医心，医患者之心，亦是医医者之心。

运用经方治疗证同效异案

兄妹二人，2014 年 11 月 2 日其母亲代诉：食用某快餐后上吐下泻，呕吐清水，腹泻一天 3 次，大便色黄臭，乏力，恶寒无汗，口渴，无口苦，发烧未超过 38℃，舌脉不详。

辨证：阳明表证夹杂气上冲。

处方：葛根汤加半夏汤加味。

葛根 30g，生麻黄 6g，桂枝 10g，白芍 10g，炙甘草 6g，红枣 5 枚，生姜 3 片，姜半夏 15g，党参 15g，芦根 20g。

用法：先煎一剂，两个人一起当茶喝，如果到晚上 10 点还是有烧，接着煎第二剂给他们喝。

第二日患者母亲打电话来说，姐姐昨晚用药后烧退，余症消，晨起稍有头痛，已经去上学，未再用药。但是弟弟昨晚用药后反而发烧至 38.3℃，加用美林后稍微出了一点汗，但烧依旧未退，现晨起乏力更甚，体温 38℃，余症如前。让其母亲发来儿子面色和舌相的照片，见面色尚可，无青黯，舌红，苔白底浮黄腻。

辨证：阳明表证夹杂水饮化热。

处方：大青龙汤加薏苡仁。

生麻黄 12g，桂枝 6g，炙甘草 6g，杏仁 6g，生石膏 30g，薏苡仁 20g，生姜 3 片，红枣 20 枚。

用法：用 3 碗水煎成 2 碗，温服，先喝一碗，盖被子发一下汗，微微出汗即可，不要大汗淋漓，出了汗烧退了，剩下的就不要喝了；如果两小时后还是没有汗，再喝剩下的一碗。

上午用药，中午烧退，下午又反复，发烧到 37.5℃，让其服完剩下的药。第二天患者母亲发来微信说，服完昨天的药后，昨晚未见发烧，今早精神可，已经去上学。详细问其用药后的反应，患者母亲说喝药后头顶出汗不多，身上只有一点，半小时后烧退；下午喝完药退烧后，再没有反复。但晚上睡觉有点鼻塞，昨天腹泻三次，胃纳不佳，稍食则饱。要求继续用方调理脾胃，遂改用消食化积、健脾止泻，佐以辛凉通窍的时方调理。后回访已经痊愈。

方证对应，如果不看舌脉，一样的症状一样的处方，效果却不一样，这主要还是因为体质差异的缘故。而体质往往就藏在舌脉中，患者是什么样的体质就会有什么样的舌脉。这个案例就说明了方证对应，不是简单的方子和症状对应，而是需要综合整体辨别证候，方能方证对应。

或许会有同仁问，二诊为何用大青龙汤？因为此前患者曾数次因吃油炸食物后而咽痛、发热恶寒、无汗乏力，笔者都用大青龙汤退烧，这次因为症状不一，故而首诊未用大青龙汤。二诊时患者乏力甚，恶寒无汗，面色尚可，无青黯，舌红苔白底浮黄腻。忆及《伤寒论》第39条："伤寒脉浮缓，身不疼但重，乍有轻时，无少阴证者，大青龙汤发之。""身不疼但重，乍有轻时"有时其实是表现为乏力、浑身没劲，但是却没有身痛。"无少阴证"之义，一个是指脉不微弱，一个是指面色不青黯。患者脉虽然不可凭，但此前有用大青龙汤退烧之先例，故而放胆用之，且嘱咐患者母亲此次红枣开了20枚，一定要放足量，这样发汗才有源头，红枣多放亦如输液，补充能量，维持体液平衡。一般认为，大青龙汤适用于体格强健、肌肉发达的中青年，而此患者体格并不强健，其发育比一般男孩子要慢，并有哮喘病史，每次感冒则高烧、气急带喘，必须输液方能控制。我用荆防杏苏散合定喘汤控制其发作后，便获得患者母亲的信赖，要求帮其治疗哮喘。我用香砂六君丸合金水宝胶囊给患者连服三个月后，哮喘已除，现感冒时未再喘。

大青龙汤和葛根汤都可用于麻黄体质的患者，其证都可见外寒内热，临床如何鉴别使用呢？笔者个人经验：大青龙汤证有水饮，葛根汤证没有，关键还是看舌。葛根汤证舌质多暗淡或暗红、苔白不腻，而大青龙汤证的舌苔一般都是腻苔。

跟刘志龙老师侍诊抄方随笔

名医是一味药，名医亦如药

如果说黄煌老师是学者型的经方家，那黄煌老师的师弟刘志龙老师就是君子型的经方家。刘志龙老师临床很喜欢用茯苓，临床处方中十有七八有茯苓这一味中正平和之药，故而有“刘茯苓”的雅称。

茯苓这味药性味甘平淡，入心、脾、肺经，具有渗湿利水、益脾和胃、宁心安神的功效。《别录》云其能“保神守中”;《药性论》云其“善安心神”;《日华子本草》云其“开心益智”;《药品化义》更对其功效有详细描述:“白茯苓，味独甘淡，甘则能补，淡则能渗，甘淡属土，用补脾阴，土旺生金，兼益肺气。主治脾胃不和，泄泻腹胀，胸胁逆气，忧思烦满，胎气少安，魂魄惊跳，膈间痰气。盖甘补则脾脏受益，中气既和，则津液自生，口焦、舌干、烦渴亦解。又治下部湿热，淋沥水肿，便溺黄赤，腰脐不利，停蓄邪水。盖淡渗则膀胱得养，肾气既旺，则腰脐间血自利，津道流行，益肺于上源，补脾于中部，令脾肺之气从上顺下，通调水道，以输膀胱，故小便多而能止，涩而能利。”

茯苓是四君子汤中一员，具有中庸之性，故而颇具君子之风。而刘志龙老师人亦如茯苓，颇具君子之风。他性格沉稳，说话不急不躁，言简意赅，看病径用经方，论述往往直达病情，切中要害，经常一看舌抑或一切脉，心中处方已定。

名医是一味药，医学生之性

笔者临床摸爬滚打已有数年光景，加上跟民间中医师学习，亦练就了自己的一套治病方案。刘志龙老师经常说“小裕经方自成一派，而我们的思路不一样”。虽是赞誉之词，但亦有鞭策之意，因为我用经方往往是对症之方、对症之药多。

刘老师临床运用经方是“抓证眼，辨病机”为主，故而常有神出鬼没之方出现，我们跟诊的学生往往还在详细问诊之时，刘老师处方已定，照其说法：“像你这样一个个详细问下来，我一天看那么多病人，什么时候才能看完？！我主要是快速抓证眼，辨病机。无他，久在临床，熟能生巧而已。”

跟诊时间长了，慢慢地自己的经方思维亦和刘老师同步，不再只是对症处理，而是主要针对病机。比如糖尿病患者，刘老师虽然也是遵循六经辨证，但前提是先辨阴阳，一看患者舌苔即可首先判断患者是阴证还是阳证，然后再结合患者的相关症状辨明六经。阴阳一分，六经就明朗了，经方对应之处方呼之欲出，临床快捷高效处方就是这么来的。

经过这么长时间的学习，自己的心境亦慢慢平和，不再浮躁，不再因为不加对症之药而心中无底。

名医是一味药，医患者之心

刘志龙老师身边总是有一大堆的粉丝，很多一家三代都在刘老师处就诊，刘老师在哪里，患者就跟到哪里。有不少患者的家属说，其父母在家总是觉得自己病重，但一与刘老师闲聊后，心理负担就放下了，觉得自己没有多大的问题。

刘老师性格沉稳，临床上从来不会因为患者的唠叨而显得不耐烦，也不会因为患者表达不清楚而厌烦，总是会耐心地听着患者描述自己的病情，时不时还来几句经典搞笑语录，弄得整个诊室其乐融融。

刘老师门诊有很多长期用药的老年病患者，他总是不忘告诫患者生活中的注意事项，如平时煲汤食疗、饮茶喝酒、作息时间、生活习惯等都给予详细指导。

刘老师除了是一位经方家外，还是一位养生专家。他很注重养生，倡导能不用药就不用药，能少用药就少用药。其处方时而一二剂，时而十几剂，都是根据患者病情而定。时不时有患者说，刘医生给我多开几剂药吧，我怕到时候好不完全。这时刘老师总是自信地说："不用那么多，依据我的经验，你的这个情况吃几剂药就应该好得差不多，不用再吃药。"

沟通是消除医患纠纷的最好良药

医学之父希波克拉底曾言医生的法宝有三：语言、药物和手术刀。

可见除了药物和手术刀之外，医生对病人的人文关怀和语言技巧是何等重要，甚至说话艺术的重要性远远超过运用药物和手术刀的技术。

在医患关系比较紧张的今天，如何加强医患之间的信任，就成了每一个临床医生不得不面对的问题，这个问题目前来讲比医疗技术显得更加迫切。人承受病痛时是最无助的时候，用语言和细节来沟通，是建立医患信任、消除医疗纠纷的最好良药。良好的沟通，可以表达出人世间最美的关心和爱。

医患之间之所以出现问题，一方面可能是因为医生的过失所致，但更主要的原因恐怕在于沟通的障碍。医患之间信息不对称，对于患者的很多误解，或者是因医方没有给予足够到位的解释，或者是因医生的态度不够好所致。

刘志龙老师半天门诊常常四五十号人，忙的时候连上厕所的时间都没有，经常要看到下午一点多才能下班，而他还经常对患者说，对不起，让你久等了，让你饿着肚子看病，不好意思。很多患者一听总是一扫久等的焦虑心态，反而觉得是自己不好意思，耽误了医生的下班，让医生饿着肚子为自己看病。良言一句三冬暖，一句简单的“对不起”，可能就会给患者心灵上带来莫大的抚慰，让患者感受到医生的关怀和关爱。

语言是最好的武器，也是创造和谐的最佳利器，往往三言两语可能就让别人心悦诚服。临床患者形形色色，各种心态都有，医生说话沟通就应该因人而异，见什么人说什么话，小心谨慎但不失面面俱到，大胆活泼而不失严谨，该严肃之时不可玩世不恭。

对于心事重重的病人，刘老师总是先不开药，而是慢慢引导，普及必要的心理减压方式和正确的人生观、价值观；对于絮絮叨叨的患者，刘老师总是巧妙地说你的故事很精彩，我们下次再听你讲，后面还有一大堆的病人等着，该让后面的人看病了，你看可以吗？患者一听立马明白自己占用别人时间太多，随即就带着歉意和感激离开。我们常常笑刘老师是一个牧师，不但看病，还要做心理辅导，打开患者的“千千结”，成为患者身体和心理的修复工程师。

刘志龙教授的“八二”养生黄金法则

广东省名中医刘志龙教授是笔者恩师，他在乐于传播中医药诊疗疾病经验的同时，也热衷于普及健康养生的知识。近年来，他在珠海电视台和市内各级单位做了数十场中医养生的知识讲座，多次接受《珠海特区报》《珠江晚报》等媒体采访，宣讲中医养生知识。刘老师对中医养生很有研究，笔者在跟随其门诊期间，时常可听及他对患者普及健康养生知识，其中“八二”养生黄金法则是他临床提及较多的一种。

“八二”养生黄金法则来源于八二定律，是19世纪末20世纪初由意大利经济学家帕累托发现，又名80/20定律，也叫巴莱特定律，是最省力的法则、不平衡原则，被广泛应用于社会学及企业管理学等。而刘老师把这一法则用于养生学中，收到了很好的效果，对于日常饮食很有指导意义。

1. 八分饱，二分饥

刘老师经常对儿童的父母说：“中医有句名言叫‘若要小儿安，三分饥和寒’。不但小孩子不可以吃的过饱，穿的太暖，就是我们大人也一样要注意不可吃撑，最好就是‘八分饱，二分饥’，这是最健康的饮食习惯。”刘老师继续说道：“什么叫八分饱呢，就是自我感觉吃的差不多，在可吃可不吃之间。这个时候基本就有八分饱了，这时不吃也不会觉得饿，而且肚子不胀也不打嗝，但还可继续吃，有点意犹未尽的感觉，其实在这个情况下是最健康的饮食状态。”

《寿亲养老新书》有言“尊年之人，不可顿饱”，《内经》强调“饮食有节……故能形与神俱，而尽终其天年，度百岁乃去”。所以民间有句俗话叫“常吃八分饱，延年又益寿”，就是来源于此。我们现在的很多病，其实都是吃出来的，因为饮食的不健康，暴饮暴食而导致，比如临床常见的肥胖症、胃病、胆囊炎、急性胰腺炎等疾病。

2. 八分粗，二分细

由于人们对于食物色香味俱全的要求，现在的细粮品种繁多，做的越来越精细，可营养流失也越来越多，特别是维生素方面的流失特别严重。而粗粮在防治现代富贵病的作用上，远远超过细粮。

临床常见的高血压、高血脂、高血糖、高胆固醇等患者，在平时生活中一定要多吃粗粮，因为粗粮中含有大量不溶性膳食纤维，能改善胃肠微生物菌落，产生的热量也比较低，有助于肠胃的排空，而且不会增加肠胃的负担。而细粮里的膳食纤维是可溶的，热量较高，食用过多容易对人体产生负担，不过细粮的蛋白质、氨基酸等含量要比粗粮高。

刘老师指出，“八分粗，二分细”这样的搭配是比较合理的，符合我们人体所需的状态。他经常在门诊对糖尿病患者说：“糖尿病其实应该叫穷苦病，不能吃好，不能喝好，一定要对饮食做到很好的控制，‘八分粗，二分细’是最好的状态。所谓平平淡淡，粗茶淡饭，平安过一生。”

3. 八分素，两分荤

刘老师经常说："我们现代物质水平提高了，饮食品种丰富了，过去吃不上肉的时代几乎一去不复返，现在的人们每顿饭几乎都不离肉食，可物质水平虽然上来了，但是我们肠胃消耗肉食的能力却没有跟上来，吃的肉太多，无形中就会增加肠胃的负担，而且肥腻肉食多吃又会刺激食欲，结果是越吃越多，胃越撑越大，较难形成饱腹感。故中医有'胃有伏火，消谷善饥'一说，所以无肉不欢其实也是一种病态。你看自然界长寿的动物基本都是食草动物为主，所以'八分素，两分荤'才是最健康的状态。"

小柴胡汤合三拗汤治疗小儿易感咳嗽

黄女，11 月大。2014 年 3 月 26 日就诊。其母代诉：平素易感冒，稍有着凉则感冒咳嗽，本月 18 号打预防针后开始感冒咳嗽，现在夜间偶尔低烧，晨起及夜间咳嗽甚，流白色鼻涕，胃纳可，夜间睡眠不佳，睡觉时满头大汗，大小便正常，指纹浮红。

柴胡 6g，黄芩 3g，太子参 10g，姜半夏 6g，生姜 5g，蜜枣 30g，炙甘草 5g，炙麻黄 3g，杏仁 6g，川贝 6g，3 剂。

2014 年 5 月 2 日因腹泻前来就诊，询问其母得知，患儿前药三剂后诸症愈。

此方是从刘志龙老师那里学来的。刘老师治疗小儿咳嗽常用小柴胡汤合三拗汤或麻杏石甘汤，对于小儿感冒咳嗽常可收到一剂知、二剂已的效果。刘老师经常说：“小柴胡汤就是一道屏障，巩固好了屏障，邪就不会入里，还能帮助身体驱邪外出。”小儿稚嫩之体，其病易虚易实，小柴胡汤是少阳方，正可扶正祛邪，但是解表力弱，故而感冒咳嗽寒则合三拗汤，热则合麻杏石甘汤，以加强解表之力，共奏扶正祛邪、宣肺止咳之效。

诸花功效三字诀

晚秋至，秋风起，树叶黄；
金气旺，眉头紧，易悲伤。
诸多花，泡点茶，解忧愁；
承师教，查经典，明药性。
玫瑰花，芳甘美，舒郁结；
杭菊花，清郁火，消诸风。
野菊花，养目血，除烦热；
合欢花，治郁结，安神志。
素馨花，解肝郁，止诸痛；
腊梅花，治气郁，散胸痞。
洋槐花，清肝火，泄肺逆；
密蒙花，润肝燥，明双目。
凌霄花，缓肝风，泻肝热；
金银花，息肝阳，解秽恶。
款冬花，益五脏，除烦躁；

月季花，泻肺火，调月经。
鸡蛋花，降肺气，治湿热；
旋覆花，除噫气，下气结。
木棉花，去湿热，治血崩；
藏红花，通经络，散血肿。
辛夷花，利九窍，通关脉；
野葛花，解酲用，开肌肉。
鸡冠花，凉止血，疗崩中；
虫草花，去色斑，调免疫。

跟欧阳卫权老师侍诊抄方散记

欧阳卫权老师临床治疗特色

欧阳卫权老师是副主任医师，医学硕士，师从“国医大师”李振华教授及中医大家李可老中医。他在学术上主张遵循中医自身规律发展中医，回归中医传统，用中医思维指导中医临床。临床则致力于《伤寒论》经方及六经辨证方法在皮肤病中的应用研究，强调以六经为纲、方证为核心，“见病知机”，活用经方，重视发挥中医整体调理及个体化治疗的优势。临证擅长运用经方治疗各类皮肤病，以及内科外感发热、咳喘、胃病、痹证和妇儿科等疑难杂病。笔者有幸跟欧阳老师侍诊抄方，此散记仅凭记忆，间有自我发挥，若有差错，是笔者个人问题，还请各位方家斧正。

特色一：心狠手辣

欧阳老师是李可老的徒弟，开方用药传承了很多李可老的风格，用药该重时绝不手软，真是“心狠手辣”。如一个腰椎间盘脱出症的中年患者，形体肥胖，有腰酸软、怕冷等症。欧阳老师处方：制黑附子 60g，白术 30g，杜仲 30g，肉桂 10g，干姜 30g，细辛 30g，鹿角粉 2 包，威灵仙 15g，牛膝 30g，制川乌 30g，骨碎补 30g，独活 30g，土鳖虫 10g，防风 20g。此方乃是巩固之用，之前患者发作期间疼痛剧烈时，用量更重，细辛用至 60g，附子用至 75g。

欧阳老师临床喜欢用生半夏，时常生半夏开至 60g。他说半夏散结效果很好，上次有个鼻咽癌患者的下颚及颈部肿块如鸭蛋大，用小柴胡汤加减，服药 9 剂，肿块即消至花生米大小，效果出人意料，方中生半夏功不可没。此外，半夏散及汤治疗感冒初起咽痛效果甚佳，一般 1 剂即愈，欧阳老师强调此方必须用生半夏效果才好。

特色二：循循善诱

欧阳老师一天一百多号的门诊量已经够累了，可他在看病的同时还不忘点拨我们，经常是问完患者就轮到问我们这个属什么方证，要用什么方子，为什么？有异议时，还给我们讲解其中的细微之处。如柴胡桂枝干姜汤与乌梅丸，临床不易鉴别使用。欧阳老师说：“两者方证之间是有区别的。柴桂姜汤尚算不上厥阴方证，应属少阳、太阴合病方证；乌梅丸属厥阴方证，厥阴病其实是少阳（甚或阳明）与少阴的合病。柴桂姜汤加附子方属厥阴病方证，临床亦多见。此外，柴桂姜汤中柴胡用量大小不同，可适用于便干、便溏的治疗。便干者用量可大，便溏者用量可小。《朱良春用药经验集》中亦谈到“柴胡 30g 以上通便”。

笔者记得刘渡舟先生曾提到柴胡桂枝干姜汤的病机是胆热脾寒，是从陈慎吾先生的“少阳病有阴证机转”中悟而得之。当时刘渡舟先生曾问陈老何谓“阴证机转”，陈老顾左而言他，未予明言。我们如果从厥阴病方来理解柴胡桂枝干姜汤则会有新发现：柴胡桂枝干姜汤是有阳枢转机，从阴（厥阴）出阳（少阳）；而乌梅丸则是有阴枢转机，从阴（厥阴）出枢。枢指少阴，“少阴为枢”出自《素问·阴阳离合论》：“三阴之离合也，太阴为开，厥阴为阖，少阴为枢。”倪海厦先生在讲解五运六气时，提到治病从阴出阳为顺，少阴少阳同为枢纽，少阳为阳枢，少阴为阴枢，若能调动厥阴病情往枢纽上转，不管是阴枢还是阳枢，都有从阴出阳的机遇，故此二方在治疗疑难杂症方面大有用武之地，当多多探索之。

特色三：极重正气

《大话西游》中有句经典台词是“邪气存内，正不可干”。邪气残留，病情缠绵难愈，多有正虚的一面，欧阳老师临证中很注重这一点。比如带状疱疹后遗症，常规多用滋阴养血、息风止痉之法，欧阳老师则别开生面，从正气不足，阳气不够，不足以透发为辨证之基，临床多以真武汤、麻黄附子细辛汤、理中汤等温阳之方作为底方，合用瓜蒌甘草红花汤，或结合活血之桃仁、丹参等，或结合通络之蜈蚣、全蝎等，或结合祛湿之薏苡仁、泽泻、茯苓等，以振奋机体，使之有能力透尽其毒，毒尽则愈速。瓜蒌甘草红花汤为治疗带状疱疹的专病专方，合用之功专力大，又能监制温阳燥阴之弊。

附：瓜蒌甘草红花汤治带状疱疹侧记

用此专方治疗带状疱疹效验是笔者从何绍奇先生《瓜蒌红花治带状疱疹》一文中得知的：

“明代名医孙一奎《医旨绪余》载：其弟性多暴躁，于夏季途行过劳，又受热，突发左胁痛，‘皮肤上一片红如碗大，发水疱疮三五点’，脉弦数，其痛夜甚于昼。医作肝经郁火治之，用黄连、青皮、香附、川芎、柴胡之类，愈甚。又加青黛、胆草，‘其夜痛苦不已，叫号之声彻于四邻，胁中痛如钩摘之状，次早观之，其红已及半身矣，水疱疮又增至百数。’从他记述的病情看，当为带状疱疹无疑。孙一奎乃求教于他的老师黄古潭先生，黄师曰：‘切脉认证则审矣，制药订方则未也。’改用大瓜蒌一枚，重一二两，连皮捣烂，加甘草二钱，红花五分，一剂而愈。这张处方，我定名为‘瓜蒌甘草红花汤’，多年以来，用以治疗带状疱疹，多在一二周之内见效。

带状疱疹多见于胁、肋，这正是足厥阴肝经部位，患处焮红灼热、痛如针刺刀割，‘诸痛痒疮，皆属于心（火）’，更因其人‘性多暴躁’，更兼受热，因此从肝经郁火治，本来应该是不错的，但五脏之火以肝火为最横，肝阴肝血不亏者，用之固无不可，反之则因苦药皆燥，苦寒直折其火，便是以燥治火，则肝火愈炽，至于升散、香燥之品，更无异于火上加油了，所以黄古潭说认证不错，方药则欠妥。瓜蒌甘草红花汤乃以瓜蒌一枚（合今 30 ～ 50g）为主药，瓜蒌性味甘寒，不唯以清化热痰、通腑开结见长，且能‘舒肝郁，润肝燥，平肝逆，缓肝急’（《重庆堂随笔》),《药性类明》更说‘甘合于寒，能和、能降、能润，故郁热自通’。因瓜蒌用大量易滑肠而引起腹泻，故用甘草甘缓和中，虽说‘痛随利减’，但毕竟泄多伤正，故乃重用甘草。些许红花，则取其入络行瘀。药虽寥寥三味，而用意颇为周到，所以取效甚捷。

于此可证：疗效欠佳，由于辨证不确者固多，由于方药使用不当者亦复不少。此外，虽确属肝经郁火，但在用药上却有苦寒、甘寒之分，说明名医既洞悉病理，用药亦精细入微，诚非偶尔幸中者。学者当于此用心体味，其所获者当不止此一有效成方而已。

最近读到余瀛鳌先生一篇回忆其师秦伯未先生的文章(《古医籍各家证治抉微》)，文章说："1959 年仲夏某日，一人因缠腰火丹（带状疱疹）来诊，发病已三日，已用过中药，无效，左胁下、腰部疱疹继续增多，痛甚，索阅前医处方，与龙胆泻肝汤相近。秦用瓜蒌一枚，红花一钱半，生甘草三钱，过了几天，患者电话告知，于服药后当天晚上疼痛已然减轻，得以安眠，共服四剂而愈。秦先生用的方，就是孙一奎此方。附录于此，以供临证者参考。"

何绍奇先生常以此为基础方，酌加大青叶、板蓝根、僵蚕、桑寄生、金银花清热解毒，赤芍、白芍、延胡索、丹参及七厘散（吞）活血止痛。多年以来，经治数十例患者，多能在几服药内止痛，疱疹亦随之消失。病延日久者，则要从久痛入络考虑，酌加桃仁、当归须、全蝎、蜈蚣。但何绍奇先生同时也告诫我们，经验方不是万能的。他有一例案例则说明了此情况："郭某女，52 岁。患带状疱疹 7 天，位置在左眼，痛不可忍，想撞墙，口苦，心烦，舌红，舌边齿痕明显，脉弦滑数。用全瓜蒌 30g，黄芩 15g，板蓝根 30g，银花 15g，僵蚕 10g，赤、白芍各 15g，延胡索 15g，龙胆草 6g，红花 10g，丹参 30g，蒲公英 30g，七厘散 10 支，一日 3 次，每次 1 支吞服。2～3 剂后疼即减轻，但药后腹泻，左眼视力下降到 0.5，医院诊为继发病毒性角膜炎。治拟清热解毒，活血祛瘀，予白花蛇舌草、板蓝根、七叶一枝花、黄芩、栀子、野菊花、僵蚕、桂枝、延胡索、赤芍、红花、丹参、白芷、白蒺藜。三诊停用瓜蒌后，腹泻仍不止，此脾胃气虚故也；眼眶周围夜痛又甚，甚则痛如针扎，眶黑，拟肝脾分治之法，健脾燥湿，疏肝活血，少用苦寒。苍、白术各 10g，陈皮 6g，炙甘草 3g，车前子 10g，柴胡 6g，赤芍 12g，延胡索 15g，川芎 30g，丹参 30g，珍珠母 30g，石决明 30g，白芷 12g，桃仁 10g，红花 10g，僵蚕 10g，白蒺藜 10g，蒲公英 30g，四诊，痛止，其面始有笑容矣，视力恢复到 0.8，易方调理而安。

何绍奇先生自按：用孙氏瓜蒌方加味治疗带状疱疹疼痛有卓效，此例初用亦效，但服后腹泻不止，不得不停用，改用其他清热活血剂痛不止，腹仍泻，察患者有明显齿痕舌，脾胃本虚，于是改用健脾燥湿合活血化瘀法，少用苦寒，果收捷效，不仅痛止，病毒性角膜炎亦在短时间内治愈。此棘手之案说明经验方也不是万能的，还是要辨证论治，对具体情况作具体的分析和处理。”何绍奇先生用此方偶有导致腹泻不止之状况，乃是因患者本身为阳虚之体，湿热乃其标，如若加上真武汤、麻黄附子细辛汤、理中汤等则可避免此副作用。

欧阳卫权老师与黄煌老师用方之比较

欧阳卫权老师和黄煌老师都是当代经方名家，笔者曾有幸跟随这两位名家侍诊抄方，现根据自己的观察和认识对两位老师的临证风格、特点作一比较。

黄煌老师临床喜用柴归汤、荆防柴归汤、柴苓汤、小柴朴汤、八味解郁汤、八味除烦汤等；欧阳老师则喜欢用荆防桂枝汤、荆防桂枝汤合当归芍药散、桂枝汤合当归芍药散、麻黄附子细辛汤合当归芍药散、真武汤合当归芍药散、肾四味合当归芍药散等。有趣的是两位老师都喜用荆防方。小柴胡汤和桂枝汤是《伤寒论》之一阴一阳方，桂枝汤乃阳旦方，小柴胡汤乃阴旦方，学会运用桂枝汤及小柴胡汤,《伤寒论》思过半矣。桂枝汤之病机血虚有热，当归芍药散病机血虚水盛，桂枝汤合当归芍药散则血虚有湿热，若再加祛风散寒之品，只怕针对皮肤病病因用药思路基本可囊括。这里面自有乾坤在，观欧阳老师合方原则，亦可知这里别有洞天，是个宝藏，还有待挖掘！

黄煌老师临床喜欢运用经方体质辨证，常曰此桂枝汤人，此大柴胡汤人，此半夏体质，此麻黄体质，此葛根汤体质；欧阳老师则因每天门诊量大，故而病案书写寥寥数语，以求快速，很少有关患者体型、外貌、形态等描述，基本就是主诉、症状体征及舌脉之象。黄煌老师细在经方体质之间的鉴别，欧阳老师细在经方方证之间的鉴别。

观黄煌老师的医案，患者形态外貌呼之欲出。笔者在不能见到患者或者是无证可辨之时，也常常用经方体质辨别之法。如 2012 年 6 月 4 日网友提供初诊资料：男，39 岁，国字脸，脾酒肚，体型中等偏胖，有痛风史，一月前有腹痛及尿路刺激症，做 B 超显示右输尿管上段结石，经碎石处理及服中成药后症减，现 B 超又查到左肾 0.3cm, 右肾 0.6cm、0.8cm 大小不同结石。病人面白有光，腰酸，大小便可，腹诊有抵抗，舌润苔白，脉弦。笔者辨证为大柴胡体质、金匮肾气丸证，开方如下：

柴胡10g，黄芩3g，姜半夏10g，生姜5片，红枣3枚，制大黄3g，枳实10g，白芍10g，炙甘草10g，茯苓15g，泽泻15g，熟地10g，山茱萸15g，山药20g，丹皮10g，制黑附子（先煎）10g，肉桂6g，土茯苓30g，细辛3g。后反馈用药10剂后，结石已消，无不适，遂停药。经方之效确实大出我们意料之外，体质之用往往无证时亦可出方。

观欧阳老师医案则寥寥数语，主证彰显。若能抓住主证，则方证对应亦可明了，但需要详细思索方证之间的细微差异，若非对《伤寒论》滚瓜烂熟及方证之间的详细鉴别有所参悟，则常有跟不上其思路之感，故而欧阳老师写了《伤寒论六经辨证及方证新探——经方辨治皮肤病心法》一书，意在阐明其用方思路，先辨六经，再辨方证，是近现代继陈达夫先生（著有《眼科六经法要》，用六经来辨治眼病而被人所熟知）、杨志一先生（用六经理论为指导对血吸虫病进行治疗，取得佳效）之后又一位在自己擅长的专科领域灵活运用伤寒六经辨证，使得仲景之法更活，善莫大焉。

跟欧阳老师学习治慢性荨麻疹验案

一女，40多岁，2013年10月11日就诊。顽固性荨麻疹五六年，每当烦躁或者天气闷热时，全身起风团，形状不一，大小不等，颜色鲜红，瘙痒甚，几小时后风疹消退，消退后不留痕迹。夏秋季节发作甚。

患者9月初因为慢性荨麻疹瘙痒问诊于余，给方未服用，去医院输液治疗，瘙痒好转，但还是时起时消，且增腹痛，每天腹痛则欲大便，便后腹痛减轻，大便偏稀，一日四五次。无口干口苦，腹部不冷，小便正常，饮食睡眠可，舌脉不详。不得已再次来诊，给予生黄芪30g，当归30g，金银花30g，生甘草9g，蜈蚣1条，5剂，水煎温服，一天1剂，一日3次。后来电，曰腹痛已愈，荨麻疹得以控制，偶发，已无瘙痒，问是否还需要服用。细问得知，其用药以来胃口没有之前好，遂将生甘草改为炙甘草，之前喝药每次一碗，现改为每次半碗，再进五剂。

慢性荨麻疹是由各种因素致使皮肤、黏膜、血管发生暂时性炎性充血与组织内水肿，病程超过6周。临床表现为患者不定时在躯干、面部或四肢发生风团和斑块，发作从每日数次到数日一次不等。西医认为乃过敏、自身免疫、药物、饮食、吸入物、感染、物理刺激、昆虫叮咬等原因引起肥大细胞依赖性和非肥大细胞依赖性导致的炎症介质的释放，造成血管扩张、血管通透性增加、炎症细胞浸润，从而引发荨麻疹。

中医称此病为“瘾疹”，俗称“风疹块”。《中医外科学》认为其“总因禀赋不耐，人体对某些物质过敏所致。可因卫外不固，风寒、风热之邪客于肌表；或因肠胃湿热郁于肌肤；或因气血不足，虚风内生；或因情志内伤，冲任不调，肝肾不足而致风邪搏结于肌肤而发病”。虽然讲的很详细，但是不若《医宗金鉴·外科心法要诀》所说的“此证俗名鬼饭疙瘩，由汗出受风，或露卧乘凉，风邪多中表虚之人”来的执简驭繁。慢性荨麻疹的关键还是在于正虚邪恋。记得欧阳卫权老师说过，此病急性发作期解表虽必须，但是不能一味解表，还需养血活血，单纯解表有时候反而加重病情；稳定期则活血养血稍佐解表即可。

跟欧阳老师学用经方治左耳瘙痒案

严某，女，29岁，2014年1月13日来诊。主诉左耳瘙痒3个月。三个月前，左耳不明原因瘙痒，去医院输液治疗，只能暂缓一时，不久又发，中药效果不佳，近来加重，故而来诊。现左耳经常感觉瘙痒，无听力障碍，无耳鸣，耳内无流脓，只见左耳耳甲腔处有小凹陷多处，凹陷处白色清液，耳垂处肿胀有硬块。无口渴，胃纳正常，夜寐可，大小便正常，正值月经期，月经有血块，颜色稍暗。舌淡，苔白厚腻，脉弦。

处方：桂枝12g，茯苓18g，猪苓18g，泽泻30g，白术18g，荆芥10g，防风10g，柴胡15g，黄芩6g，党参15g，姜半夏15g，炙甘草10g，大枣15g，生姜3片，7剂。

2014年1月19日回访，药还剩1剂，已基本痊愈。《内经》云："诸湿肿满，皆属于脾；诸痛痒疮，皆属于心；诸病水液，澄彻清冷，皆属于寒。"患者左耳耳甲腔凹陷处白色清液当属寒，瘙痒而无口干口渴则非实热，乃肝胆相火所致。治当健脾温阳，疏风利湿，清心舒肝。选用荆防柴苓汤。用经方治疗皮肤疾病，得益于欧阳卫权老师甚多。

国医大师刘敏如教授临床带教点滴

定下心来做中医

刘敏如教授 1933 年 5 月出生，从医 60 年，为师 50 载，是四川省首批名中医，首批全国中医妇科名师，全国教育系统“巾帼建功”标兵。2014 年被评为第二届国医大师。珠海市中西医结合医院，为了给珠海市中医药的传承提供一个良好的工作环境和交流、研究、传播的平台，探索建立中医药学术传承及推广应用的有效方法和创新模式，带动珠海市中医整体发展，专门建立了全国名老中医刘敏如教授工作室。2015 年 7 月，刘教授来珠海临床带教时，给我们工作室成员上了第一课：定下心来做中医。

中医界青黄不接之状况由来已久，其原因很多。刘教授直言，目前很多中医院校毕业的学生，一到医院就被安排在住院部，接受的都是西医的训练，打好西医基础固然必要，但却造成很多中医学子空有学习中医的激情，而苦于无师带教，或者是学好西医之后虽然能处理临床一般疾病，却反而对中医失去信心。另外一个重要因素，就是中医的待遇普遍比医院其他岗位要低，导致很多中医学子在中医岗位上不能安心工作。

对于刘教授的忧虑，笔者深有同感。《医学与哲学》曾经在 2003 年刊登了一篇文章，指出中医教育没有培养出足够的高质量中医人才。文章作者曾于2000年对河南中医学院1999届中医专业毕业生做过从事专业情况的调查，结果显示：从事医疗卫生工作者占40%，在中医类单位工作者占20%，而在中医临床第一线又能主要运用中医技能诊治病人者只占2%。笔者老家整个县城的中医现在屈指可数，而笔者小时候体弱多病，每次生病看的都是中医，仅仅过了二三十年，中医就如此萎缩，可悲可叹！

刘教授告诫我们：你们都是工作好多年的年轻中医，对于中医不管学的怎么样，首先要爱她，不可摇摆不定，需要静下心来做学问。中医是越老越吃香，先做几年冷板凳不要紧，先领几年的低工资不要紧，国家还是比较重视中医的，中医的待遇以后会慢慢变好。我之所以来珠海这里建立名医工作室，就是希望通过临床带教，把自己的经验无私传授给你们。老师就是起到一个启悟、开悟的作用，之前在大学学习用的是机械性思维，通过死记硬背打好中西医基础，应付各种考试，但是真正到了临床之后，就需要帮助你们养成良好的逻辑思维，临床看病就可以眼尖手巧，左右逢源，临床疗效自然可提高。我带的很多徒弟现在都成了妇科方面的学术带头人。

做中医其实是一个很好的人生导向，刘教授语重心长地跟我们说，一定要记住“做事先做人”。古语有云：“太上有立德，其次有立功，其次有立言，谓之三不朽。”“立德”，即树立高尚的道德，也就是要先学会做人，要尊师重教，对于病人来诊不可拒，亦不可包揽，如果自己解决不了的疾患，可推荐给同行的专家处理；“立功”，即为国为民建立功绩，作为中医的一份子，最大的贡献就是学好中医，解除患者的痛苦，做一个对社会有贡献的人；“立言”，即提出具有真知灼见的言论，做学问，一定要民主，要敢于发出自己的研究理论，以正视听，但是亦不可夺他人之功。

两种模式传承名老中医经验

中医的传承离不开老中医的带教，故而珠海市中西医结合医院建立全国名老中医药专家刘敏如工作室，通过传承带教的方式培养中医人才，为医院注入新鲜的血液，保持医院的中西医结合特色。刘教授每月定期到珠海市中西医结合医院莲花路门诊部坐诊，在诊疗的同时不忘传道授业，把60多年的宝贵经验无私地传授给我们这些年轻中医。

针对目前名老中医经验总结及传承方式中存在的不足，刘教授提出名老中医的学术经验传承应该采用“圆桌型”和“分病种型”两种模式。“圆桌型”模式就是老中青三代人，一起诊疗病情，大家相互探讨，集思广益，共同学习提高，而不只是老中医一个人在传授经验，因为年轻人身上也有很多值得学习的东西。“分病种型”模式就是根据学生不同的实际情况、兴趣爱好以及专业方向，分别每个学生制定研究方向，学生选择不同的病种进行研究和临床跟踪诊疗，真正做到因材施教。“分病种型”模式可以全面、客观地收集、学习、总结名老中医对某种疾病的诊疗经验，使学生能够专一、深入地研究某种疾病，从而成为这一领域的专家。

有人认为中医的发展离不开“四化”，即规范化、现代化、统一化、科学化。对此，刘教授认为，中医有自己的特色，片面强调“四化”会影响到中医水平的提高。比如证型研究，看似很规范，但是真正到了临床，根据“规范”的证型往往无法看病。中医是个体化治疗，每个地区、每个时节、每个人的具体情况不一样，具体的处方就不一样，当然，治病的法则和原则是相同的，如“寒则热之”“热则寒之”。

刘教授时常叮嘱我们要做一个高明的中医，一定要做到医德为先，医术次之；先继承，再批判；求务实，避风险；并且提出“我爱中华，行我国医”的理念。

三部六病研习录

三部六病问答录

三部六病传人对于后学总是循循善诱。记得当年和马文辉老师相聚于南昌，马老师倾囊相授，我至今感激不已。李国栋先生亦是三部六病传人，他在“黄煌经方沙龙”上经常发表有关“三部六病”理论研究的帖子，我因此受益良多。研习之中，若有不明之处常跟帖发问，李国栋先生总是耐心解答，以释晚辈心中之惑，李先生早已成为我心目中的老师。就这样日积月累，集腋成裘，遂成此文。文中小标题是李先生的文章名字，“问”是我研习李国栋先生文章后的疑惑，“答”是李国栋老师针对我的疑惑所作的解答。

1.“太阳病欲解时”的病时概念

问：老师，您文中提到：“如《伤寒论》第3条‘太阳病，或已发热，或未发热，必恶寒、体痛、呕逆、脉阴阳俱紧者，名为伤寒。’此条中的‘已’字当为‘巳’字，若为‘已’字，则‘未’发热，没有发热，那么‘必恶寒、体痛、呕逆、脉阴阳俱紧’等，就变得与医理不符，与临床实际也不符。”学生疑惑之处：如果是从“或已发热，或未发热”来考虑，而不是从巳和未的时间来考虑，那么后面的“必恶寒、体痛、呕逆、脉阴阳俱紧”这些症状是必然证，而发热或者不发热则是或然证，或者发热或者不发热都可以是太阳病。这样理解对吗？

答：《伤寒论》是专论热病的，也就是说，六经病的名称，都与开始发热时的时辰或病痛的主要症状发作时的时辰有关。或在巳时发热，或在未时发热，都称作太阳病。在白天发热，都称作阳病。如在白天的申酉戌时发热，称作阳明病；在白天的寅卯辰时发热，称作少阳病。

若不发热，就与“恶寒、体痛、呕逆、脉阴阳俱紧”没有必然联系。因为临床所见，凡“恶寒、体痛、呕逆、脉阴阳俱紧者”，必是已经发热者；而不发热者，不一定必是“恶寒、体痛、呕逆、脉阴阳俱紧者”。

问：李老师，您说：“没有发热，就不当有恶寒。”那我们问患者平时是否有怕冷怕风的情况，是不是并非真正意义上的恶寒，而是畏寒？因为很多患者平素并无发热，但是却有怕风或者怕冷的情况。这个时候问患者如果还有易出汗的话，往往就会用桂枝汤，没有出汗的话就考虑是阳虚的情况。不知道是否正确？

此外，您说“‘伤寒’之邪气的存在，是反应在‘厥’上”，那是否伤寒就一定有厥呢？还是说有意外？比如太阳伤寒是肯定有恶寒的，没有恶寒就肯定不是太阳伤寒。

答：畏寒无汗不一定就是阳虚，血虚也会畏寒无汗。“伤寒”之邪气的存在，是反应在“厥”上。这个“伤寒”，是特指“伤寒病”。“伤寒病”在《伤寒论》里是一个病种，与“太阳伤寒”不同。“伤寒病”厥逆的条文多在厥阴篇出现。

2. 浅谈麻黄汤证

问：李老师，您在文中提到：“其机制是正气趋于表部，欲祛邪外出，但太阳、厥阴俱实，实则腠理不开，津液愈加壅滞，体温愈加升高，正气循表愈加受遏，人体愈加恶寒，出现‘身大热，反欲得衣’的症状。”学生疑惑之处：这里为何是“太阳、厥阴俱实”，而不只是太阳实，无关厥阴之事呢？

答：“一阴一阳谓之道”。表部气血相和，就是荣气与卫气相和。没有太阳，就没有厥阴；反之也是，没有厥阴，也就没有太阳。太阳与厥阴，是道的关系。所以太阳强，必厥阴弱；反之，厥阴强，必太阳弱。

问：您在文中提到：“太阳伤寒证，病因一般是人体遭遇风寒外袭，在病发之前，应先是身体畏寒。畏寒时皮肤温度应凉，若及时加衣覆被或近火取暖，可以缓解畏寒怕冷的症状。”学生疑惑之处：“身体畏寒，畏寒时皮肤温度应凉”，这个时候是否就是属于寒邪束表的阶段呢？这个阶段若没有处理好，病情是不是就发展为麻黄汤证的太阳、厥阴俱实之阶段？

答：麻黄汤证与桂枝汤证所表现出来的荣卫状态应该是相反的。桂枝汤证是荣弱卫强，麻黄汤证就应该是荣强卫弱。不是说麻黄汤证的卫气比桂枝汤证的卫气弱，而是麻黄汤证自身的荣卫状态是荣强卫弱。荣气强则吸附力强，津液被吸附进脉管，故表现为脉紧、腠理闭而无汗；卫气强则疏发力强，津液被疏发出脉管，故表现为脉缓、腠理开而有汗。所以，太阳与厥阴俱实的说法不妥。

畏寒时的状态，可以说是寒邪束表的状态。

问：您在文中提到："里有寒，是里部津液壅滞而致郁，变作邪气阻遏正气运通，遂觉里有寒，或可出现喜食热饮，或喜热敷胃脘部，最易迷惑医患两家，误以为胃中有寒。"学生疑惑之处：此条如何来辨别呢？因为多数医家都是辨证为胃中有寒。这个和胃中有真寒是不是有细微差别呢？是从脉象还是舌苔，或者是症状来辨别呢？

答：胃中有真寒，一定有吐利。白虎汤证"里有寒"，实际上是里有水湿阻遏血液循环，局部失养，故局部感觉寒。

问：您在文中提到："其病机是太阳卫气与厥阴荣气一并郁滞，津液郁滞于表，则郁而发热。"学生疑惑之处：这里是否可以说卫气属太阳，荣气属厥阴？

答：荣气属阴，卫气属阳，荣卫和则表和。荣弱卫强或荣强卫弱，都是病理状态。

问：经老师这么一说，感觉明白了很多。中医有"实则阳明，虚则太阴"之说，那是否也可以来个"实则太阳，虚则厥阴""实则少阳，虚则少阴"呢？因为他们都是一个相对的状态，况且麻黄汤是发散表实之太阳方，而桂枝汤是血虚有热之厥阴病方，两者一虚一实，刚好都是表证中很具有代表性的方子。

答：你说的很好。三阳证为实证、热证，三阴证为虚证、寒证。能分辨表部、里部、中部等人体三个部位之阴阳证候的表现，就能分辨三部合病与三部并病等人体综合部位之阴阳证候表现，治疗大法也就明确了。这样在临床上就能避免犯原则性的错误，诊疗水平就会随着临证经验的积累而扎扎实实地得到提高，成为一名“入细医生”。

3.《伤寒论》中的病位与病时

问：李老师，六病有提纲，那六证是否也有提纲？六病的提纲证与六证的提纲证有什么区别和联系呢？

答：六病的提纲证就是六证。除提纲证以外的六病，不一定是六证。如“少阴之为病，脉微细，但欲寐”，这是少阴证的提纲证，而不是少阴病的提纲证。如“少阴病，六七日，腹胀、不大便者，急下之，宜大承气汤”等少阴病急下证之“少阴病”，一定不是提纲证的“脉微细，但欲寐”，若是“脉微细，但欲寐”者，不可能宜大承气汤急下之。应注意提纲证的用语，是“少阴之为病”，而不是“少阴病之为”。一个“之”字，把“少阴”和“病”分割开了。这个少阴，应是少阴证，“少阴之为病”，应是少阴证之为病，即少阴病证。少阴病证与少阴病在《伤寒论》中的含义是不一样的。如“若太阳病证不罢者，不可下，下之为逆”，不说太阳病不罢，而是说太阳病证不罢，太阳病与太阳病证的含义是不一样的。再如“伤寒二三日，阳明、少阳证不见者，为不传也”，不说“阳明、少阳病”不见者为不传也，而是说“阳明、少阳证”不见者为不传也，“阳明、少阳病”与“阳明、少阳证”的含义是不一样的。

问：多谢老师耐心的指导。那太阳病证是否包括了太阳病和太阳证，而太阳病又包含了太阳证？太阳证是否一定在太阳病的范围内呢？比如有太阳证是否就可以一定归到有太阳病呢？太阳病夹杂胃家实之证，是否就可以说是太阳阳明同病呢？或者是太阳病无阳明病证，但是疾病发作在阳明病欲解时，是否也可以断为太阳阳明同病呢？最近在研读老师的帖子，发现和我们传统认识的《伤寒论》有所不同，所以问题比较多，还望老师见谅。

答：太阳病证应是局限于太阳证。太阳病的范畴就大多了，太阳中风、太阳风温、太阳痉病、太阳中暑、太阳湿痹等证，都是太阳病。

太阳证合病有胃家实，可以称为太阳阳明合证。太阳病证得在阳明时辰上，称为阳明病，不能称为太阳阳明合病，如235条："阳明病，脉浮、无汗而喘者，发汗则愈，宜麻黄汤。"这是太阳证得在阳明时辰上，所以称为阳明病。需要注意此条太阳证与太阳伤寒证的不同点，此条太阳证的主要表现是"脉浮、无汗而喘"，而没有恶寒、头痛、身痛、骨节疼痛等太阳伤寒的症状。《伤寒论》需要讨论的问题很多，谢谢你的关注！有问题尽管提出，我会在得空时回复，我们共同学习讨论。

4. 桂枝汤证非表虚

问：老师，桂枝汤证的病理机制是卫气强而荣气弱，那如果是卫气弱而荣气强，仲景当用何方呢？荣卫皆弱又当用何方呢？

答：荣强卫弱或荣卫俱强者，当用麻黄汤；荣卫皆弱者不可攻表，也就是不可与桂枝汤，更不可与麻黄汤，如第28条所论。

5. 桂枝汤证的表现类型

问：老师，您在文中提到："桂枝汤证患者，也有口渴的，其口渴是胃虚而渴，性质是气不化津，不是胃热而渴。"您平时如何辨别是桂枝汤证本身有的渴，还是已经有阳明化热的渴，或者是合并阳明证的渴呢？

答：阳明证之渴，一定伴有阳明内实的症状表现，比如腹满、腹痛、大便硬、小便数、日晡所发潮热、谵语等里热证表现。若没有里热证表现，就是病在表部。表病之渴，自然不能清泻里热。

6.《伤寒论》“太阳病”之概念

问：老师，您说太阳病均是有实证的疾病，那太阳病有无出现虚证的可能性呢？因为我们都是认为桂枝汤是太阳表虚证方，而三部六病流派则认为桂枝汤是厥阴病方。

答：桂枝汤证的头身疼痛，就是实证，所以要用桂枝攻表；因为荣气不足，所以要用芍药补荣。这是阴不足、阳有余的状态，卫强就是卫阳有余，有余者就是实证。若不是实证，就不会有疼痛。

7. 病发于阴，当为发于厥阴

问：老师，您在文中提到：“读厥阴病提纲证‘厥阴之为病，消渴，气上撞心，心中疼热，饥而不欲食，食则吐蛔，下之利不止。’从厥阴证特点‘表有邪、气上冲、胃气不足’可以得出，桂枝汤是厥阴方。”是不是厥阴证“消渴，气上撞心，心中疼热，饥而不欲食，食则吐蛔，下之利不止”亦可使用桂枝汤？这无疑又拓宽了桂枝汤的使用范围，从阳病到阴病都可以使用。

答：桂枝汤的使用应符合荣弱卫强的病机所反映出来的症状。如发热，汗出，恶风，脉缓者；发热，汗出，恶寒，不欲近衣者；发热，汗出，口不渴，脉洪大者；病常自汗出者；脉迟，汗出多，微恶寒者。

8.“身大热”与“身大寒”通解之误

问：老师，您在文中提到：“‘身大热’是触摸肌肤的感觉，而不是病人的自身感觉。即触摸肌肤感觉发烫而不是病人恶热的感觉。”这个和“身灼热者名风温”又如何来鉴别呢？因为两者都是摸起来感觉肌肤发烫。

答：麻黄汤证皮肤发烫，风温证也皮肤发烫，二者的鉴别点是：一为恶寒、无汗、欲得衣、口不渴；一为不恶寒、有汗、不欲得衣、口渴。

9.桂枝是厥阴证主药宣通阳气，是厥阴证的治疗特点

问：老师，您在文中提到："厥阴证的病理是表有邪气而胃气偏弱，故'下之利不止'。桂枝汤证是胃气偏弱，所以才需啜热稀粥温养胃气，以助药力。桂枝味辛性温，是厥阴证主药，善于解肌表，通经脉，利关节。桂枝去芍药汤、桂枝加桂汤、苓桂术甘汤、苓桂味甘汤、五苓散等都是厥阴方。"厥阴证的病机是寒热错杂，但是桂枝加桂汤、苓桂术甘汤、苓桂味甘汤等方子皆不是根据寒热错杂的组方原则来的，这个问题我们又要如何来看待呢？

答：说厥阴证寒热错杂不太准确。准确说，是邪进则厥，正复则热，正邪分争，故出现或热或寒的表现。这是邪气在表部，正气与邪气相争的反应。桂枝去芍药汤、桂枝加桂汤以及苓桂剂等都是有邪气在表、在上，故人体正气上冲或外冲抗邪，治法是通阳解表，或通阳利水。宣通阳气，是厥阴证的治疗特点。

10."六经"与"六病"是两种不同的辨证论治体系

问：老师，辨别六经的时候是否六经可以和六病相对应呢？比如太阳经之病都在太阳病证内。

答：《伤寒论》没有六经说，故六经与六病的联系，是后人的研究。六经如何与六病联系，这个我没有研究过，抱歉，回答不了。

11.人参药证条文浅析

问：老师，这个血虚阳亢，是否需要用小柴胡汤治疗呢？

答：小柴胡汤可以治疗血虚脚凉、头汗头昏的血虚下厥、阳亢于上的病证。干姜黄芩黄连人参汤证是食入口即吐的“寒格”证，是寒格在胃脘，其特有表现是食入口即吐，并可有吐利并作。小柴胡汤证的呕吐，不是食入口即吐，也没有吐利并作。食入口即吐是病在心下，也是阳热亢格在心下，小柴胡汤证的病位是在胁下，其阳气亢热在胁膈上，虽然也影响到心下，也会有呕吐，但是不会在心下有急迫的表现，因为不是寒热格拒在心下，所以不会出现食入口即吐，也不会有吐利并作。

12. 伤寒中风析疑，阳明中风析疑

问：老师，您在文中提到：“阳明中风，没有头项强痛、体痛、骨节疼痛等太阳证的典型表现，说明阳明中风不是病邪在表，故若下之，不得结胸病。”学生疑惑之处：此病不在表不可发汗，也不能下，那是否可以考虑为少阳病，需用少阳方和解之？此病名为阳明中风，而实际是因为阳明时辰中风或者是因为有胃家实所以才叫阳明中风，对吗？

答：阳明中风有第 189 和第 231 两条，都可与小柴胡汤，因为都有腹满，而又都不能攻下，因为都有外证，所以只能与柴胡汤解之。病曰阳明中风，应该有阳明腹满，又有外证发热、恶寒、脉浮而紧和脉弦浮大、不得汗，应先解其外证，所以可与小柴胡汤。小柴胡汤证的病理是血虚于下、阳盛于上，而阳明中风腹满就是血虚，脉浮紧大就是阳盛。

问：您在文中提到：“阳明中风，口苦、咽干、腹满，应是阴血不足、阳气亢热的证候。”学生疑惑之处：这里的口苦、咽干是少阳证还是阳明证呢？仲景为何不叫少阳中风，或者阳明少阳中风呢？

答：口苦、咽干、目眩属少阳，但是腹满于下、热浮于上，也可以出现口苦、咽干。也就是说，阳明热邪上壅者，可以出现口苦、咽干。

咽干者为血虚，不可发汗；脉浮者有外证，不可下。权宜之，可与小柴胡汤。

问：您在文中提到："伤寒中风，有柴胡证，亦是阴血不足，阳气亢热的证候。综合辨析，《伤寒论》所述之各种中风证，其共同的性质，皆是阴血不足，阳气亢热。"学生疑惑之处：如果是这样的话，那是不是各种中风证基本可以考虑的方子有小柴胡汤、桂枝加芍药汤，或者是柴胡桂枝汤呢？

答：此本是阳明中风，病位在腹，腹满里热上壅，出现风证，表现为口苦、咽干、脉浮大。少阳中风，病位在胸胁，胸胁满，半表半里热上熏，出现风证，表现为耳聋、目赤、心烦。阳明中风与少阳中风，病位不同，病症表现特点亦不同。

各种中风，基本方就是桂枝汤和小柴胡汤。

问：多谢老师热心指导。另外还有个问题是：阳明热邪上壅者，也可以出现口苦、咽干。这个阳明热邪导致的口苦、咽干可否单纯用白虎汤来清热呢？还是用小柴胡汤加石膏呢？

答：白虎汤用于清少阳实热，对于腹满身重、口不仁、面垢，以湿热实证为特征者，可与白虎汤。腹满属阳明，身重属太阳，口不仁面垢属少阳，三阳合病，治在少阳。但是少阳实热用白虎汤证没有咽干，因为咽干是虚证，而白虎汤证是实证。白虎加人参汤证是血虚阳热证，但是白虎加人参汤证是汗出过多，血虚于心，而不是血虚于腹，该证有口燥而没有腹满，不是下虚上热，所以白虎汤和白虎加人参汤不适用于第189条和第231条之阳明中风。

13. 小儿盗汗辨治

问：老师，小儿夜寐喜欢翻来覆去，睡眠还可以，有盗汗，这个盗汗多属于哪个类型呢？

答：这种情况，应该是小儿的肠胃积热所致，或伴有大便干结，机理可能是夜晚睡眠气血收归于里，里热重。用清热消食化积治疗，效果满意。

14. 从时行热病学习《伤寒论》，烧退之前体温反升高

问：老师，您治疗发烧的时候，有无遇到烧退之前会烧得更厉害的情况，这个时候该如何来判断是佳象还是用药错误呢？

答：“烧退之前会烧得更厉害的情况”，我遇到过，是柴胡证。柴胡证如果在失治后，柴胡证还在者，这时复与柴胡汤，会出现体温反升高，但是随着病人感觉身体发热，即会有汗出，汗出后热即退。

烧得更厉害时，如果伴随汗出，一般是佳象，通常发烧会随汗出而解。如果烧得更厉害时反而无汗，或但头汗出而身无汗者，通常属病进。

15. 29条的鉴别要点是脚挛急，里虚甚者不可攻表

问：《伤寒论》第29条：“伤寒脉浮，自汗出，小便数，心烦，微恶寒，脚挛急。”李老师，此时该用何方呢？

答：在了解此证用何方之前，要先了解一个治病的基本原则，就是虚者为先，急者为先，也就是要先治虚证、急证，后治实证、缓证。

从“自汗出、小便数、心烦、微恶寒、脚挛急”等症状反应上，可以看出“脚挛急”是虚证，也是这些症状中的急证，虽然有“脉浮、自汗出、微恶寒”的表证，但是攻表必伤血，不但脚挛急不能解决，而且

还会亡其阳、虚其里。为什么呢？是因为“脚挛急”反映了营血虚竭，正气明显不足，是不能攻表的，因为祛除邪气，要靠正气，正气明显不足者，禁不住攻伐，攻邪必先伤正，正气亏竭者本身已经没有能力祛邪，所以阴血亏虚者必不能攻表。

诸如“咽喉干燥者”“淋家”“疮家”“衄家”“亡血家”“汗家”等皆不可发汗，都是告诫医者：不可发虚人之汗。由此亦可知，桂枝证者，不是虚人。桂枝证是荣阴与卫阳相比，荣阴弱而卫阳强，并不是单纯的虚证，也不是明显的虚证。若是有明显虚证，如“脚挛急”时就不能用桂枝汤攻表了。

再看下面几条，会更明白“先治虚，后治实”的原则。

“伤寒，医下之，续得下利清谷不止，身疼痛者，急当救里；后身疼痛，清便自调者，急当救表。救里宜四逆汤，救表宜桂枝汤。”身体疼痛是表有邪，为什么急当救里呢？因为下利清谷不止，是少阴虚寒，里阳不足，所以要先救里；清便自调者，是里阳已复，这时才能与桂枝汤攻表。

“脉浮而迟，表热里寒，下利清谷者，四逆汤主之。”此条虽然没有身体疼痛，但是脉浮也是表有邪，表有邪为什么不能解表呢？还是因为少阴虚寒“下利清谷”。

“下利清谷，不可攻其表，汗出必胀满。”下利清谷，是少阴虚寒，中阳衰弱，若再攻其表，汗出亡阳，里寒更甚，必胀满痞塞，不能饮食。

以上几条，更说明里虚甚者不可攻表。

所以，第 29 条之“脚挛急”，已经表现出明显营血虚竭的症状，不可与桂枝汤攻表，当与芍药甘草汤先解其“脚挛急”。

16.《四逆汤救里不一定下利清谷》中关于“下利清谷”

问：老师，您在文中提到：“伤寒，医下之，续得下利清谷不止者，临床几乎不可能见到，于理也不符。”学生疑惑之处：我在临床偶遇一例，小儿感冒一周，发烧，眼眶周围红疹，咳嗽，用了小柴胡加莱菔子、芦根、白茅根等药，本无意泻下，结果患儿用药之后暴下，后面直接拉的就是清水，嘱停药，因精神还可，没有继续用药，米粥调养，观察之。后诸症痊愈。

仲景书中所记是不是可能为不大便几日，有可下之征，故前医用下法；或是可能没有可下之征，但用药有偏颇，变成了有下之事实？

答：请注意“下利清谷”的“清”字。这个“清”是动词“清除”的“清”，是排除的意思，而不是名词“清水”的“清”，不是透明的意思。“清谷”的“清”，与“清便”“清血”“清脓血”的“清”是一个意思。“清谷”是排出没有消化的谷物，“清便”是排出大便，“清血”是排出血。

暴下利、拉清水，多是里有热；或者是胃气来复，腐秽当去。暴拉出清稀的水与拉出没有消化的谷物，是相反的状态，一为里实，一为里虚，不可混淆。

17《女婴发热一案，学经方者请进来》中“脖颈微汗身无汗”属出汗不畅

问：老师，您在文中提到“脖颈微汗身无汗”，这个是属于无汗，还是微汗，或者是出汗不畅？您在医案中提到的“腹微胀”，是如何诊断出来的？是腹诊吗？

答：属于出汗不畅，表部津液不足。腹微胀是腹部叩诊听到的鼓音。

18.《病欲解时应是六病得病时》中桂枝加龙骨牡蛎汤治遗尿

问：李老师，六病欲解时或许还有对称性，如李阳波先生有一医案：一人在凌晨一点至三点经常遗尿，根据病人出生时相太阳寒水司天太阴湿土在泉、“太阳病欲解时从巳至未上”，由对称性原理推理太阳病欲剧时当为亥子丑时，故按太阳遗尿治疗，选用桂枝加龙骨牡蛎汤取效（《开启中医之门——运气学导论》188页）。

答：太阳病证必恶寒为表实证或表热证。桂枝加龙骨牡蛎汤是梦遗专用方。龙骨、牡蛎用于烦躁，厥阴证有烦无躁，故龙骨、牡蛎之烦躁药证应系少阳内热。那么桂枝加龙骨牡蛎汤方就是解厥阴浮热兼少阳内热。梦遗方可以治疗遗尿，那么这个遗尿与梦遗就应属于同样的病机，即厥阴浮热兼少阳内热。有热就要排解，可见梦遗与这种遗尿，都是自身排热的表现。

凌晨一点至三点，这是丑时。丑时是三阴重叠的时辰，丑时得病，太阴、少阴、厥阴的病证都可以出现，当然也可以出现阳明病证。遗尿不属于太阴和少阴，也不属于阳明，那就是属于厥阴了。厥阴之热常表现为汗出，即热从外出，而此遗尿是热从内出，可以认为是兼有少阳内热，而此内热不属于口苦、咽干的黄芩、栀子药证，那就属于龙骨、牡蛎药证。这样从时间和病位考虑，拓宽了辨证思路，应该在临证上注意探究和积累经验。

浅议白虎汤非阳明方

传统中医认为白虎汤证是阳明气分热证，一直把白虎汤认为是阳明方，但是《伤寒论》中三次用到白虎汤治疗疾病，却都不是典型的阳明病热证。所以李登岭等通过对文献验案的整理归纳认为，白虎汤、白虎加人参汤的临床运用，不必拘泥为必见四大症，而是只要见到主要症状，且有热结于里而里实未成的病机，便可使用。其主治范围也不要受阳明病的局限，应摒弃白虎汤、白虎加人参汤证和阳明病的对等关系，这样就能够扩展白虎汤、白虎加人参汤的主治范围。但是他还没有明确说明白虎汤非阳明方。而金文君则认为“白虎本为达热出表”，简明扼要地指出了白虎汤的功效和适应证。“达热出表”其实讲究的就是一个清透之法，而清透之法是少阳转枢机之法，但金文君依旧认为白虎汤是阳明方。李国栋先生在指导笔者时指出：“白虎汤方不只是有‘达热出表’之功，也有清热出里之力。白虎汤证其实也是水热互结之证，但因其结不严峻，不像结胸证那样疼痛难忍，所以不能用峻下逐水之法，而是用清热下水之法。白虎汤方中知母有下水之功。知母下水，水从何处而出呢？自然是从小便而出。《本草备要》曰（知母）利二便，消浮肿；《本草分经》曰（知母）利二便，滑肠，伤胃。”“清热出里”亦是少阳转枢机之法，重点亦是清透。

笔者近日重读《经方实验录》，读到下面这段时，忽有感悟。“以上论自桂枝汤至调胃承气汤九证既竟，乃可合列一表如下：

麻黄汤证—麻杏甘石汤证—小承气汤证

桂枝汤证—白虎汤证—大承气汤证

葛根汤证—葛根芩连汤证—调胃承气汤证

此表之意犹曰：麻黄汤证化热入里，为麻杏甘石汤证。桂枝汤证化热入里，为白虎汤证。葛根汤证化热入里，为葛根芩连汤证。而葛根芩连汤证、白虎汤证、麻杏甘石汤证化热之后，则均为承气汤证。其肠结轻，可攻补兼施，所谓和之者，是为调胃承气汤证；其肠结较重者，亦用和法，即为小承气汤证；其肠结最重者，当用下法，又曰急下法，又曰攻法，即为大承气汤证。实则三承气汤方对于麻桂葛之汗法及白虎汤之清法言，皆得曰下法也。"

麻黄汤、桂枝汤、葛根汤皆是汗法，麻杏甘石汤、白虎汤、葛根芩连汤皆是清（和）法，小承气汤、大承气汤、调胃承气汤皆是下法。而汗法属太阳，清（和）法属少阳，下法属阳明。所以麻杏甘石汤、白虎汤、葛根芩连汤皆是清（和）法，是少阳方，而不是阳明方。姜佐景虽然没有明确说白虎汤证属少阳，但是属少阳之意已经呼之欲出。

明确提出白虎汤证非阳明者，当属三部六病传人李国栋先生，在他发表的网络文章中，有很多涉及白虎汤证非阳明的论述，如"少阳实热白虎汤证""若其人为少阳型体质，则邪气易聚于胸，可发生白虎汤证、麻杏甘石汤证、小柴胡汤证等""凡属于半表半里之阳病，汗下均不达病位，徒伤正气，故法当清解。白虎汤证、栀子豉汤证均属于清解之法，其病位均在半表半里""'阳明之为病，胃家实是也。'阳明病证，病位在胃肠，其高者当越之用吐法，低者当下之用泻法。白虎汤证，病位不在胃肠，故不属于阳明证，自不当用吐、下之法""《伤寒论》把人体病位分成'表、里和半表半里'三部，那么太阳病的概念是什么呢?

这就要从太阳病的病位和病性来分辨。先看病位，太阳病有太阳中风、太阳伤寒和太阳温病。太阳中风和太阳伤寒，都可以用汗法治疗，可以定为表部病；太阳温病不可汗下，只能定为半表半里部病。再看病性，太阳伤寒是用攻表法，可以定为表部实证；太阳中风是攻补兼施，只能定为表部虚寒证；太阳温病是用清法，只能定为半表半里部热病。说到这里，附带说句对《伤寒论》少阳病证的认识：'表阳病可汗，里阳病可下，半表半里部位之阳病不可汗、下，只能清。'所以，《伤寒论》里的少阳证不是只有柴胡证，还有白虎汤证、白虎加人参汤证、栀子豉汤证、黄芩汤证等。凡是阳热病证，不可汗下，只能用清法的，其病位就是在半表半里部，就是少阳证"。

顺着李国栋先生的思路，再看《伤寒论》原文，发现还真是如李先生所言，白虎汤非阳明方，此乃少阳方。

《伤寒论》涉及白虎汤条文共 4 条，太阳病有 2 条，阳明病有 1 条，厥阴病有 1 条。

第 170 条："伤寒脉浮，发热无汗，其表不解，不可与白虎汤。"

第 176 条："伤寒，脉浮滑，此以表有热，里有寒，白虎汤主之。"

第 219 条："三阳合病，腹满身重，难以转侧，口不仁，面垢。谵语遗尿，发汗则谵语，下之则额上生汗，手足逆冷，若自汗出者，白虎汤主之。"

第 350 条："伤寒脉滑而厥者，里有热，白虎汤主之。"

第 170 条曰"其表不解，不可与白虎汤"，说明白虎汤非发汗剂，不可用于解表，从而也就排除了白虎汤属太阳的可能性。

第 176 条以"伤寒"为题首，此处的"伤寒"，并非是太阳伤寒证，而是广义外感热病的代称，“脉浮滑”是言其病机为“表有热，里有寒”。后世对此争议比较大，有“寒”字当“邪”字解，如成无己《注解伤寒论》、张遂辰《张卿子伤寒论》等。有持错简论者，一类以为“表里俱热”，如朱肱《类证活人书》、郭雍《伤寒补亡论》等；一类以为“表寒里热”，如张璐《伤寒缵论》、程应旄《伤寒论后条辨》等。有表里解为标本之说，如张锡驹《伤寒论直解》、陈修园《伤寒论浅注》；有表里解为营卫之说，如魏荔彤《伤寒论本义》；有表里解为经腑之说，如张锡纯《医学衷中参西录》。有“有”当“无”解说，如冉雪峰《冉注伤寒论》。李国栋先生认为“表有热、里有寒”“是指病人的感觉。表有热，是因里部邪热外蒸所致，虽表热但邪气不在表，不影响正气在表部的运行，所以表部不恶寒。而这里的‘里寒’，是假寒，其假寒产生之机理，是里部津液壅而致郁，变作邪气阻遏正气运行，遂觉里有寒，或可出现喜食热饮，或喜热敷胃脘部，最易迷惑医患两家，误以为胃中有寒。里部津液壅而致郁，换个说法就是水气之义，如第 41 条：‘伤寒，心下有水气，咳有微喘、发热不渴。服汤已，渴者，此寒去欲解也，小青龙汤主之。’此条发热不渴，是因为‘心下有水气’。服汤已，渴者，是心下水气已去，其病欲解的表现。服汤已，是服罢小青龙汤后，心下水气得解，故渴。这就明白‘此寒去欲解’之‘寒’，不是指表寒，而是指心下之水气。表寒去者，没有渴的病理机制。只有心下之水气去，胃中燥热者，才会有渴，故此条‘渴者，此寒去欲解也’之‘寒’、第 139 条‘此本有寒分’之‘寒’、第 176 条‘此以表有热、里有寒’之‘寒’，以及第 166 条之‘胸有寒’之‘寒’都是指水气、湿气或痰气。”如《王孟英医案》《医学衷中参西录》中两则医案可证：

《王孟英医案·外感门》:“石诵义夏抄患感，多医广药，病势日增。延逾一月，始请孟英诊焉。脉至右寸关滑数上溢，左手弦数，耳聋口苦，热甚于夜，胸次迷闷，频吐黏沫，啜饮咽喉阻塞，便溏溺赤，间有谵语。曰:‘此暑热始终在肺，并不传经，一剂白虎汤可愈。’……而病者偶索方一看，见首列石膏，即曰:‘我胸中但觉一团冷气，汤水皆须热呷，此药安可投乎?’孟英曰:‘吾于是证，正欲发明。夫邪在肺经，清肃之令不行，津液凝滞，结成涎沫，盘踞胸中，升降之机亦窒，大气仅能旁趋而转旋，是一团涎沫之中，为气机所不能流行之地，其觉冷也，不亦宜乎。’……‘古云鼻塞治心，耳聋治肺，肺移热于大肠，则为肠澼，是皆白虎之专司，何必拘少阴而疑虚寒哉。’……书方以白虎加洋参、贝、粉、芩、菀、杏、杷、竹叶、竹茹、竺黄、瓜仁，一剂甫投，咽喉即利，三服后恙皆去，糜粥渐安。”

《医学衷中参西录》第六卷，仙露汤方下所举医案云:“一人，年三十余，素有痰饮，得伤寒证，服药调治而愈，后因饮食过度而复，三四日间，延愚诊视，其脉洪长有力，而舌苔淡白，亦不燥渴，食梨一口，即觉凉甚，食石榴子一粒，心亦觉凉。愚舍证从脉，投以大剂白虎汤，为其素有痰饮，加半夏数钱。有一医者在座，问曰:此证心中并不渴不热，而畏食寒凉，以余视之，虽清解药亦不宜用，子何所据而用白虎汤也?愚曰:此脉之洪实，原是阳明实热之证，治以白虎汤，乃为的方。其不觉渴与热者，因其素有痰饮，湿胜故也。其畏食寒凉者，因胃中痰饮与外感之热互相胶漆，致胃府转从其化于凉为敌也。两日夜间，服药十余次，共用石膏斤许，脉始和平。”

伤寒论第350条却说:“伤寒脉滑而厥者，里有热，白虎汤主之。”

同样一个白虎汤，一说是“里有寒”，一说是“里有热”，看似自相矛盾，其实并不矛盾。李国栋先生认为，厥阴病篇条文是强调“脉滑”为里热，“厥”为里热遏阳，正气不得通达肢体末端，故“厥”，这与伤寒论第 11 条“病人身大热，反欲得衣者，热在皮肤，寒在骨髓也”应属一样的表述方式。“身大热”是触摸的感觉，“反欲得衣”是病人恶寒的自我感觉，故而《伤寒论》第 176 条“伤寒脉浮滑，此以表有热、里有寒”，是强调脉浮为表有热，脉滑为里有寒（分）。这两个条文无法明确白虎汤是否是少阳方，但程宜福认为因少阳属胆与三焦，邪入其间，既不在表，又未入里，阴阳相移，邪正相持，进退互拒，寒热交作，属寒热同病之证。且《王孟英医案 · 外感门》医案属于寒热同病之证而运用白虎汤可作为佐证。

最能证明白虎汤是少阳方者，当属《伤寒论》第 219 条。对此李国栋先生有详细论述：“三阳合病，腹满谵语是热扰阳明；口不仁、面垢是热犯少阳；身重难以转侧是邪客太阳。三阳合病，治在少阳，可见白虎汤是用于清解少阳实热，其法是‘清’。汗法是解除表部邪气，清法是解除半表半里部邪气，下法是解除里部邪气。汗、清、下三法，境界分明。口不仁、面垢，是少阳热邪上熏官窍。太阳之邪客扰表部，会影响皮腠、肌肉和骨骼，发生肢体或痒、或痛、或身重难以转侧；阳明之邪客入里部，会影响胃肠，发生腹满、呕吐、下利，或便秘；少阳客热上熏官窍，会发生口苦、咽干、目眩、口不仁、面垢。四脏系属半表半里部位（肺脏除外），心开窍于舌，其华在面；脾开窍于口，其华在唇。所以说，口不仁、面垢，是热犯少阳。”三阳合病，治在少阳，只可用清（和）法。故而这一条完全可明确白虎汤非阳明方，此乃少阳方。田合禄先生亦持此观点，他引用《素问·天元纪大论》中的“少阳之上，相火主之”、《素问·六微旨大论》中的“少阳之上，火气治之”，认为少阳是标，相火是本，说明相火是少阳的本气，而相火属三焦，则少阳当从三焦论述，不是胆。少阳三焦相火主一身阳气，所以少阳三焦相火的盛衰就决定了少阳的病理变化。少阳相火太盛或外感暑气，则发温病，病位在太阳、阳明、少阳三阳和肺气胸中，《伤寒论》称作“三阳合病”，就是白虎汤证，壮火伤气津则加人参，重伤津液则是竹叶石膏汤证。

此外，田合禄等认为《辅行诀五脏用药法要》记载白虎汤和朱雀汤是治疗外感“天行热病”的。所谓外感“天行热病”，乃指暑热病也。朱雀汤即《伤寒论》中的黄连阿胶汤，是治少阴热病的（经云：少阴之上，热气主之），所以白虎汤乃是治疗少阳相火暑热的专用方。

阳明病治疗八法

马文辉先生在《论〈伤寒论〉的六病、六时、六证》文中提到：“《伤寒论》的辨证论治体系是以三阴三阳为基础构建的，三阴三阳是中医的时位观和属性论。《伤寒论》中‘六病’和‘六证’是两个不同概念，六病讲病时，六证辨表里寒热，应加以区别。六病只是一个病时概念，以区分伤寒病的发热类型和时间特点，以及同一方证由于病时的差异而造成的临床表现不同，例如阳明病、少阴病、厥阴病的吴茱萸汤证，阳明病、少阴病的大承气汤证等。”并且明确指出：“阳明证是典型的阳明病，是在阳明病中病时，病位、病性相统一的纲领性脉证。阳明病篇中凡是冠阳明病的条文及其方证都具有在阳明时发病的特点，热型为发潮（潮湿）热，不恶寒，反恶热。其中有里证的，有非里证的；有热证的，也有寒证的；有实证的，也有虚证的，目的是要和阳明证胃家实相鉴别。”故而传统中医认为，阳明病只有热证，那是指胃家实的情况。其实《伤寒论》阳明病条文中的方证有里证，也有非里证；有热证，也有寒证；有实证，也有虚证。受马文辉老师论述的启发，笔者认为《伤寒论》阳明病篇中阳明病的治法就不是仅仅只有清热泻下一途，而是八法皆具备。

中医治法早在《黄帝内经》中已有论述，如《素问·阴阳应象大论》云:“形不足者，温之以气；精不足者，补之以味。其高者，因而越之；其下者，引而竭之；中满者，泻之于内。其有邪者，渍形以为汗；其在皮者，汗而发之。”《素问·至真要大论》云:“寒者热之，热者寒之，微者逆之，甚者从之，坚者削之，客者除之，劳者温之，结者散之，留者攻之，燥者濡之，急者缓之，散者收之，损者益之，逸者行之，惊者平之，上之下之，摩之浴之，薄之劫之，开之发之。”这些均奠定了中医治法理论的基础。汉代张仲景在《伤寒杂病论》中虽然有关于治法具体运用的阐述，如“可发汗，宜麻黄汤”“当和胃气，调胃承气汤”“急下之，宜大承气汤”“当温之，宜四逆辈”等等，但未作系统的归纳。后世医家则将丰富多彩的具体治法不断进行分类归纳，逐渐形成体系。其中具有代表性、概括性的当属清代医家程钟龄《医学心悟》之“八法”，即所谓“论病之源，以内伤、外感四字括之；论病之情，则以寒、热、虚、实、表、里、阴、阳八字统之；而论治病之方，则又以汗、和、下、消、吐、清、温、补八法尽之”。这八法归纳概括了历代医家关于治法的论述，故而本文亦从八法来探讨《伤寒论》阳明病篇中的用方。《伤寒论》阳明病篇共有 19 方，分别为：调胃承气汤、大承气汤、小承气汤、白虎汤、栀子豉汤、白虎加人参汤、猪苓汤、四逆汤、小柴胡汤、麻黄汤、蜜煎方、桂枝汤、茵陈蒿汤、抵当汤、吴茱萸汤、五苓散、麻子仁丸、栀子柏皮汤、麻黄连翘赤小豆汤。从这 19 张方中可以发现，其实《伤寒论》阳明病篇中具备了中医八法。

1. 汗法

汗法是通过开泄腠理、调畅营卫、宣发肺气等作用，使在表的外感六淫之邪随汗而解的一类治法。汗法不以汗出为目的，主要是通过出汗，使腠理开、营卫和、肺气畅、血脉通，从而能祛邪外出，正气调和。所以，汗法除了治疗外感六淫之邪所致的表证外，凡是腠理闭塞，营卫郁滞的寒热无汗，或腠理疏松，虽有汗但寒热不解的病证，皆可用汗法治疗。因此，阳明病中用汗法亦是理所当然之事，并非仅仅只有太阳病篇可用汗法。而汗法中麻黄汤是典型代表，阳明病篇条文：“脉但浮，无余证者，与麻黄汤。若不尿，腹满加哕者，不治。”此条是承接上条“阳明中风，脉弦浮大而气短，腹部满，胁下及心痛，久按之气不通，鼻干不得汗，嗜卧，一身及面目悉黄，小便难，有潮热，时时哕，耳前后肿，刺之小差，外不解，病过十日，脉续浮者，与小柴胡汤”而设。脉续浮者，与小柴胡汤；脉但浮者，与麻黄汤，说明阳明中风有和解和发汗二途。

2. 吐法

吐法是通过涌吐的方法，使停留在咽喉、胸膈、胃脘的痰涎、宿食或毒物从口中吐出的一类治法，适用于中风痰壅，宿食壅阻胃脘，毒物尚在胃中；痰涎壅盛之癫狂、喉痹，以及干霍乱吐泻不得等，属于病位居上、病势急暴、内蓄实邪、体质壮实之证。阳明病篇之吴茱萸汤条其实就是属于探吐之法。原文："食谷欲呕，属阳明也，吴茱萸汤主之。得汤反剧者，属上焦也。"《经方传真》中提到："若服吴茱萸汤而呕反剧增者，是上焦有热的呕，不当用本方治之。属上焦是暗示小柴胡汤证，由于欲呕为二方的共有证，故特提出以教人临证时细心辨别，读者宜与小柴胡汤方证条互参。"食谷欲呕，多属吴茱萸汤证，但小柴胡汤证亦可见，故而用探吐法测之，若服吴茱萸汤反剧者，知非吴茱萸汤证，乃小柴胡汤证。而清·沈明宗《伤寒六经辨证治法·卷四》亦有类似阐述："食谷欲呕，虽属阳明，恐挟肝经逆胃所致，先以吴茱萸温肝，下逆而探之，若得汤反剧，则非厥阴之呕，乃少阳或太阳之邪传入阳明腑病之呕，为属上焦也。"

3. 下法

下法是通过泻下、荡涤、攻逐等作用，使停留于胃肠的宿食、燥屎、冷积、瘀血、结痰、停水等从下窍而出，以祛邪除病的一类治法。凡邪在肠胃而致大便不通、燥屎内结，或热结旁流，以及停痰留饮、瘀血积水等形症俱实之证，均可用下法。下法是阳明病篇阳明腑实证的常用方法，其中的调胃承气汤、大承气汤、小承气汤、麻子仁丸、蜜煎方、抵当汤皆是下法之用方，这里不再详细阐述。

4. 和法

和法是通过和解或调和的方法，使半表半里之邪，或脏腑、阴阳、表里失和之证得以解除的一类治法。《伤寒明理论》说："伤寒邪在表者，必渍形以为汗；邪在里者，必荡涤以为利；其于不内不外、半表半里，既非发汗之所宜，又非吐下之所对，是当和解则可矣。”所以和解是专治邪在半表半里的一种方法。至于调和之法，戴天章说：“寒热并用之谓和，补泻合剂之谓和，表里双解之谓和，平其亢厉之谓和。”（《广温疫论》）可见，和法是一种既能祛除病邪，又能调整脏腑功能的治法，无明显寒热补泻之偏，性质平和，全面兼顾，适用于邪犯少阳、肝脾不和、肠寒胃热、气血营卫失和等证。和法的应用范围较广，分类也多，其中主要有和解少阳、透达膜原、调和肝脾、疏肝和胃、分消上下、调和肠胃等。阳明病篇麻黄连翘赤小豆汤和小柴胡汤属于和法的范畴，其中麻黄连翘赤小豆汤条文：“伤寒瘀热在里，身必黄，麻黄连翘赤小豆汤主之。”由此可见，麻黄连翘赤小豆汤证乃外邪里湿，郁而化热，属于表里双解之剂，亦可谓之和。

5. 温法

温法是通过温里祛寒的作用，以治疗里寒证的一类治法。里寒证的形成，有外感和内伤的不同，或由寒邪直中于里，或因失治误治而损伤人体阳气，或因素体阳气虚弱，以致寒从中生。阳明病篇中的四逆汤就是属于温法的范畴。

6. 清法

清法是通过清热、泻火、解毒、凉血等作用，以清除里热之邪的一类治法，适用于里热证、火证、热毒证以及虚热证等里热病证。由于里热证有热在气分、营分、血分、热壅成毒以及热在某一脏腑之分，因而在清法之中，又有清气分热、清营凉血、清热解毒、清脏腑热等不同。阳明病篇中的白虎汤、栀子豉汤、白虎加人参汤、茵陈蒿汤、栀子柏皮汤都属于清法的范畴。

7. 消法

消法是通过消食导滞、行气活血、化痰利水、驱虫等方法，使气、血、痰、食、水、虫等渐积形成的有形之邪渐消缓散的一类治法，适用于饮食停滞、气滞血瘀、癥瘕积聚、水湿内停、痰饮不化、疳积虫积以及疮疡痈肿等病证。阳明病篇中的五苓散属于消法的范畴。

五苓散见于阳明病篇条文："太阳病，寸缓关浮尺弱，其人发热汗出，复恶寒，不呕，但心下痞者，此以医下之也。如其不下者，病人不恶寒而渴者，此转属阳明也。小便数者，大便必硬，不更衣十日，无所苦也。渴欲饮水，少少与之，但以法救之。渴者，宜五苓散。"此乃水逆心下，故而用五苓散温阳利水。黄煌教授认为，五苓散是一张调节人体水液分布异常的方剂。水液的异常分布，《伤寒论》的注家们称之为"蓄水"证。但"蓄水"时水液并非仅仅停留在下焦的膀胱，可以停留在人体的任何部位。蓄于下则小便不利；蓄于中则见"心下痞"和水入则吐的"水逆"；蓄于上则见"吐涎沫而癫眩"；蓄于表则有汗出；蓄于肠则有下利；蓄于肌肤则有水肿。至于现代医学中青光眼的眼压增高、梅尼埃综合征的内耳迷路积水，以及脑积水、肝腹水、胸水、心包积液等，都可以认为是"蓄水"的表现形式。只要出现口渴、小便不利、舌体胖大边见齿痕者，都可以考虑使用五苓散。

8. 补法

补法是通过补益人体气血阴阳，以主治各种虚弱证候的一类治法。补法的目的，在于通过药物的补益，使人体气血阴阳的虚弱或脏腑之间的失调状态得到纠正，复归于平衡。阳明病篇中的桂枝汤和猪苓汤属于补法的范畴。

桂枝汤见于阳明病篇条文："阳明病，脉迟，汗出多，微恶寒者，表未解也，可发汗，宜桂枝汤。"黄煌教授认为，桂枝汤是古代的补益剂，凡是经过寒冷、饥饿、极度疲劳、精神紧张以后，患者出现自汗、心悸、腹痛、脉弱等情况，均可使用。张仲景时代兵荒马乱，从战场上下来的士兵、疲于奔命的难民，就是桂枝汤的最佳适应者。经过大量的出汗，已经多日无法正常进食和休息，成天处在极度惊恐之中，可能是风餐露宿、饥寒交迫，这样的人必定形容憔悴，强烈的惊恐导致心动悸、烘热或出冷汗，饥饿导致干呕、腹部阵阵的隐痛，反复的出汗使得全身肌肉酸痛，寒冷的刺激又致鼻流清涕、关节痛、恶风，这就是桂枝汤证。桂枝汤中的药物都是食物中药：甘草、生姜、大枣、桂枝、芍药，就像今天的酸辣汤。先喝一碗，然后再喝上热气腾腾的糜粥，盖上被子，好好睡一觉，病人自然会微微出汗，一觉醒后，许多症状必然减轻或消失。这就是桂枝汤的魅力。桂枝汤不是发汗剂，病人服药以后的汗出，是机体各种调节功能恢复的标志，用中医的话说，是那热粥的"谷气"加上患者的"胃气"交融的结果，是"营卫之气和谐"的结果，是体内阴阳平衡的结果。

猪苓汤见于阳明病篇条文："若脉浮发热，渴欲饮水，小便不利者，猪苓汤主之。""阳明病，汗出多而渴者，不可与猪苓汤，以汗多胃中燥，猪苓汤复利小便故也。"猪苓汤证属阴虚而水湿内停，故而用猪苓、茯苓、泽泻淡渗利水，阿胶滋润养阴，滑石清热、渗湿利窍，荡涤六腑而无克伐之弊，合起来清热泻火而不伤阳，利水渗湿而不伤阴。

阳明病篇中阳明病治疗八法简单归纳如下：

（1）汗法：麻黄汤。

（2）吐法：吴茱萸汤。

（3）下法：调胃承气汤、大承气汤、小承气汤、麻子仁丸、蜜煎方、抵当汤。

（4）和法：麻黄连翘赤小豆汤、小柴胡汤。

（5）温法：四逆汤。

（6）清法：白虎汤、栀子豉汤、白虎加人参汤、茵陈蒿汤、栀子柏皮汤。

（7）消法：五苓散。

（8）补法：桂枝汤、猪苓汤。

上述八法，适用于阳明病中的各种证候。阳明病篇中病情比较复杂，仅用单一清热泻下法不足以指导经方临床运用，正如程钟龄在《医学心悟》中所说："一法之中，八法备焉；八法之中，百法备焉。"因此，临证处方，必须针对阳明病中的具体病证，灵活运用八法，使之切合病情，方能收到满意的疗效。

肖引明老师治疗"三高"特效方

"三高症"是现代社会所派生出来的"富贵病"，由于饮食不均衡或不良生活习惯所导致，往往亦出现在贫困人群中。所谓"三高症"是指高血压、高血糖（糖尿病）和高脂血症，它们可能单独存在，也可能相互关联。出现这三种疾患中的任何一种，后期都易形成"三高症"。目前西医治疗"三高症"亦提倡个体化治疗方案，而中医向来就有辨证论治和专病专方辨证两种并行的诊治方式。笔者当年在仙桃市中医院实习期间，在跟随内儿科肖引明主任抄方时，就得到一张治疗“三高症”的特效方。

肖引明主任系温病名家邵永海先生嫡系传人，为仙桃市专业技术拔尖人才。临床擅长中西医结合治疗各种内科疑难杂症及男性病，研究出了“健肾宝、健肝宝、生发宝、健肾孕育宝、甲肿丹、肾炎灵”系列，独具特色，每获良效，广受病家欢迎和推崇。笔者跟随其临床数月，所用温病及膏方之经验皆从其所获。这张特效方当初是肖引明主任给一个高血脂的熟人开的，其组成为：

杭菊花 20g，全当归 15g，赤芍药 15g，正川芎 8g，蔓荆子 10g，薏苡仁 20g，川红花 10g，紫丹参 15g，明天麻 20g，广蜈蚣 1 条，制首乌 15g，福泽泻 15g，怀牛膝 15g，太子参 15g，石菖蒲 10g，粉葛根 20g，炒山楂 30g，七剂。

开方完毕，肖老师对这位熟人说：“这个方子开的很好，就像为我自己开的一样。”但老师并没有跟我讲此方的立意，我认为其立意为：活血化瘀、激浊扬清。此熟人复诊时反馈说吃药后人感觉非常舒服，要求再服。此后原方原量，病人又连续服了一个多月。我也因此记住了此方，并成了我手中治疗“三高症”的首选方。有药店的员工用此方后，效果亦很好。

合方之法治痛经，经方师承传与变

痛经首见于汉 · 张仲景的《金匮要略方论 · 妇人杂病脉证并治》：“带下，经水不利，少腹满痛……”至隋 · 巢元方的《诸病源候论 · 妇人杂病诸候》对本病的病因又有了进一步的认识。书中曰:“妇人月水来腹痛者,由劳伤气血以致体虚,受风冷之气客于胞络,损伤冲任之脉。”明·张介宾的《景岳全书·妇人规·经期腹痛》指出:“经行腹痛,证有虚实……实者多痛于未行之前,经通而痛自减;虚者多痛于既行之后,血去而痛未止,或血去而痛益甚。大都可揉可按为虚,拒按拒揉为实。”《中医妇科学》认为:“痛经多因情志所伤。六淫为害,导致冲任阻滞,或因精血不足,胞脉失于濡养所致。西医认为,痛经可分为原发性痛经和继发性痛经。原发性痛经是周期性月经期痛但没有器质性疾病,而继发性痛经常见于内异症、肌瘤、盆腔炎症性疾病、子宫腺肌病、子宫内膜息肉和月经流出道梗阻。”

由傅淑清主编的全国中医药高职高专卫生部规划教材《中医妇科学》对于痛经发病是以虚实来分。实者多由气滞血瘀、寒湿凝滞、湿热蕴结,致使气血运行不畅,冲任阻滞,“不通则痛”;虚者多由肝肾亏损,气血虚弱致使精亏血少,充任失养,“不荣则痛”。病位在冲任、胞宫,变化在气血,表现为痛症。临床分气滞血瘀型、寒湿凝滞型、湿热蕴结型、肝肾亏损型、气血虚弱型。分型比较全面,但现实却很难据此去看病,原因就是在于分型过于理想化,而临床非常复杂,不能机械地套用证型来诊疗,否则疗效不佳。

教材说变化在“气血”,其实抓住“气血”二字,痛经的解决之道就变得简单易行。我的民间师傅唐医易先生是经方名家,深得仲景学术之传,临床喜用当归芍药散合桂枝茯苓丸作为基本方治疗痛经,很多经久不愈的痛经在其手中都被彻底治愈,所以痛经其实是可以断根的。如此执简驭繁,临床反而达到事半功倍的效果,这是为何呢?其实抓住的就是“气血”二字。当归芍药散和桂枝茯苓丸都是张仲景的方子，当归芍药散由当归三两、芍药一斤、川芎半斤、茯苓四两、泽泻半斤、白术四两组成，有养血利水、健脾祛湿之效；桂枝茯苓丸由桂枝、茯苓、桃仁、丹皮、芍药各等分组成，有活血凉血、行滞化瘀的功效。对于气滞血瘀型痛经可以直接使用此合方；寒湿凝滞型可加重桂枝或再加肉桂以祛寒，加重茯苓、泽泻、白术以祛湿；湿热蕴结型则加重茯苓、白术、泽泻、丹皮、白芍以清热祛湿；肝肾亏损型可考虑加山茱萸、桑寄生、杜仲、川断、巴戟天等滋补肝肾之品，或合方中健脾之药加重亦可，因为脾胃乃气血生化之源，脾胃健则肝肾自足；气血虚弱型则可以考虑加重当归、白芍之滋补。

师承所至，笔者治疗痛经之方亦是以张仲景的方子为主，抓住的是“气血”二字，不过用的是联合疗法，亦是注重一个“合”。我主要分三期治疗：经前期、经期、经后期。经前期以当归四逆汤为主；经期急性疼痛则以单味香白芷 30 ～ 50g，急煎温服，往往半个小时左右即可有效缓解疼痛，如果疼痛不甚则可以继续服用经前期的方子。经后期则以黄芪建中汤温养气血、滋补脾胃、滋化生源之本。一般治疗 1 ～ 3 月即可断根。

一友人因其女友痛经严重于 2013 年 7 月 24 日电话问诊于余，之前曾在外市求诊于中医名家，连续用药几个月，服药当时能缓解，停药后痛经依旧。此时其女友正值月经来潮，痛得死去活来，用止痛药效果亦不佳。我给予经期止痛方：香白芷 50g，急煎温服。二天后，其女友来电告之，服药后疼痛缓解很多，目前症状主要是小腹隐痛、有点胀。一般来经三天内小腹疼痛剧烈，伴恶心呕吐，三天后疼痛即会自动减轻，痛甚时热敷能有所减轻，下月依旧，如此反复几年。冬天四肢冰凉，形体中等，皮肤黄白，其他无不适，舌脉不详。其母亲及姐姐都有痛经史。遂给予联合疗法，方一用的是当归四逆汤原方：

当归 15g，白芍 12g，桂枝 12g，炙甘草 8g，通草 6g，细辛 6g，大枣 12 枚，生姜 3 片，一天 1 剂，一日 3 次。此方现在服用，下次则在月经前 3 天服用，月经干净即停药。

方二是经后期方，即黄芪建中汤合当归建中汤，因为饴糖这味药难觅，故未用，而重用红枣以代替之，效果亦佳：

生黄芪 6g，桂枝 10g，白芍 20g，当归 10g，炙甘草 6g，红枣 10 枚，生姜 3 片，5 剂。月经干净一周后开始用，连续服用 10 天即可。

2013 年 9 月 2 日友人来电，说其女友断断续续用药，并没有严格按照医嘱，但是八月份来经疼痛已大减，且持续时间只有半天，惊奇效果竟然有如此之好。笔者嘱咐原方案照用，可以断根。

程传诊疗老胃病经验

1. 胃病箴言五字诀：寒、热、虚、实、降。胃病诊疗以八纲辨证、脏腑辨证为主，其中八纲辨证以寒、热、虚、实为依据，看是否间杂湿热、痰瘀以及气血、阴阳之虚；脏腑辨证是以肝胆脾胃、脏腑气机升降为主，兼顾肾。

2. 临床虽有“知饥而食不纳者，是胃病；能纳食而不知饥者，是脾病”之说，但脾胃病治疗可分可不分，唐宋之前不分家，唐宋之后才分家；脾胃病治疗用药大同小异，舌红用润，舌淡用燥。

3. 见痛休止痛，辨证断明是关键。急性胃痛针灸最快，粱丘、足三里、关元等。血证加三七；胃溃疡加白及；瘀血加丹参、九香虫、玄胡等。判断瘀血三指征：涩脉，刺痛痛点固定不移，舌暗见瘀斑或舌底静脉怒张。判断虚证指征：关元穴按压无抵触。

4. 反酸不加止酸药，注重一个胃降，降其气机即可，不止酸而酸自止。

5. 胃病常用处方：①用半夏厚朴汤指征：右关脉顶指（右关脉独旺），用半夏厚朴汤以润降阳明；②用小建中汤类方指征：有虚热；③用泻心汤类方指征：有湿热，大便形状改变；④用小柴胡、柴胡桂枝干姜汤类方指征：少阳证，病涉及脾胃，转枢机；⑤用四君子汤、六君子类方指征：调理善后；⑥用乌梅丸指征：大便形状改变（带有便血或脓时，需查明是否有癌症）、久利，病不但涉及胃，还有肠；⑦用理中丸、大建中类方指征：寒；⑧用补中益气汤、升阳益胃汤、黄芪桂枝五物汤类方指征：精神萎靡，右脉弱，特别是右关脉弱、尺脉弱，上实下虚加附子、紫石英等温潜药；⑨其他外台茯苓饮、温胆汤、丹参饮、良附丸等。

6. 胃病常用药：九香虫，只要有疼痛，病灶范围在肚脐以上、剑突以下者，即可使用。

注：程文杰，男，毕业于山西中医学院针灸推拿系。现任职于四川省大邑县人民医院中医科，临床中坚持传统针灸和中药结合，尤其对各种胃肠道疾病及部分心肝肾病、颈腰椎病等有独特的疗效。2013 年获得四川省“榜样中国我心目中的四川名医”称号。

程传治疗失眠经验

1. 治疗失眠必须把握两个重点：一个是降，另外一个是调。降则降胃气，如半夏秫米汤、半夏厚朴汤；调则调中土，如小建中汤、理中汤。小建中汤偏润，有血虚津伤者多用；理中汤偏燥，寒湿重者多用。

2. 失眠病位多在中土太阴（阳明）及少阳，涉及脏腑多在脾胃、心、肝。临床治疗失眠时，疏肝少用，反而是调中土多用。

3. 临床常用失眠方：半夏秫米汤、半夏厚朴汤、小建中汤、理中汤、桂甘龙牡汤、柴胡加龙骨牡蛎汤、桂枝加龙骨牡蛎汤、小柴胡汤、酸枣仁汤、栀子豉汤等。

4. 针灸：风池、四关、足三里，或者加天突、中脘等。风池是失眠必用穴。如果针灸加中药汤剂，一般当晚即可安眠。

5. 外用泡脚：有寒则用艾叶煮水泡脚，有热则用黑豆煮水泡脚。

6. 半夏最少用至30g，效果始佳。半夏秫米汤中的秫米即高粱米，无高粱米时则不用半夏秫米汤。

经方一得

经方家“治鬼”趣话

《伤寒杂病论》因为时代的缘故，书中保留了部分鬼神之说的内容，可见当时民间鬼神之说对于医学的影响之深远，而众多研习《伤寒论》的经方家面对鬼神之事亦是有各种应对之法，或遵从《伤寒论》之法，或后世文献皆有效验。有关鬼神之说虽有涉及迷信之嫌，但其中某些内容，在临床遇到精神病患者出现幻听、幻视、妄想等所谓的“鬼神”现象时，或可借鉴参考。

《杏林医选——江西名老中医经验选编》(江西省卫生厅选编，江西科学技术出版社 1987 年 11 月出版）中就有这样一段记载：

1971年，余随江西医科大学迁往吉安青原山。当地有一石匠之妻，年近四旬，患怪症已多年。自述十八岁时，一夕梦一美少年，自言比她大两千多岁，因有夙缘，向她求婚。她此时似梦非梦，不敢推辞，遂行婚礼。宾朋满座，皆不相识，锣鼓喧天，觥筹交错，满房家具，而他人皆无所见。自后每夕必来，相与缱绻，带来佳果珍肴，更不必言。翌晨后，则一切如常。

其父母忧之，为其择婿，欲藉此以断其往来。殊不知自嫁之夕起，其夫即不得近其身，若欲强行其事，则撕打怒骂，令人不得安生。白天尚可料理家务，至夜则入魅境，其夫虽在同床，亦听其狎媟声，不能出一言制止，甚为苦恼，因此精神备受挫伤，竟成阳痿。已近二十年，未曾生育。闻知江西医科大学迁来吉安，乃来求医。初在门诊治疗，后被收入精神科住院。住院期间，亦是如此，服药打针，不见效果。

彼时余刚被“解放”，分配住在精神科楼上，该科护士龚某告知此事，问有无办法？余曰：“文献中曾有记载，可试治之。”遂邀余往视。观其容色，面黄肌瘦；候其寸口，叁伍不调。余乃私告护士，入夜以前，以治他病为名，取珠兰根塞入患者阴道，不告知病者实情，可望治愈。适逢本院花圃种有珠兰，护士遂按余所嘱，取新鲜珠兰根洗净，略为捣碎，用纱布托住而不包紧，以妇科检查为名，塞置患者阴道中。次日患者曰，是夜梦中男子来时，用鼻子前后嗅了几遍，怒斥她曰：“你听了坏人的话，想用药毒死我，我与你缘分已尽。”遂忿然径出，自后即未再来。近二十年难以驱除的怪病，一旦遂绝。其夫阳痿病，服药亦见好转，夫妻感情渐复，远近莫不称奇。

摘录自文中的余，即是江西的经方名家傅再希先生。傅先生天资聪颖，嗜书成癖，上自《内经》《难经》《伤寒》《金匮》等经典著作，下至历代医家主要著作靡不熟谙，且能博采众长，融会贯通，尤擅于文献考据，被誉为江西中医界的“活字典”。傅先生认为此症即世俗所谓“狐魅”，民间都当成是狐鬼作怪，不求医药。其实就是一种病症上的幻觉，可以用药治疗。《本草纲目拾遗·珠兰》条下云：“张篁壬云，中条山有老道士，教人治狐魅。有一女子为雄狐所祟，教以用珠兰根捣烂，置床头，候狐来交时，涂其茎物上，狐大嗥窜去，次日野外得一死狐。道士云，此根狐肉沾之即死，性能毒狐，尤捷效也。”此段文字，初看好象荒诞可笑，未必可信，不知其中实有科学的内容可取。傅先生就是受此启发并采用类似的方法来治疗，获得了不错的效果。

正如傅先生所说：“‘狐魅’是一种迷信的说法，但是，如此等幻听、幻视、妄想的现象，临床中却是客观存在的，治疗方药也确有效果。不过限于历史条件，中医还解释不了这种临床现象，更不能从药理的角度，阐明其效验机制，故虽有治法，未曾留意，甚或嗤之以鼻，摒去不用。”不知剥去其迷信的外衣，则为朴素的临床经验总结，上述石匠之妻事例，即是明证。药中肯綮，如鼓应桴，医中之妙，有如此者。余后阅《敬信录》，亦见载治狐媚方，云：“用梧桐油搽阴处自去，或用珠兰根搽之。”可见用珠兰根治疗此病，前医亦已用过，至于桐油是否有效，未经试用，不敢断言，并记于此，以示后学。

《内经》云：“正气存内，邪不可干。”并云：“心者，五脏六腑之大主也，精神之所舍也，其脏坚固，邪弗能容也。”“人虚即神游失守位，使鬼神外干，是致夭亡……谓神移失守，虽在其体，然不致死，或有邪干，故令夭寿。只如厥阴失守，天以虚，人气肝虚，感天重虚。即魂游于上，邪干，厥大气，身温犹可刺之……十二脏之相使，神失位，使神采之不圆，恐邪干犯……凡此十二官者，不得相失也。”故而“鬼神”“邪气”的外侵和心、神有莫大的关系。而心亦藏神，或称主神明、主神志，是指心有统率全身脏腑、经络、形体、官窍的生理活动和主司精神、意识、思维和情志等心理活动的功能。人体之神有广义和狭义之分，广义之神是指整个人体生命活动的外在表现，狭义之神即是人的精神意识、思维情感等心理活动。正如《灵枢·本神》所说：“故生之来谓之精，两精相搏谓之神，随神往来者谓之魂，并精而出入者谓之魄，所以任物者谓之心，心有所忆谓之意，意之所存谓之志，因志而存变谓之思，因思而远慕谓之虑，因虑而处物谓之智。”传统中医认为，当人体阳气虚弱时，易为阴邪所侵，这个“阴邪”是有害的。信奉鬼神之人，就将这种现象认为是鬼魂作祟或者狐灵附体，而鬼魅灵狐之物在中国古文化中素来被认为是阴物。故中医治疗之法多是从清心、调神、补虚、化痰、化瘀等方面着手，或者是用阳药（如雄黄、琥珀、朱砂等）。如《医宗金鉴·妇科心法要诀杂证门》中“梦与鬼交证治”即是从补虚化痰加阳药来治疗：“独笑独悲畏见人，神虚夜梦鬼邪侵，归脾汤调辰砂珀，定志清心魂魄宁。【注】妇人七情内伤，亏损心脾，神无所护，鬼邪干正，魂魄不宁，故夜梦鬼交，独笑独悲，如有对忤，是其候也。宜用归脾汤，调辰砂、琥珀末服之，则志定心清，魂魄安而无邪梦矣！”这里采用“定志清心魂魄宁”的方式治疗“夜梦鬼邪侵”之病症其实是依据《内经》“心藏神”和“五脏藏神”的理论。如《灵枢·大惑论》云：“心者，神之舍也。”《素问·灵兰秘典论》说：“心者，君主之官也，神明出焉。”《灵枢·卫气》云：“神生于五脏，舍于五脏，主导于心。”《素问·宣明五气》说："心藏神，肺藏魄，肝藏魂，脾藏意，肾藏志，是谓五脏所藏。""五脏藏五神"指的就是"心藏神""肝藏魂""肺藏魄""脾藏意""肾藏志"。

那《伤寒杂病论》中是否有治疗此类病症之方法呢？答案是肯定的。如：

《伤寒论·辨阳明病脉证并治法第八》中云："伤寒若吐、若下后，不解，不大便五六日，上至十余日，日晡所发潮热，不恶寒，独语如见鬼状。若剧者，发则不识人，循衣摸床，惕而不安，微喘直视，脉弦者生，涩者死，微者但发热谵语者，大承气汤主之。若一服利，止后服。"

《伤寒论·辨太阳病脉证并治下第七》中云："妇人伤寒发热，经水适来，昼日明了，暮则谵语，如见鬼状者，此为热入血室。无犯胃气及上二焦，必自愈。"此用小柴胡汤治之。

《伤寒论·辨不可下病脉证并治第二十》中论述到："脉濡而弱，弱反在关，濡反在颠，浮反在上，数反在下。浮为阳虚，数为无血，浮为虚，数为热。浮为虚，自汗出而恶寒；数为痛，振寒而栗。微弱在关，胸下为急，喘汗而不得呼吸，呼吸之中，痛在于胁，振寒相搏，形如疟状，医反下之，故令脉数发热，狂走见鬼，心下为痞，小便淋沥，小腹甚硬，小便尿血也。"

《金匮要略·血痹虚劳病脉证并治第六》中云："《肘后》獭肝散治冷劳，又主鬼疰应一门相染。獭肝一具炙干末之，水服方寸匕，日三服。"

《金匮要略·腹满寒疝宿食病脉证治第十》中云："《外台》走马汤：治中恶心痛腹胀，大便不通。杏仁二枚，巴豆二枚（去皮心，熬），右二味，以绵缠，捶令碎，热汤二合，捻取白汁，饮之当下，老小量之，通治飞尸鬼击病。”

《金匮要略·妇人杂病脉证并治第二十二》中云：“妇人之病，因虚、积冷、结气，为诸经水断绝，至有历年，血寒积结胞门，寒伤经络。凝坚在上，呕吐涎唾，久成肺痈，形体损分；在中盘结，绕脐寒疝，或两胁疼痛，与藏相连；或结热中，痛在关元，脉数无疮，肌若鱼鳞，时着男子，非止女身；在下未多，经候不匀，冷阴掣痛，少腹恶寒，或引腰脊，下根气街，气冲急痛，膝胫疼烦，奄忽眩冒，状如厥癫，或有郁惨，悲伤多嗔，此皆带下，非有鬼神。久则羸瘦，脉虚多寒，三十六病，千变万端，审脉阴阳，虚实紧弦，行其针药，治危得安，其虽同病，脉各异源，子当辨记，勿谓不然。”

《金匮要略·妇人杂病脉证并治第二十二》中云：“妇人脏躁，喜悲伤欲哭，象如神灵所作，数欠伸，甘麦大枣汤主之。”

《金匮要略·杂疗方第二十三》中云：“救卒死，客忤死，还魂汤主之方。《千金方》云：主卒忤、鬼击、飞尸，诸奄忽气绝，无复觉，或已无脉，口噤拗不开，去齿下汤。汤下口不下者，分病人发左右，捉擒肩引之。药下复增，取一升，须臾立苏。麻黄三两，去节。一方四两；杏仁去皮尖，七十个；甘草一两，炙。《千金》用桂心二两。上三味，以水八升，煮取三升，去滓，分令咽之，通治诸感忤。”

《金匮要略·百合狐惑阴阳毒病脉证并治第三》云：“论曰：百合病者，百脉一宗，悉致其病也。意欲食，复不能食，常默默，欲卧不能卧，欲行不能行；饮食或有美时，或有不用闻食臭时；如寒无寒，如热无热；口苦，小便赤，诸药不能治，得药则剧吐利。如有神灵者，而身形如和，其脉微数。”

《桂林古本伤寒杂病论·平脉法第二》中也有类似记载：“师曰：人脉皆无病，暴发重病，不省人事者，为厉鬼，治之以祝由，能言者可治，不言者死。”

我们再来看一则经方家治“鬼病”的医案：“里海辛村潘塾师之女，八九岁，发热面赤，角弓反张，谵语，以为鬼物，符箓无灵，乃延余诊。见以鱼网蒙面，白刃拍桌，而患童无惧容。予曰：此痉病也。非魅！切勿以此相恐，否则重添惊疾也。投以大承气汤，一服，即下两三次，病遂霍然。”此是《黎庇留经方医案》中大承气汤治痉案。黎庇留先生乃广东近代伤寒“四大金刚”之一，他的经方医案中将《伤寒论》六经病尽收其间。医案以内科疾病为主，也有一些妇科、儿科、外科医案，大多为重病、急病、疑难病的治验，并有若干奇案。此大承气汤治痉案虽不能称之为奇案，但案说所述“见以鱼网蒙面，白刃拍桌，而患童无惧容。予曰：此痉病也。非魅！”由于见患童以鱼网蒙面，白刃拍桌，而患童无惧容而断定为痉病，非魅所致，所以果断用《伤寒杂病论》的大承气汤急下之，非学识丰富、经验老到之人难以应付此急症。

经方六经辨治失眠

太阳病方论治失眠

失眠从太阳病论治来源于营卫不和这一病机，即《灵枢·大惑论》

所云："卫气不得入于阴，常留于阳。留于阳则阳气满，阳气满则阳跷盛；不得入于阴则阴气虚，故目不瞑矣。"同时《内经》还提出了治则，《灵枢 · 邪客》云："补其不足，泻其有余，调其虚实，以通其道而去其邪。"所谓"通其道"就是使其营卫协调，阳入阴之道路通畅，使阴阳之气能够调和贯通，则能安卧入眠。所以，失眠病证从太阳病论治的基本治则是：和调营卫，交通阴阳。

1. 常用方

桂枝汤、桂枝加黄芪汤、桂枝加龙骨牡蛎汤、桂枝甘草龙骨牡蛎汤、苓桂术甘汤、苓桂枣甘汤等。

2. 辨治眼目

心悸不寐，怔忡不适，四肢不温，气上冲感，汗出恶风，舌淡红或暗红、舌苔薄白，脉细或缓等。

3. 验案举例

（1）桂枝汤治验（李建安医案）：余曾治一失眠症，通宵不寐，常自汗出，历服天王补心丹、养血安神片、酸枣仁汤罔效。余用桂枝汤治之，汗止而寤寐如常。学生奇而问之："如之奈何？师不用安眠药而能获如此神效。"答曰："营卫不和，卫不入于营，故不寐。今服桂枝汤则营卫和，故汗之而能寐也。"

（2）苓桂枣甘汤治验（胡希恕医案）：张某，女，65 岁，1965 年 12 月 13 日初诊。多年失眠，久治不效。近头晕心悸，脐左跳动，有时感气往上冲，冲则心烦，汗出，口干不思饮，苔白，脉缓。此属寒饮上扰心神，治以温化降逆，佐以安神。予苓桂枣甘汤加味：茯苓 24g，桂枝 12g，大枣 5 枚，炙甘草 6g，酸枣仁 15g，远志 6g。服 3 剂睡眠稍安，头晕心烦、气上冲感亦减，前方加生龙牡各 15g，续服 6 剂，诸症若失。

4. 相关条文

《伤寒论》第 38 条：太阳中风，脉浮紧，发热恶寒，身疼痛，不汗出而烦躁者，大青龙汤主之。若脉微弱，汗出恶风者，不可服之。服之则厥逆，筋惕肉瞤，此为逆也。

大青龙汤方

麻黄六两（去节） 桂枝二两（去皮） 杏仁四十个（去皮尖） 甘草二两（炙） 石膏如鸡子大（碎） 生姜三两（切） 大枣二十枚（擘）

上七味，以水九升，先煮麻黄，减二升，去上沫，内诸药，煮取三升，温服一升，取微似汗。汗出多者，温粉粉之。一服汗者，停后服。若复服，汗多亡阳遂虚，恶风烦躁，不得眠也。

《金匮要略·血痹虚劳病脉证并治第六》第 1 条：问曰：血痹病从何得之？师曰：夫尊荣人，骨弱肌肤盛，重因疲劳汗出，卧不时动摇，加被微风，遂得之。但以脉自微涩，在寸口、关上小紧，宜针引阳气，令脉和，紧去则愈。

《金匮要略·水气病脉证并治第十四》第 4 条：太阳病，脉浮而紧，法当骨节疼痛，反不疼，身体反重而酸，其人不渴，汗出即愈，此为风水。恶寒者，此为极虚，发汗得之。渴而不恶寒者，此为皮水。身肿而冷，状如周痹，胸中窒，不能食，反聚痛，暮躁不得眠，此为黄汗，痛在骨节。咳而喘，不渴者，此为脾胀，其状如肿，发汗即愈。然诸病此者，渴而下利，小便数者，皆不可发汗。

少阳病方论治失眠

《类证治裁》云："阳气自动而静，则寐；阴气自静而动，则寤。不寐者，病在阳不交阴也。"阳护于外，阴守于内，通过少阳枢机运转而阴阳交配。若少阳枢机不运，乃使表里开合无度，气血运行紊乱，阳气不交于阴而导致失眠。

1. 常用方

小柴胡汤、柴胡去半夏加瓜蒌汤、柴胡桂枝汤、四逆散、奔豚汤等。

2. 辨治眼目

心烦不寐，口苦，咽干，目眩，往来寒热，胸胁苔满，苔薄，脉弦等。

3. 验案举例

（1）小柴胡汤治验（任宏程医案）：节某，女，52 岁，1989 年 3 月 18 日就诊。述因惊吓染患失眠三十余年，始为入寐困难，闻步履、门响、人语等声扰醒，醒后不能再寐，家人倍蹑手足而行，莫敢触冒。每日睡眠不足四个小时，甚者彻夜不眠，良医数更，中西药并进，针灸按摩、气功保健、土单验方、求神拜佛遍施，终无一效。近几年尤为严重，连日不眠，甚则月余，终日苦不堪言。但精神状况尚可，饮食如故，仍能坚持工作，旁无他症。谈叙间，随取往日病例处方一大厚叠，余逐观之，率多按养血安神论治，镇心安神、养阴清热、涤痰清心、活血化瘀、消食和胃者亦复不少。余聆视病情，也感茫然，讶为顽症。殚思再三，忽悟失眠一症，病因虽繁，但总属阴阳失调，阳不交阴，治疗也当着眼于此。奈苦无良方，辗转思维，蓦然忆及小柴胡汤正是调和阴阳之方，不妨一试，乃疾疏方：

柴胡 15g　半夏　黄芩　人参　甘草各 10g　生姜 5 片　大枣 5 枚

嘱令千里流水煎之。

患者对治愈早已懊丧，今又见药简量轻，平淡无奇，直摇头长叹。余释其病理，言此方乃医圣先师调和阴阳之祖方，心诚则灵。千里流水煎药，乃为奇处。《本草纲目》云："流水者，以大而江河，小而溪间，皆流水也。其外动而性静，其质柔而气刚，主治……阳盛阴虚，目不能瞑。"患者将信将疑，取药而去。不意翌日来告，昨天服药，当夜即安然入睡，一觉竟 10 个小时，醒后精神疲惫，仍有睡意。既效不更，仍宗前方，6 剂诸症竟悄然而去。余为之获效速捷而惊讶，恐其病久疗效不固，嘱再进 3 剂，以收全功。一年后追访，安然无恙。

（2）奔豚汤治验（徐登国医案）：陈某，女，39 岁，1987 年 10 月 21 日初诊。失眠头昏、心悸躁烦年余，服西药有时虽能成眠，而晨起仍感头昏脑胀，倦怠乏力，久而厌食。后服归脾丸、枣仁安神液、柏子养心丸等药，也多乏效。面色萎黄少华，失眠头昏，有时彻夜不眠，心悸怵惕，抑郁寡欢，两胁隐痛，口苦，时有嗳气，溲黄，舌淡苔黄，脉细弦。此为阴血亏少，肝失濡养，木郁化热，引动心火，气机失于和降，心神不能安宁所致。法宜养血滋阴以柔肝木，泄热平冲以宁心神。方取奔豚汤化裁。药用：

当归 10g　炒白芍 10g　炙远志 10g　酸枣仁 5g　丹参 15g　黄芩 10g　葛根 10g　法半夏 10g　郁金 10g　李根白皮 15g　龙齿（先煎）30g

生姜3片　甘草6g

服5剂后已能成眠，嗳气停止，胁肋不痛，自谓有心静神怡之感。肝热得清，冲气得平，心神渐安，原方去郁金、生姜，继进5剂，睡眠一如常人。嘱其常用生脉饮、地黄丸滋阴益气养血，善为调养，睡眠一直很好。

4. 相关条文

《伤寒论》第37条：太阳病，十日已去，脉浮细而嗜卧者，外已解也。设胸满胁痛者，与小柴胡汤；脉但浮者，与麻黄汤。

《伤寒论》第145条：妇人伤寒发热，经水适来，昼日明了，暮则谵语，如见鬼状者，此为热入血室，治之无犯胃气及上二焦，必自愈。

《伤寒论》第231条：阳明中风，脉弦浮大，而短气，腹都满，胁下及心痛，久按之气不通，鼻干，不得汗，嗜卧，一身及目悉黄，小便难，有潮热，时时哕，耳前后肿，刺之小差，外不解。病过十日，脉续浮者，与小柴胡汤。

阳明病方论治失眠

《素问·逆调论》有训："阳明者，胃脉也。胃者，六腑之海，其气亦下行。阳明逆，不得从其道，故不得卧也。"阳明通降失常亦是导致失眠的一个常见因素。姜春华先生在其《中医学术思想研究及临床经验选粹》一书中亦明言：胃家实，腑浊上攻于心，心神受扰而不宁，故不眠。如用安神镇静之品，是治标而遗其本，服大量安眠药无效即是明证。法当去胃腑之实，实祛浊除，心神得宁，自然安寐。

1. 常用方

大承气汤、小承气汤、调胃承气汤、白虎汤、白虎加人参汤、柴胡加芒硝汤、柴胡加龙骨牡蛎汤、大柴胡汤、黄连阿胶汤、百合地黄汤、栀子豉汤、栀子甘草豉汤、栀子生姜豉汤、栀子厚朴汤、枳实芍药散、猪苓汤等。

2. 辨治眼目

心中烦躁，辗转难眠，手足心热，口干多汗，小便短赤，大便干结，舌质红、脉弦数有力等。

3. 验案举例

（1）大承气汤治验（姜春华医案）：战某，男，38 岁。1982 年 3 月 4 日初诊。连续失眠十余日，彻夜不寐，服大量安眠药无用，痛苦不堪。面红目赤，大便不通多日，舌苔黄厚，脉大。用大承气汤：大黄 9g，芒硝 6g，枳实 6g，厚朴 9g。仅服 1 剂，腑通，当夜酣然入眠。

（2）黄连阿胶汤治验（刘渡舟医案）：李某，男，49 岁。患失眠已两年，西医按神经衰弱治疗，曾服多种镇静安眠药物，收效不显。自诉：入夜则心烦神乱，辗转反侧，不能成寐。烦甚时，必须立即跑到空旷无人之地大声喊叫，方觉舒畅。询问其病由，素喜深夜工作，疲劳至极时，为提神醒脑起见，常饮浓咖啡，习惯成自然，致入夜则精神兴奋不能成寐，昼则头目昏沉，委靡不振。视其舌光红无苔，舌尖宛如草莓之状红艳，格外醒目，切其脉弦细而数。脉证合参，此乃火旺水亏，心肾不交所致。治法当以下滋肾水，上清心火，令其坎离交济，心肾交通。

黄连 12g　黄芩 6g　阿胶（烊化）10g　白芍 12g　鸡子黄 2 枚

此方服至 3 剂，便能安然入睡，心神烦乱不发，续服 3 剂，不寐之疾从此而愈。

4. 相关条文

《伤寒论》第 71 条：太阳病，发汗后，大汗出，胃中干，烦躁不得眠，欲得饮水者，少少与饮之，令胃气和则愈。

《伤寒论》第 76 条：发汗后，水药不得入口为逆，若更发汗，必吐下不止。发汗吐下后，虚烦不得眠；若剧者，必反复颠倒，心中懊侬，栀子豉汤主之；若少气者，栀子甘草豉汤主之；若呕者，栀子生姜豉汤主之。

《伤寒论》第 79 条：伤寒下后，心烦腹满，卧起不安者，栀子厚朴汤主之。

《伤寒论》第 86 条：衄家，不可发汗，汗出必额上陷，脉急紧，直视不得眴，不得眠。

《伤寒论》第 221 条：若加温针，必怵惕烦躁，不得眠。

《伤寒论》第 303 条：少阴病，得之二三日以上，心中烦，不得卧，黄连阿胶汤主之。

《伤寒论》第 319 条：少阴病，下利六七日，咳而呕渴，心烦，不得眠者，猪苓汤主之。

《金匮要略 · 痉湿暍病脉证治第二》第 13 条：痉为病，胸满口噤，卧不着席，脚挛急，必龂齿，可与大承气汤。

《金匮要略 · 百合狐惑阴阳毒病证治第三》第 1 条：论曰：百合病者，百脉一宗，悉致其病也。意欲食复不能食，常默默，欲卧不能卧，欲行不能行，饮食或有美时，或有不用闻食臭时，如寒无寒，如热无热，口苦，小便赤，诸药不能治，得药则剧吐利，如有神灵者，身形如和，其脉微数。

《金匮要略·惊悸吐血下血胸满瘀血病脉证治第十六》第6条：夫吐血，咳逆上气，其脉数而有热，不得卧者，死。夫酒客咳者，必致吐血，此因极饮过度所致也。

《金匮要略·妇人产后病脉证治第二十一》第5条：产后腹痛，烦满，不得卧，枳实芍药散主之。

太阴病方论治失眠

《灵枢·营卫生会第十八》曰："老人之不夜瞑者，何气使然？少壮之人不昼瞑者，何气使然？岐伯答曰：壮者之气血盛，其肌肉滑，气道通，营卫之行，不失其常，故昼精而夜瞑。老者之气血衰，其肌肉枯，气道涩，五脏之气相搏，其营气衰少而卫气内伐，故昼不精，夜不眠。"此文明确提出营气衰少、卫气内伐是老年人失眠的病因。因气血亏虚，营气衰少，营卫不和，克伐于内，致卫气昼行于阳者少，表现为日间精神疲惫；营气失其常度，使神不安于舍，虽入夜，但不能眠。营卫不和可导致失眠，而营卫化生不足亦可导致失眠。脾主运化，如若脾胃功能较弱，营卫化生亦不足，同样可以导致失眠。

1. 常用方

干姜附子汤、理中汤、皂荚丸、瓜蒌薤白半夏汤、四君子汤、六君子汤、甘麦大枣汤、酸枣仁汤、赤小豆当归散、三物白散、肾气丸等。

2. 辨治眠目

常悲伤欲哭不能自主，睡眠不实、哈欠频作，眩晕，疲乏过度，或伴腹痛恶心、呕吐等。

【验案举例】

（1）四君子汤治验（孙文垣医案）：潘景宇内人，后半夜不睡，面黄肌瘦，两太阳及眉棱骨痛，大便溏，稍劳则体热，四肢无力，其脉左寸洪滑，自春至秋皆然。此由脾虚，肝心二经火盛然也。先用四君子加酒连、柴胡、扁豆、泽泻、滑石调理，夜与钱仲阳安神丸数粒，灯心汤送下。服八日得睡，而太阳亦不痛。继用六君子加黄芪、秦艽、柴胡、泽泻、当归、白芍、黄柏，全安。

（2）酸枣仁汤治验案（赖良蒲医案）：何某，女，32岁。1936年仲冬，因久患失眠，诸药不效。形容消瘦，神气衰减，心烦不寐，多梦纷纭，神魂不安，忽忽如有所失，头晕目眩，食欲不振，舌绛，脉弦细，两颧微赤。此乃素禀阴虚，营血不足，营虚无以养心，血虚无以养肝，心虚神不内守，肝虚魂失依附，更加虚阳上升，热扰清宫所致。议用养心宁神法，以酸枣仁汤加人参、珍珠母、百合花、白芍、夜交藤，水煎；另用老虎目睛五分研末冲服。连服13剂，使能酣卧，精神内守，诸症豁然。

4. 相关条文

《伤寒论》第61条：下之后，复发汗，昼日烦躁不得眠，夜而安静，不呕，不渴，无表证，脉沉微，身无大热者，干姜附子汤主之。

《伤寒论》第139条：太阳病二三日，不能卧，但欲起，心下必结，脉微弱者，此本有寒分也。反下之，若利止，必作结胸；未止者，四日复下之，此作协热利也。

《伤寒论》第300条：少阴病，脉微细沉，但欲卧，汗出不烦，自欲吐；至五六日，自利，复烦躁不得卧寐者死。

《金匮要略·百合狐惑阴阳毒病脉证治第三》第13条：病者脉数，无热，微烦，默默但欲卧，汗出，初得之三四日，目赤如鸠眼；七八日，目四眦黑。若能食者，脓已成也，赤豆当归散主之。

《金匮要略·妇人杂病脉证治第三》第19条：问曰：妇人病，饮食如故，烦热，不得卧，而反倚息者，何也？师曰：此名转胞，不得溺也，以胞系了戾，故致此病，但利小便则愈，宜肾气丸主之。

《金匮要略·血痹虚劳病脉证并治第六》第17条：虚劳，虚烦，不得眠，酸枣仁汤主之。

《金匮要略·肺痿肺痈咳嗽上气病脉证治第七》第7条：咳逆上气，时时吐浊，但坐不得眠，皂荚丸主之。

《金匮要略·胸痹心痛短气病脉证治第九》第4条：胸痹，不得卧，心痛彻背者，栝楼薤白半夏汤主之。

《金匮要略·咳嗽病脉证论治第十二》第12条：邪哭使魂魄不安者，血气少也；血气少者属于心，心气虚者，其人则畏，合目欲眠，梦远行而精神离散，魂魄妄行。阴气衰者为癫，阳气衰者为狂。

少阴病方论治失眠

《景岳全书》指出："如痰如火，如寒气水气，如饮食忿怒之不寐者，此皆内邪滞逆之忧也。"故而少阴肾阳衰微，水气内动，上凌于心，亦可致失眠。黄煌教授曰："日出而作，日落而息，自从盘古开天地，人类无不如此生活节律，何以颠倒？其中必有障碍。障碍在哪里？依《伤寒论》看，在少阴，所谓'少阴之为病，脉微细，但欲寐也'。'欲寐'，就是那种似睡非睡，精神委靡，困倦思睡而不得的状况。障碍是什么？中医说是‘寒’。”少阴有寒的这种状态，犹如人处数九隆冬、冰天雪地之中一般。而服用少阴病方后，往往周身温暖，或微微汗出，通体舒坦。这个时候，人体也会恢复原有的平衡，睡意自然降临。

1. 常用方

麻黄附子细辛汤、真武汤等。

2. 辨治眼目

默默欲眠，入睡困难，疲惫无神，怕冷无汗，头痛、腹痛、腰痛、牙痛等。

3. 验案举例

（1）真武汤治验（蒋天佑医案）：张某，男，35岁，1968年8月27日初诊。患失眠6～7年，现每天至多能入睡2小时，甚则彻夜不眠。自觉迷糊，头晕，心悸，胃纳不好，尿时黄，腰困，记忆力减弱，肌肉跳动。舌质红，苔淡黄稍腻，脉右虚弦，左沉细缓。辨为肾阳衰微，水气凌心。治以温阳利水，方用真武汤。服2剂，即能睡7～8小时。

（2）麻黄附子细辛汤治验（范中林医案，余国俊记录）：回忆30年前，笔者在成都读书时，我校刘教授颇善医道，惟自身常年失眠，遍用诸方，疗效平平，深以为苦。因闻城里一老中医一年四季治病，无论男女老幼，亦无论所患何病，开手便是麻黄附子细辛汤，竟而门庭若市，门诊人次逾百，且经年不衰，于是“火神菩萨”声名鹊起，便往一试之。既至，老医令其伸舌，随口吟曰“麻黄附子细辛汤”。助手立即抄方与之。刘教授悻悻然，又转思不妨姑妄从之，遂抓药2剂。不意服完1剂，当夜竟然安睡！笔者因讶其异，曾访问过一些病人。据说此老中医经年累月如此开方，偾事者偶尔有之，但有效率仍然很高。至于其观舌之“诀窍”则是：凡舌质不现明显热象者，便一律使用麻黄附子细辛汤。此与明代张介宾治病，凡无热象者便赏用温补药物，岂非如出一辙？笔者附记于此，绝非欣赏这种置四诊八纲的简单化、公式化的所谓“绝招”，只不过是说明麻黄附子细辛汤适应范围广，运用机会多而已。若能讲究临证思维方法，其效必彰！

4. 相关条文

《伤寒论》第281条：少阴病，脉微细，但欲寐也。

《伤寒论》第282条：少阴病，欲吐不吐，心烦，但欲寐。

《金匮要略·水气病脉证并治第十四》第13条：心水者，其身重而少气，不得卧，烦而躁，其人阴肿。

厥阴病方论治失眠

厥阴为风木，若肾水寒不能温煦肝木，风木之气因水寒脱根而疏泄上冲，导致肝木升发失序。肝体阴而用阳，风动无序则木火不循常道而升为火热。同时肾水寒不能温煦脾土，脾弱则土不能伏火，形成水寒火热，木枯土败之象。火热在上而不能下旋，水寒在下而不能上旋，则阴阳不交，气机升降失常，呈现厥阴寒热错杂之状态而发为失眠。

1. 常用方

乌梅丸、半夏泻心汤、甘草泻心汤、生姜泻心汤、柴胡桂枝干姜汤等。

2. 辨治眼目

烦躁焦虑，潮热汗出，四肢末端冷，心烦，口干口苦，喜温饮，舌苔中后根腻，尺脉沉弱、弦紧等。

3. 验案举例

（1）乌梅丸治验（李士懋医案）：张某，女，47岁，1976年11月3日初诊。寒热交作，日数十次，热则欲入水中，寒则覆衾亦不解已十余年。头昏痛，自汗，项强，胃脘痞满，嗳气，寐差，一昼夜睡眠不足1小时，时轻时重，水肿。脉沉弦细软，两尺弱。舌可苔白。

乌梅6g　黄连8g　川椒6g　炮附子9g　桂枝9g　干姜7g　细辛4g　党参12g　黄柏4g　当归10g

二诊：服乌梅汤3剂，寒热著减，浮肿亦消，心下尚满，嗳气、头昏、心悸、寐差。此升降失司，痰饮内阻，阴阳不交而为痞，心肾不交而不寐，予子龙丹4粒（每粒0.3g），每服两粒，得快利，止后服。未利，24小时后再服两粒。利下，上方加茯苓30g，半夏45g，旋覆花15g，继服3剂。

三诊：服子龙丹2粒，即泻6次，隔日开始服汤药3剂，痞满、嗳气除，寐亦转安。

（2）甘草泻心汤治验案（李秀华医案）：张某，女，58岁，1989年6月14日入院。患者四年来夜不能寐，每晚靠服用安定片或水合氯醛等西药维持才能入睡2～3小时，但稍闻声响便醒而不寐，屡治鲜效。近20天来彻夜不寐，虽加倍服用安定片亦目不能瞑，不得卧，心烦易躁，疲倦乏力，两目胀满而突，胸脘痞满嘈杂，口干苦，纳呆不食。症见身体消瘦，面色不华，舌苔黄厚，脉沉细。乃脾胃虚弱，寒热内蕴中焦，上扰心神所致。治宜调理中焦，开结除痞。初用归脾汤、安神定志丸等方治疗不效。复以甘草泻心汤化裁：

甘草 18g　黄芩　半夏　鸡内金　陈皮　干姜各 10g　党参 15g　黄连 5g　大枣 4 枚

服药 1 剂，诸症皆除。

4. 相关条文

《金匮要略·百合狐惑阴阳毒病脉证治第三》第 10 条：狐惑之为病，状如伤寒，默默欲眠，目不得闭，卧起不安，蚀于喉为惑，蚀于阴为狐，不欲饮食，恶闻食臭，其面目乍赤、乍黑、乍白。蚀于上部则声喝，甘草泻心汤主之。

失眠症治疗关键在六经辨证论治。临床中灵活选用经方，可以有很好的疗效。但需指出的是：经方应用时可随证加减，但不能乱加减；药量也可因人因证而异，不能生搬硬套、原方照抄。而且可以两个或两个以上的经方结合使用，能取得更好的疗效。此外，经方还可配合时方、单验方，以取长补短，提高疗效。失眠症的治疗是一个复杂而且持久的过程，不能偏执于方药的作用，还要重视病人的心理、生活习惯等方面的调节，这样才能够达到治愈目的。

半夏玉竹汤合桂枝加龙骨牡蛎汤治疗失眠琐谈

1. 半夏玉竹汤与半夏秫米汤

半夏玉竹汤出自李阳波先生的一则医案，他在《开启中医之门—运气学导论》失眠病案中提到：“某女，成年，自为医师，患失眠多年，每

岁七八九 [阳历] 三月发病，上床异常清醒，难以入寐，曾服中西药治疗但疗效不佳。处方：金钱草 90g，龙胆草 9g，玉竹 60g，芦根 60g，半夏 45g，水煎服。《内经》治疗失眠有个半夏秫米汤，秫米就是高粱。我临证喜欢用半夏、玉竹，用玉竹代替秫米。"

半夏秫米汤来源于《灵枢 · 邪客第七十一》："今厥气客于五脏六腑，则卫气独卫其外，行于阳，不得入于阴。行于阳则阳气盛，阳气盛则阳跻满，不得入于阴，阴虚故目不瞑。黄帝曰：善，治之奈何？伯高曰：补其不足，泻其有余，调其虚实，以通其道，而去其邪。饮以半夏汤一剂，阴阳已通，其卧立至。黄帝曰：善。此所谓决渎壅塞，经络大通，阴阳和得者也。愿闻其方。伯高曰：其汤方以流水千里以外者八升，扬之万遍，取其清五升煮之，炊以苇薪，火沸，置秫米一升，治半夏五合，徐炊，令竭为一升半，去其滓，饮汁一小杯，日三，稍益，以知为度。故其病新发者，覆杯则卧，汗出则已矣；久者，三饮而已也。"伯高谓此汤有"覆杯则卧"之功效，然秫米因药房不备，用半夏与秫米同煎，实际也是一种药粥，相对于煎药来说多有不便，本人素来服膺李阳波先生的临证之功，故对其用玉竹代替秫米非常赞同，验之于临床，效果甚佳。

玉竹治失眠之用法，虽查遍方药书，均无明确记载，但此药功用却暗合《内经》创半夏秫米汤之原意。我们来看半夏秫米汤的组成：半夏、秫米，扬之万遍的千里流水和空心的芦苇。半夏能治失眠为众人所熟知；秫米性味甘凉能养营、益阴而通利大肠，李时珍说："秫，治阳盛阴虚，夜不得眠，半夏汤中用之，取其益阴气而利大肠也，大肠利则阳不盛矣。"（《本草纲目》卷二十三谷部）流水千里以外者，取其源远流长，能荡涤邪秽、通行不滞之意，扬之万遍即为后世所谓“甘澜水”，则又有调和阴阳之功。此外，要用芦苇为柴，芦苇为空心之物，具有“通”的性质，用空心的芦苇煎药，取其能加强半夏、秫米及扬之万遍的千里流水之通利作用。合之，使本方有通有补，具有补虚泻实、沟通阴阳、调和营卫之功。

玉竹之功用可远溯至华佗的养生名方“漆叶青黏散”，据《三国志·华佗列传》记载，该方的组成是用漆叶屑一升，青黏十四两作散剂，谓：“久服去三虫，利五脏，轻体，使人头不白。”原注：“青黏者，一名地节。”而地节在《神农本草经》中称为“女萎”，《名医别录》称为“萎蕤”，也就是今天的“玉竹”。《神农本草经》：“女萎，味甘，平，主中风暴热，不能动摇，跌筋结肉，诸不足。久服去面黑䵟，好颜色，润泽，轻身不老。”《本草便读》：“唯玉竹甘平滋润，虽补而不碍邪，故古人立方有取乎此也。”《神农本草经疏》：“萎蕤，详味诸家所主，则知其性本醇良，气味和缓，譬诸盛德之人，无往不利，终始一节，故可长资其利用而不穷。正如斯药之能补益五脏，滋养气血，根本既治，余疾自除。”《本草征要》：“葳蕤滋益阴精，与地黄同功；增长阳气，与人参同力，润而不滑，和而不偏，譬诸盛德之人，无往不利。”《本草纲目》：“萎蕤性平味甘，柔润可食。故朱肱《南阳活人书》，治风温自汗身重，语言难出，用萎蕤汤，以之为君药。予每用治虚劳寒热痎疟，及一切不足之症，用代参、芪，不寒不燥，大有殊功，不只是祛风热湿毒而已，此昔人所未阐者也。主风温自汗灼热，及劳疟寒热，脾胃虚乏，男子小便频数，失精，一切虚损。”这些都说明玉竹因其无往不利，气味和缓，乃有通有补、补虚泻实之品，而《本经疏证》更是明确其有沟通阴阳、调和营卫之功："凡有节有液之物皆通，故竹沥通风火阻经，菖蒲通风痰阻窍，萎蕤则通风热阻络者也……妙在萎蕤气味甘平，节节有须，沉密滑泽，不徒使络中之液能柔热之暴，且可使肌肉间热能化液之结，骨节既通，阳施阴化，血脉肤腠自尔和，畅然其汗出。"故玉竹其实是兼有秫米和扬之万遍的千里流水以及空心的芦苇之功用，符合《内经》创半夏秫米汤之意。

2. 应用广泛的桂枝加龙骨牡蛎汤

桂枝加龙骨牡蛎汤首见于《金匮要略》，仲景曰："夫失精家少腹弦急，阴头寒，目眩，发落，脉极虚芤迟，为清谷、亡血、失精。脉得诸芤动微紧，男子失精，女子梦交，桂枝加龙骨牡蛎汤主之。"方中桂枝、芍药通阳固阴；甘草、生姜、大枣调和营卫，使阳能生阴；而以安肾宁心之龙骨、牡蛎为辅阴之主。全方具有调和阴阳、潜阳固涩之功效，临床广泛用于治疗各科疾病，如自汗、盗汗、心悸、惊悸、奔豚、咳喘、不寐、遗精、阳痿、脱发等。现代药理研究证实，本方有镇静的作用，龙骨含碳酸钙、硫酸钙的成分，能促进血液凝固，降低骨骼肌兴奋，达到镇静、止血的作用。

3. 验案举例

（1）某女，24岁，2010年7月6日就诊。诉最近熬夜多，这两天睡觉时，脑袋就像放电影似的，昨晚从十二点半到三点半没睡着，晚上会口干，半夜起来喝水、吃东西后就好了，喉咙有点痛，有点上火，没有痰，喝水多，饮食正常，大小便正常，舌苔有点黄。处方：半夏15g，夏枯草15g，玉竹10g，芦根10g，桂枝10g，白芍10g，生姜3片，大枣6枚，龙骨30g，牡蛎20g，合欢皮15g，三剂。回访，病愈。

（2）某女，25 岁，收银员。诉自从一年前失恋后睡眠一直不佳，睡觉总是半睡半醒状态，容易做噩梦，不容易入睡，白天精神状态不佳，其他无所苦。处方：桂枝 10g，白芍 10g，炙甘草 6g，生姜 3 片，大枣 6 枚，龙骨 20g，牡蛎 30g，酸枣仁 20g，三剂。用后睡眠好转，守方加半夏玉竹汤：半夏 15g，玉竹 10g，桂枝 10g，白芍 10g，炙甘草 6g，生姜 3 片，大枣 6 枚，龙骨 20g，牡蛎 30g，酸枣仁 30g，三剂。用后半睡半醒的情况消失，最近做梦基本都不记得，守方加远志 15g，再进三剂。

从三阳论治肩颈疾病——重读《经方实验录》偶感

《经方实验录》收载了近代著名中医经方家曹颖甫与其弟子姜佐景临证的 92 例病案，详细记述了师徒二人数十年运用经方治病的经验。全书分上、中、下三卷，上、中卷以证论治，下卷以病论治。每则病案均依经方为经、实验为纬、理论为纹，经方主要讨论配伍与医疗作用，实验则详细介绍治疗过程及其相关的病案，理论则结合经典来补充、完善临证时的治疗原则。其病案记载详尽真切，能让读者有身临其境的感觉。该书内容丰富，论理精辟，语言活泼，是经方学子的入门好书。

近日重读《经方实验录》，在读到有关“桂枝汤至调胃承气汤九证”内容时忽有感悟。书中云：“以上论自桂枝汤至调胃承气汤九证既竟，乃可合列一表如下：

麻黄汤证— 麻杏甘石汤证—小承气汤证

桂枝汤证— 白虎汤证—大承气汤证

葛根汤证— 葛根芩连汤证—调胃承气汤证

此表之意犹曰：麻黄汤证化热入里，为麻杏甘石汤证；桂枝汤证化热入里，为白虎汤证；葛根汤证化热入里，为葛根芩连汤证。而葛根芩连汤证、白虎汤证、麻杏甘石汤证化热之后，则均为承气汤证。其肠结轻，可攻补兼施，所谓和之者，是为调胃承气汤证；其肠结较重者，亦用和法，即为小承气汤证；其肠结最重者，当用下法，又曰急下法，又曰攻法，即为大承气汤证。实则三承气汤方对于麻、桂、葛之汗法，及白虎汤之清法言，皆得曰下法也。”

感悟一

汗法、清（和）法、下法，其实是相对而言的，有时候并没有严格界定，正如姜佐景所说：“其肠结轻，可攻补兼施，所谓和之者，是为调胃承气汤证；其肠结较重者，亦用和法，即为小承气汤证；其肠结最重者，当用下法，又曰急下法，又曰攻法，即为大承气汤证。实则三承气汤方对于麻、桂、葛之汗法，及白虎汤之清法言，皆得曰下法也。”麻黄汤、桂枝汤、葛根汤皆是汗法，麻杏甘石汤、白虎汤、葛根芩连汤皆是清（和）法，小承气汤、大承气汤、调胃承气汤皆是下法。而汗法属太阳，清（和）法属少阳，下法属阳明。

感悟二

葛根汤法运用于治疗肩颈疾病，临床常见，而用葛根芩连汤法、调胃承气汤法治疗肩颈疾病则比较少。其实治疗肩颈疾病完全可以从三阳论治，即运用汗、清（和）、下三法，三法可以单用，亦可合用。

如下表：

葛根汤——葛根芩连汤——调胃承气汤

葛根汤法—— 葛根芩连汤法——调胃承气汤法（桃核承气汤、指迷

茯苓丸）

汗法——清（和）法——下法

太阳病——少阳病——阳明病

运用葛根汤治疗肩颈疾病，属于汗法的范畴，主要是依据《伤寒论·辨太阳病脉证并治中第六》所云："太阳病，项背强几几，无汗恶风，葛根汤主之。葛根四两，麻黄三两（去节），桂枝二两（去皮），生姜三两（切），甘草二两（炙），芍药二两，大枣十二枚（擘），上七味，以水一斗，先煮麻黄、葛根，减二升，去白沫，内诸药，煮取三升，去滓，温服一升，覆取微似汗，余如桂枝汤法将息及禁忌。诸汤皆仿此。"临床一般是无汗则用葛根汤，有汗则用桂枝加葛根汤。

葛根黄芩黄连汤见于《伤寒论·辨太阳病脉证并治中第六》："太阳病，桂枝证，医反下之，利遂不止，脉促者，表未解也；喘而汗出者，葛根黄芩黄连汤主之。葛根黄芩黄连汤方：葛根半斤，甘草二两（炙），黄芩三两，黄连三两，上四味，以水八升，先煮葛根，减二升，内诸药，煮取二升，去滓，分温再服。"现代药理研究：本方主要有解热、抑菌作用，还有松弛平滑肌、抗缺氧、抗心律失常等作用。姜佐景在按语中说："陆氏九芝曰：葛根芩连一方独见于阳明者，以人必见下利始用之，不下利即不用，而不以为是阳明主方也。孰知此方之所用者宏，而所包者广也。然则陆氏能识葛根芩连汤者也。"的确，现代临床医家一般也都是见下利才用此方，故多用于治疗急性肠炎、细菌性痢疾、肠伤寒、胃肠型感冒、小儿夏季腹泻、脱肛等见下利之病，这大大束缚了葛根芩连汤之用。葛根黄芩黄连汤法属于清（和）法的范畴，运用此方法治疗肩颈疾病则要比葛根汤证更进一步，正如姜佐景在书中"葛根黄连黄芩汤证其二按语”所说：“葛根汤证化热，为葛根芩连汤证；葛根芩连汤证化热，则为承气汤证。我因失治缓治于先，故补治急治于后，不待其大便闭结，而乘其即将闭结，预用硝黄以图之，此急治补治之说也。然设我能及时重用葛根芩连，又何需乎硝黄？我能及时重用葛根汤，又何需乎芩连？溯本穷源，为医者不当若是乎？”经方学子孔祥辉先生曾跟笔者提及一则运用葛根黄芩黄连汤加减治疗颈椎病的病例：解某，男性，26 岁，家住定陶县马集镇。2012 年 7 月 11 日初诊。三月前因被钢管砸伤颈部，后被西医诊断为颈椎病来诊。症见：颈部疼痛，头昏沉，口干不苦，心烦失眠，身有乏力感，二便正常，舌有齿痕，苔微黄，寸脉浮滑。用葛根黄芩黄连汤合苓桂术甘汤 3 天（用量按照《伤寒论》原方比例，把一两换算成 3g），诸症减。复诊时，原方再给予 3 剂。后来因患者要外出打工，则将葛根黄芩黄连汤打粉后用开水冲服，一日 2 次，每次 6g。两个月后回访得知，患者颈部再没疼过。这是孔祥辉先生用葛根黄芩黄连汤治疗诸多颈椎病的案例之一，根据他的经验总结：“运用葛根黄芩黄连汤治疗颈椎病多见于寸脉浮滑，舌苔黄厚，口干，头胀感，必须是有里热的阳明病。”

桃核承气汤出自《伤寒论 · 辨太阳病脉证并治中第六》：“太阳病不解，热结膀胱，其人如狂，血自下，下者愈。其外不解者，尚未可攻，当先解其外；外解已，但少腹急结者，乃可攻之，宜桃核承气汤。方五十六。后云，解外宜桂枝汤。桃仁五十个（去皮尖），大黄四两，桂枝二两（去皮），甘草二两（炙），芒硝二两。上五味，以水七升，煮取二升半，去滓，内芒硝，更上火，微沸下火，先食温服五合，日三服，当微利。”现代临床多用于血瘀头痛、头晕、腹痛便秘；热性病少尿症；

妇科疾患，如痛经、闭经、产后恶露不尽、癥瘕积聚、胎死腹中；外伤科，如脑外伤后遗症、跌打损伤等。此外，用于精神分裂症亦有很好疗效。此方属于“下法”的范畴，而赵明锐先生则独辟蹊径，将其治疗肩痛，效果亦佳。他在《经方发挥》一书中记述：“肩关节痛，劳动人民患此症者甚多，虽为小疾，但是经年累月不愈，甚为痛苦。本人早年开始临床工作时，对此病一直是遵循着古人一般法则治疗，对少部分患者间有获效者，但大部分效果总是不十分明显。因此症多见于五十岁左右的患者，青壮年患此病者甚少，故日本学者有‘五十肩’之称。本病除因风寒湿热邪侵入以外，尚有因强力负重，用力失当，跌扑损伤，最易造成血脉破损，血溢于脉外，沉着于肌肉之间，即为‘离经之血’‘死血’‘瘀血’阻滞经络所致。如《灵枢·贼风》中所载：‘若有所坠堕，恶血留内而不去……血气凝结。’如不能及时活化，必然阻遏血脉的正常运行，即‘痛者不通，通者不痛’，于是发生肩关节疼痛。症见肩关节或肘关节疼痛难举，伸屈不便，或痛如针刺，或日轻夜重，或麻木憋胀。以后一直在通经祛瘀方中寻求。由瘀血阻滞造成之肩关节痛，瘀必化热，桃核承气汤既能攻瘀导滞通络，并兼攻邪热，所以用之效果非常理想。于是，以后凡遇此病，即以此汤投之，大部分患者在短时间内能够治愈。疗效既速，药价又廉，应当广泛运用。典型病例：王某，男，年过五十，赶马车农民。右肩部疼痛已二十多个月，而且越来越重，诱因不明。经过服中西药、针灸、拔火罐、按摩等治疗，毫无效验。现症是右肩关节疼痛难举，前后左右伸屈都痛得咬牙切齿，局部无红肿现象。给予桃核承气汤加当归、川芎、丹皮，制为散剂，日服 12g，服三天后，右上肢全部肿胀，疼痛更甚，又继服两天，大便变稀，日三四次，局部肿胀消退，而疼痛也随之减轻。服十日后，疼痛已减去一大半，共服药三周痊愈。”

指迷茯苓丸源自《是斋百一选方》，书中云：“有人臂痛不能举，手足或左右时复转移，伏痰在内，中脘停滞，脾气不流行，上与气搏，四肢属脾，脾滞而气不下，故上行攻臂。”此方含有风化硝及枳壳，故亦可看作是属于“下法”的范畴。全国高等中医药院校成人教育教材《方剂学》（湖北科学技术出版社2010年第2版）提及：“本方亦为燥湿化痰之剂，方中加入朴硝，则非一般化痰剂可比，不仅化痰之力较强，而且又能攻下痰结，可谓攻伐之剂，应中病即止。虚人慎用。”津门著名老中医王士福先生在《着痹重用豁痰药》一文中记载：“病者肩臂酸痛而沉重，手指疲软有时阵发麻感，舌苔多白滑，脉多沉滑或浮滑，多发一侧，中年以上多有之。此症若以寒、热痹治之难以取效，此乃湿痰流注关节所致。当以燥湿豁痰为主，常用丹溪指迷茯苓丸加味，重用豁痰药治之，每每获效。方用：半夏60g，茯苓20g，枳实15g，风化硝10g，天南星60g，鹿衔草30g，片姜黄15g，全蝎10g。若脉浮滑兼有风邪者，加独活30g。此方亦治肩臂难以屈伸者。”王老重用燥湿豁痰的法半夏达60g，效果不同凡响。临床亦有多人反复验证，效果亦佳。

肩颈疾病在临床比较多见，属于中医学的“痹症”范畴。随着社会的进步，此类疾病有职业化、年轻化的趋势。中医学认为，此病多因为气血虚弱、风寒湿邪乘虚侵袭，导致气血凝滞肩部，筋脉收引挛缩而产生疼痛和活动不便，可采用针灸、按摩、理疗、拔罐、刺络、丸散汤膏等治疗方法，但效果正如赵明锐先生所说，“对少部分患者间有获效者，但大部分效果总是不十分明显”。冀望此文能有助于临床一线工作者拓宽诊治肩颈疾病的临床思路。因为临床疗效的好坏、快慢与医家的辨证论治和处方用药水平有莫大的关系！

黄芪建中汤可治疗中虚奇病

彭女，三十多岁，2012 年 5 月 11 日来诊。其体型偏瘦，面色黄白，说话语声温柔低沉，诉近几月来多食善饥，非常容易饥饿，没有过多久又想吃东西，食物亦无所偏好，无口苦、口干、口渴，无腹胀，本月 9 号来经，月经无涌出来之感，稍黏稠，白带正常；小便淡黄，大便每天一次，便稀不臭。唇淡红，舌苔白稍厚腻润，舌后部苔有剥脱，脉沉缓。

忆及何绍奇先生在《读书析疑与临证得失》“中虚奇病”篇中曾提及类似的案例。何绍奇先生所治是一嗜食猪油者，当时何先生考虑：“若为中消，则其症为消谷善饥，此人消则消矣，而所‘消’者非米面谷食；若谓异嗜症，此人嗜则嗜矣，而寻常食用之动、植物油，却何以称异！且以上法治之皆无寸效，故知其非是。此病确属罕见，前人著作中，亦未见类似病症之记载。唯射水余无言先生《余氏父子经验方》曾载一人善饥，每餐须食米饭、馒头二斤以上，日可四五斤，而化验检查殊无何阳性可见者。余先生当时亦无计可施，忽忆及本草书言某药某药服之不饥语，乃选黄精、地黄、人参等味大剂与服，已愈。察患者面色青黄，骨瘦如柴，精神疲惫，表情痛苦，舌质淡、齿痕，舌苔白厚而润，六脉无力，右关脉尤弱，乃断为“中虚”。方选《局方》白术六一散，即白术六两，甘草一两，水煎服，专从补益脾气入手以消息之。剂量颇大，意在填补。嘱两日一剂，共三剂。一周后，其妻惊喜来告：药后颇见效，几天内仅小发一次，坚忍未食油类，难受片时亦自安。余亦未期其效如此之速，不禁喜甚。原方改为散剂，日三次，每次服五钱，连进五六料，病渐向愈，饮食增进，精神渐好，追踪观察多年未复发。”

受此启发，余分析该患者亦是中虚之病，而用建中焦、消阴火之法。处以《金匮》之黄芪建中汤加白术：

炙黄芪 30g　焦白术 20g　桂枝 15g　白芍 30g　生姜 3 片　大红枣 5 枚　炙甘草 10g　麦芽糖 30g　6 剂

2012 年 5 月 18 日复诊，诉前药后感觉舒服，饥饿感基本消失，只是偶尔还是有点饥饿。月经已干净。守方再进 6 剂，疗效尚属满意。后回访，无复发。

黄芪建中汤出自《金匮要略·血痹虚劳病脉病症并治第六》，条文很简洁：“虚劳里急，诸不足者，黄芪建中汤主之。于小建中汤中加黄芪一两半，余依上法。气短胸满者加生姜；腹满者去大枣，加茯苓一两半；及疗肺虚损不足，补气加半夏三两。”临床多用于治疗慢性萎缩性胃炎、慢性浅表性胃炎、胃黏膜脱垂、胃大部切除后倾倒综合征、胃轻瘫综合征、胃及十二指肠球部溃疡、室性早搏、心肌缺血、心绞痛、再生障碍性贫血、带下、崩漏、过敏性鼻炎、慢性化脓性中耳炎等属于中焦虚寒病机者。

小建中汤中红枣、炙甘草、麦芽糖都含糖分比较足，那是否可以用于糖尿病呢？笔者觉得也可以。因为小建中汤条文的上一条是：“脉沉小迟，名脱气，其人疾行则喘渴，手足逆寒，腹满，甚则溏泄，食不消化也。”这个挺有意思的，“甚则溏泄，食不消化也”，虽食多，但食不消化，人体所需不够，自然还会饥饿索食，以供人体所需，那糖尿病之善食易饥用建中类方自然也是一个很好的方向，值得经方人探索和深思，以扩展经方之用！

浅议经方的用量

中医学专科教材认为，古代的一两等于现在的30g，一钱等于3g。而经方的用量基本都是以斤两为单位，若照此换算过来的话，量实在是太大，其安全性令人担忧。可当教材中的经方用量换算成克时，却又不是按照一两等于30g，一钱等于3g的标准，着实有点让人摸不着头脑。

柯雪帆先生考证:《伤寒论》中的一两等于现在的15.625g。若按此换算经方的用量，还是太大。诚如姜佐景所谓:“历来学者考证达数十家，比例各异，莫知适从。且古今煎法、服法悬殊，古者若桂枝汤但取初煎之汁，分之为三，曰一服，二服，三服。今则取初煎为一服，次煎为二服，是其间不无径庭。”

观众多医家处方，药物剂量大多为10g，也不可取，因为很多古方中药与药之间的用量是有比例的，比例不同，功效就不同。如黄煌老师在《张仲景50味药证》中提到:“麻黄配石膏能调节发汗的强弱。越婢汤中麻黄、石膏的比例为6∶8，石膏用量大于麻黄，则不发汗而退肿；大青龙汤中麻黄、石膏的比例为6∶4，麻黄用量大于石膏，则重在发汗。”经方的用量换算问题长时间困扰着笔者，直到大专毕业后看到曹颖甫先生的《经方实验录》一书，才恍然大悟。曹先生经方之用量，大抵为原方的十分之一，例如：桂枝、芍药原作三两者，他常用三钱。而近世章太炎先生以汉五株钱考证，每两约当今三钱，则原方三两，相当于九钱，再以分温三服折算之，每服亦仅得三钱耳。由是观之，原方三两，今用三钱，于古法相合也。

也就是说，经方的用量，古之一两相当于今之9g，古之一钱相当于今之3g，这样换算既考虑到了服用方法的变更，且换算后的用量不会太大，安全性基本可以得到保障。观黄煌老师的《中医十大类方》及《张仲景50味药证》这两本书的经方用量基本都是这样换算。

当然中医之用量是活的，而不是死的。例如：经方中的桂枝、芍药原作三两者，曹颖甫先生常用三钱；而姜佐景一般是视证之较轻者，病之可疑者，更减半用之，例如桂、芍各用钱半是也。以此为准，利多弊少。

另摘录汉代与现代处方剂量换算表以资参考（见民间中医版《桂林古本伤寒杂病论》附录）：

1石＝四钧=29760g

1钧=30斤=7440g

1斤=16两=248g=液体250mL

1两=24铢=15.625g

1圭=0.5g

1撮=2g

1方寸匕＝金石类2.74g=药末约2g=草木类药末约1g

半方寸匕＝一刀圭＝一钱匕=1.5g

一钱匕=1.5～1.8g

一铢=0.65g=100个黍米的重量

一分 =3.9 ～ 4.2g

1 斛 =10 斗 =20000mL

1 斗 =10 升 =2000mL

1 升 =10 合 =200mL

1 合 =2 龠 =20mL

1 龠 =5 撮 =10mL

1 撮 =4 圭 =2mL

1 圭 =0.5mL

1 引 =10 丈 =2310cm

1 丈 =10 尺 =231cm

1 尺 =10 寸 =23.1cm

1 寸 =10 分 =2.31cm

1 分 =0.231cm

梧桐子大 = 黄豆大

蜀椒一升 =50g

葶苈子一升 =60g

吴茱萸一升 =50g

五味子一升 =50g

半夏一升 =130g

虻虫一升 =16g

附子大者 1 枚 =20 ～ 30g

附子中者 1 枚 =15g

乌头 1 枚小者 =3g

乌头 1 枚大者 =5 ～ 6g

杏仁大者 10 枚 =4g

栀子平均 10 枚 =15g

瓜蒌大小平均 1 枚 =46g

枳实 1 枚≈14.4g

石膏如鸡蛋大 1 枚≈40g

厚朴 1 尺≈30g

竹叶一握≈12g

经方方证密码之烧裈散

【经典配方】取妇人近前阴处内裤烧作灰。

【功能效用】调整阴阳。

【经典主治】热病后房事过早，其人身体重，少气，少腹里急，或引阴中拘挛，热上冲胸，头重不欲举，眼中生花，膝胫拘急。

【方义解说】裈裆穿之日久者良。阴阳易本无客邪，惟病人愈后，蕴蓄之热，乘虚袭人，溷逆三焦，仍取秽浊之物，导归阴窍，亦求之于其所属也。烧以洁其污，灰取其色黑下行。

【方证密码】

1. 浊热扰肾证，以小腹疼痛牵引外阴拘挛、头重不欲举、神倦乏力、少气懒言为辨证要点。主要症状为身重少气，少腹里急，或引阴中拘挛，热上冲胸，头重不欲举，眼中生花，膝胫拘急，脉细弱。

2. 常用于性病、房劳复证、倦怠乏力等属于大病将愈或初愈，余热未尽时交媾，致使阴阳失衡者。

【类似方证鉴别】

烧裈散与温经汤都可以治疗少腹里急症。烧裈散证是浊热困扰肾气，肾气不得主持正常生理功能，故而还有小腹疼痛牵引外阴拘挛、眼中生花、膝胫拘急等症；温经汤证是寒凝经脉夹杂有瘀血及血虚，故而少腹里急而腹满、手掌烦热、唇口干燥。

【经典方证】

伤寒阴阳易之为病，其人身体重，少气，少腹里急，或引阴中拘挛，热上冲胸，头重不欲举，眼中生花，膝胫拘急者，烧裈散主之。（392）

【医案举例】

1. 倦怠少气案（闫云科医案）

刘某，男，41岁，省中医学校毕业，未业医而从政。称倦怠少气，手无缚鸡之力，头重不欲举，视物昏花，身畏寒，饮水即发热汗出，阴囊时有抽缩入腹之感，周身常存难以言状之苦，夜间辗转反侧不得眠，烦恐莫耐。视其面色苍黯，舌淡红，苔薄白；诊得脉象沉缓。询知饮食尚可，二便无异，腰脊不楚，膝胫不酸。更询："病前外感乎？"曰："否，唯使内耳。"

房劳伤肾，肾阴虚也。阴虚则阳亢，阴虚则津亏，今腰不痛、胫不酸，亦无头晕、耳鸣等阳亢、津亏之症，阴虚之诊断，难以成立；头重不欲举，少气乏力，与《素问·生气通天论》"因于湿，首如裹"及《金匮要略》"腰重如带五千钱"相近，为湿浊所致，然纳化如昔，二便正常，亦无苔腻、脉滑，湿邪羁伏，显然亦非；恶寒、汗出似桂枝汤证，心烦不寐若栀子豉汤证，然亦似是而实非。聆视诸症，无主无宾，若雾里观花，颇感茫然，殚思再三，忽悟此烧裈散证也。虽其未外感，妻亦康健无恙，遵有是证用是方之治，不可落房劳补肾之巢。嘱制烧裈散，分三次服之。彼面有难色，曰："无药可治，何以服此？"余示之《伤寒论》，方遵服之。药后当晚睡寐安甜，翌日头重大减，阴缩不再，仍微有寒热。三次药毕，诸症尽失。

2. 阴阳易差后劳复案（何复东医案）

张某，女，28岁，1970年12月诊治。患者经西医收住入院，治疗三天，诊断为歇斯底里，治疗无效，转中医会诊。初予归脾汤无效，再诊患者头昏重，颈项软不能举，两眼视物昏花，面色苍白，身重气短，汗出不止，恶寒战栗，四肢厥冷，两膝酸困，苦莫名状，精神恐惧，严盖衣被，每隔二三分钟必发惨叫，询言此时阴中拘引，阴户洞开，从内流出霉渣样物，热上冲胸犹死之将至，舌苔薄白，舌质淡，脉沉而细数。证合伤寒阴阳易之为病，主以烧裤散，急令其夫如法调服。服后约10分钟，患者酣然入睡，汗止神安。两小时后醒，欲小便，溲后面露笑容，言症状若失，惟身乏疲软，半日许复思小便，执意到室外排解，因时值严冬感寒，便后回至室中，诸症发作如前。乃急令再调服烧裤散，药后诸症又愈，后连续服药三天，病情稳定，末以归脾汤调理善后。

【方证浅议】

闫云科先生在《经方躬行录》中谈到："学医初，每读《伤寒论》，总咀字嚼句，奉为圭臬。惟对392条'伤寒阴阳易'心存疑窦，尤以喻昌'男病传不病之女，女病传不病之男，所以名为阴阳易'一说难以苟同，岂有房后病者不病、健者反病之理。至于烧裈散，虽不敢云荒诞无稽，然亦颇不以为然。以裤裆一物，诸多本草书籍未见记载，用此污秽之物烧灰，功用几多？或疑系民间之偏方，故对此条未予重视。后先师李映淮云其父李翰卿诊治本病多例，用本方疗效确切。强调小腹疼痛牵引外阴拘挛、头重不欲举、神倦乏力、少气懒言为本证必有之症。并云：‘大病后犯色，复病者多，但病者不病、不病者反病，有是理乎？即以病菌传染而言，亦系与病者之症相仿，何以见此特殊之象？曾遇一妇，除膝胫拘急不甚显外，余症大致相同，用本方而愈。然非男传来，属病后房劳复。历代医家将性交释为交易，误也，易应作交字解。’师其说，予临床株待，果有其病。然所见者非女病传男，亦非伤寒后而病，可见李老之说甚确。张锡纯于此证用血余炭与烧裈散并用，以之作引，有以心济肾之义，且其性又善利小便，更可引阴中所受之邪自小便出也。此说亦似有理，临床可参考。”烧裈散之用湮没已久，希望此文能让读者对此方有个全面准确的认识。

经方方证密码之白通加猪胆汁汤

【经典配方】葱白 4 茎，干姜 3g，生附子 15g，童便 100mL（药煎成后加入），猪胆一个（取汁和入）。

【功能效用】通阳破阴，苦寒反佐。

【经典主治】少阴病，利不止，厥逆无脉，干呕而烦者。

【方义解说】利不止，厥逆无脉，干呕烦者，是阴寒盛于里，阳气欲上脱，阴气欲下脱之危象，所以急当用大辛大热之剂通阳复脉，并加胆汁、人尿滋阴以和阳，是反佐之法。原文有“服汤，脉暴出者死，微续者生”；方后还有“若无胆，亦可用”，可知重在人尿。这些都是白通加猪胆汁汤证治的精细之处，与通脉四逆加猪胆汤之“无猪胆，以羊胆代之”之反佐法皆有深意，须详加领悟。

【方证密码】

1. 真寒假热证：以利不止，厥逆无脉，烦躁为辨证要点。主要症状为下利不止，厥逆，烦躁，可见胸中痞塞，干呕，面赤汗出，脉微或无脉。

2. 常用于霍乱吐泻、中风卒倒、小儿惊风、一切暴卒证、腰痛、心衰、泄泻、胃肠道功能紊乱等属于阴寒太甚，内为格拒，使阳气上浮者。

【经典方证】

少阴病，下利，脉微者，与白通汤；利不止，厥逆无脉，干呕烦者，白通加猪胆汁汤主之。服汤，脉暴出者死，微续者生。（315）

【医案举例】

1. 戴阳证案（张聿青医案）

王左，灼热旬余，咽痛如裂，舌红起刺且卷，口干不思汤饮，汗虽畅，表热犹壮，脉沉细、两尺空豁，烦躁面赤，肢冷囊缩。显然少阴证具，误服阳经凉药，苟读圣经，何至背谬如此？危险已极，计惟背城借一。但病之来源名目，虽经一诊道破，尚虑鞭长莫及耳，勉拟仲圣白通汤加猪胆汁一法，以冀挽回为幸！处方：淡附子 6g，细辛 1g，怀牛膝 3g，葱白 3 个，上肉桂 1.5g，左牡蛎 21g，猪胆汁 1 个冲入微温服，其病得愈。

2. 泄泻案（廖浚泉医案）

俞某，男，6个月，1972年12月19日住院。家人代诉：患儿已腹泻13天，近日腹泻加重。住院检查：营养差，神疲，皮肤弹性差，前囟凹陷，口唇干燥。血象：红血球321万，血色素60%，白血球3，200，中性38%，淋巴62%。诊断：①单纯性消化不良并脱水；②营养不良Ⅰ°～Ⅱ°。前后用过乳酶生、氯霉素、新霉素、补液、葛根芩连汤加味等中西药物治疗，仍泻下无度，烦躁不安，口渴，呕吐水样液。翌晨，患儿体温高至38° C，无涕泪，弄舌，烦躁，口渴，小便不利，面色㿠白，目眶凹陷，睡卧露睛，即紧急会诊。诊见舌苔白腻，脉细数无力。此为患儿久泻，脾阳下陷，病邪已入少阴，有阳盛格阳之势。病已沉重，予白通加猪胆汁汤：川附片15g，（开水先煨），干姜4.5g，葱白2寸（后下）。水煎三次，汤成，将童便30mL、猪胆汁6mL，炖温加入，分6次服。

12月21日复诊，体温降至正常，泄泻亦减．治以温中散寒，健脾止泻，用附桂理中汤加味。

江西近现代伤寒名家传略

赣水之滨代有名贤，单单《伤寒论》注家就数以百计，以喻昌最为著名。喻昌继方有执之后以六经分证重新编次《伤寒论》条文，其著作有《尚论篇》《尚论后篇》《医门法律》《寓意草》等，对《伤寒论》的分类研究贡献巨大。影响所及，一直到20世纪50年代，《伤寒论》研究在江西中医队伍中仍占据学术优势，曾有“半部《伤寒》治百病”的佳话。近现代江西很多名老中医都是以《伤寒论》为根基，出版了很多精研《伤寒论》的代表之作。只可惜江西伤寒名家的著作很多都没有再版，“躲在深山无人识”，严重影响了江西伤寒名家在中医伤寒界的学术地位。

有很多人问过我江西的中医水平怎么样，我只是笑笑；更有人直接说江西没什么好中医，我也只是笑笑，笑过之后有点落寞。扪心自问，我们江西到底有没有真正的中医？到底有没有真正的伤寒名家？我可以自豪地回答：有！但是比较低调。就像江西人一样，一直以来都是低调处事，但是低调不代表就没有实力。江西的中医水平并不低，江西有的是伤寒名家，可惜这些伤寒名家的相关著作不是因为发行量不大，就是因为发行时间较早，现基本已很难见其庐山真面目。本文尝试对江西近现代伤寒名家及其相关著作做简单的挖掘整理工作，相信这些伤寒名家及其著作也将会成为中医伤寒界的一枝独秀，甚至是满园春色关不住。

1. 姚稚山（1870—1952）

号本崇，江西南昌人。世业医，幼读书，攻科举，举廉生，后因废科举，秉承庭训，喜读岐黄之术，即随父世培公游学直隶省大名府（今河北大名县），尽得其传。其父世培公悬壶直隶，享有盛名；祖父盛杰公亦为乡里名医，治病救人，随行方便，医术医德，誉满乡里。姚先生于45岁时由河北返回故里，悬壶南昌，抱济世之心，以精湛的医术，对妇科疾患及疑难杂症莫不药到病除，名满江城，当时民间就流传有“请了姚稚山，好似吃仙丹”“姚稚山，医高尚；慷解囊，助学堂”的歌谣。姚先生学术造诣颇深，尤其对气机的升降、血液的流通，脾胃的健运见解独特；临床诊疗独具匠心，运用灵机，辨证施治，泛应曲当；用药上，习以大黄与干姜配合，当归与紫苏配伍，栀子与厚朴相伍，大黄与川乌合用，干姜与黄连配合等。著有《伤寒论补正》和《临证心得医录》。其子姚舜文曾以回忆的形式，撰写了《江西名老中医姚公稚山流芳百世的一生》一文。

2. 谢佩玉（1873—1953）

字清舫，号石禅居士，又号右叟，江西南城人，南城书法界“四支笔”之一，著名中医。随叔父谢甘澍习医，成为谢氏第五代中医。谢佩玉不墨守成规，博采众家之长，并涉猎西医，吸收其精华，融会贯通为己用。曾言：“西医解剖之实验，分科专长，循学术无国界之先例，研习其理而有吾医学臻完善严正，则诸君所成就必有以杰出其群，宣国粹之光华。”他深受儒家传统思想影响，医德高尚，对贫困者抱济世救危之心，施诊赠银；他冲破世俗的框框，广纳学徒，无私传授传统医术，这些弟子有很多后来都成为江西的一方名医。江西中医界一直有“四大金刚一尊佛”之说，其中的“一尊佛”就是对谢先生的赞誉。谢氏家传医药在金溪的发展，让谢氏在本地成为望族，谢家被浒湾人称作“谢半街”，当年进金溪县城门，只要报谢佩玉大名，便可径直入城。谢佩玉有十一个子女，其中有九个男丁。老五谢庸耕在江西及金溪名声很响，为赣东十大名医之一，业余爱好收藏古玩；老六谢六韬也是金溪有名的中医；老十一谢庄泉是南城知名中医，其父的著作《方论集腋》《药性分类》《素问节要集注》《内经省览》和《伤寒摘要》均由其收藏。

3. 廖幼民（1880—1950）

字鼎新，号栋臣，江西省石城县小松乡新坊村（今江口）人。因年轻时患半身不遂症，求医于小琴邓跃池，并拜其为师，病愈，医术亦大进。1928年，于琴江书院内创办琴水中学，任校长。翌年至南昌悬壶行医，未一年，医名大噪，曾为宋美龄看病。适逢姚国美等创办江西国医专修院，应聘讲授《伤寒论》及《脉学》。生平医学著述较多，计有《伤寒论新诠》《长沙约旨》《疟疾论》《脉学》《医案》《草药标本》《脚气抉微》《热病证辨》等，然除《伤寒论新诠》已正式出版、《脚气抉微》《热病证辨》存世外，其余均散佚。《伤寒论新诠》刊行于抗日战争期间，故流传不广，中医学界知之者甚少。该书征引注家文献达50余种，这在当时战乱年代非常不易，足见其博览之宏富，且能对诸多注家择善而从。其自注之文更约而有致，切中肯綮，使读者洞见奥妙，得其要领。先生临床经验丰富，疗效甚佳，20世纪70年代在石城尚闻诸口碑。可惜其临床资料已无从获得，只能在其《伤寒论新诠》中略窥一二。如其注当归四逆汤及当归四逆加吴茱萸生姜汤条谓："夏秋吐泻流行时，常有下利、厥寒、脉细欲绝者，其厥寒处，其额间必微汗濈濈，与四逆汤之无汗及全身大汗者不同也；其脉虽细而浮数，与四逆汤证脉沉微而迟者自异也；且常见恶寒或头昏痛、壮热等表证。而舌尖粗绛、苔厚白黄、心下痞满等症，俱为四逆汤所不具。盖缘外感风寒，内服生冷腻滞甘壅物品，产生痰饮，停于心胸，阻滞正气，气血不得四布则肢寒、脉细也。甚者肢寒及肤，至全身皆冷而微汗，予本方皆应效如神，至夜半必厥回，脉出而利止也。"廖幼民先生辨证之细致与运用方剂之灵变，于此可见。

4. 孙晓初（1882—1947）、孙寄冰（1905—1968）

孙晓初，号壶天半叟，原籍都昌县七角乡细桥下舍孙家村，旅居都昌县城与南昌市。25～30岁期间，访医苦学数载，后医誉都昌。39岁后先后被南昌佑民国医院院长谢双湖聘为甲等医员，被江西国医专修院校长刘文江聘任、省政府批准为儿科教授及该校董事兼充中央国医馆江西分馆馆员等职。因在南昌治愈了较多的疑难病症，1928 年省政府授予“春到南州”之匾额，以示嘉奖。由此声誉大振，曾有“南州名医数孙姚（姚为姚国美）”之赞誉。孙寄冰，孙晓初之子，高等小学毕业后考入师资训练所，复考入江西中医专门学校（1936 年江西国医专修院更名为江西中医专门学校）毕业。由于孙氏父子好学、勤奋，在医学、文学、书法等方面均造诣较深，名满城乡，人称他俩为都昌的名医、诗人、文人、书法能手。孙晓初积数十年医学之经验，撰写了《临床验方》《孙氏别业医案》等，先后登于各级医刊，还编著了《儿科学讲义》一书出版，另有《映雪山房稿本》《南州诗草》付梓留世。江西名医万友生、张海峰、姚荷生等均为孙晓初之门生。

5. 谢双湖（1880—1951）

江西省清江谢湾头人，出身于商业世家，祖辈先后在抚州、赣州等地开设中药店，后来家道中落。谢双湖成人后，只是一个穷秀才，婚后家境清贫，幸好妻子秉性贤惠，廉洁自守，食苦如饴，支持双湖致力于读书上进，加之得到邻村精于医学的杨举人赏识，请他到家教小孩，杨举人则教他学医，从而使双湖最终得以成为江西中医界的佼佼者，被誉为江西伤寒界的“扫地僧”。先生长于治急性传染病，他经常和姚国美在一起切磋，有时会争得面红耳赤，但友情却与日俱深。1924 年冬，姚荷生的父亲姚节亲患病，高热不退，姚国美邀先生会诊。先生立断属伤寒“阴盛隔阳，真寒假热”。处方时，姚国美拟用附子干姜汤加桂枝八分，先生却指加桂枝不妥。结果，按先生处方，一剂即热退人安。于是，先生名声大振。新余市中医院名誉院长敖保世回忆说:“其辨证精确，用药丝丝入扣，往往一剂知，二剂已。”先生不仅精于伤寒，还能灵活运用伤寒理论医治各种顽固性疾病。如樟树药界著名人士严仁卿患闭尿病，屡治无效，1950年下半年，请先生医治。先生用白头翁汤，三个小时后，小便即通。1937年夏，江西中医专门学校在庐山举办为期3个月的专题研究班，曾聘请先生讲《伤寒论》。江西一些有名的老中医如姚荷生、沈波涵、敖保世等都听过他的课。姚荷生在《我的学医之路——姚荷生自传节选》中提到:“学医之初，谢双湖先生坚守陈修园《长沙方歌括劝读十则》之诫，极力主张初学不宜庞杂，指定熟读《伤寒论》《金匮要略》《内经》《难经》，暂时不准涉猎他书。”先生撰有《伤寒论讲义》和《伤寒论批注》两部手稿，惜因战乱丢失，未能刊印，这是江西伤寒界的一大损失。

6. 赵亦藩（1885—1953）

字家霖，号亦藩，官名嘉瑜，祖籍江西丰城白土镇，清太学生。因清末废除科举，遂弃儒习医，师从清代名医周佐臣，深得其真传，又经自行苦心精研，终成一方名医。赵先生对《难经》《伤寒论》《金匮要略》等名著颇有心得，对清代医学家陈修园的《医学实在易》《医学三字经》《神农本草经读》《医学从众录》《灵素节要浅注》《时方妙用》《女科要旨》等著作深得其奥旨，曾撰写《脉象辨症解读》《中药汤方组合配剂探析》等著述，惜“文革”初期被视为“四旧”而遭焚毁。赵先生医术精湛，名噪一时，为抚河流域两大名医之一，流传有“临川傅再希、李渡赵亦藩”的说法。他以医树德，悬壶济世，活人无数，求医者上至达官贵人，下至平民百姓，络绎不绝。抗日战争期间，抗日名将陆军预备第十师师长方先觉、十九师师长唐伯寅都曾数次派遣随从接赵先生到驻地出诊，病愈后还赠送牌匾、锦旗等以表谢忱。当时政府参议员周玉书因患顽疾，久治无效，慕名专程来李渡就诊，经赵先生诊治后，得以康复，周玉书赞誉他为“医界精英”。贫困患者登门求医，赵先生从不计较诊金多寡，皆悉心诊治，并常常免费开处方。下乡出诊，也是有求必应，随请随往，诊治后若须在农家用餐，总是体谅病家艰难，只以青菜豆腐佐膳。他曾自制秘方“红丹”（惜已失传），专治无名肿毒，遍施街坊，邻里受惠，口碑载道。

7. 姚国美（1893—1952）

名公裳，字国美，号佐卿，江西南昌县人，受知于经方大家文霞甫。姚国美先生治病，取法和缓，精于诊察，遣药不敢稍有疏慢。曾有医生趁着姚先生门诊繁忙的时候悄悄站在他的身后，考察他的用方，发现他有一次连续诊治了十三个流感病人，即连续用了十三张参苏饮，但每张处方都会加减两三味药，令人敬佩不已，充分反映了姚先生“异中求同，同中求异”的高超临证技巧，难怪南昌民间流传“请了姚国美，死了也不悔”。姚先生编著有《病理学讲义》和《诊断治疗学讲义》两本中医教材，内容精炼，要点突出，阐发详明，多有点睛之笔，对学习中医者有较大的参考价值，现已由人民卫生出版社将其合二为一，取名为《姚国美医学讲义合编》正式出版。姚先生的一生可谓与学用中医相始终。其事业虽非十分伟大，但已初具教学、临床、科研三结合之雏型；著作虽不算多，但已开始用科学方法系统整理古典医学，而且言简意赅，无一言无文献根据，亦无一言无临床现实意义，不失为理论紧密结合实践之创作，对江西中医学用一致风格的形成产生了重要影响。

8. 赖良蒲（1897—1966）

名昌午，字九节，江西萍乡人。早年师从名老中医欧阳干，学成后在长沙、萍乡等地开业，并曾执教于湖南中医专科学校，建国后曾任江西中医学院附属医院副院长。赖老临床经验丰富，虽重经方，但并不排斥时方，往往经方和时方并用，针对疾病的不同阶段采用最适合的治疗方药。他尤擅妇科，认为妇科病的发生原因有五：一为五脏不和；二为情志不畅；三为气血失调；四为冲任受损；五为脾胃失养。辨证上以寒热虚实为纲，治疗上以滋养肝肾、调理冲任、调和气血、健脾养胃为大法，尤其重视调冲任、养阴血。赖老临证之余，勤于著述总结，发表论文数十篇，著有《蒲园医案》和《赖良蒲学术经验》,《蒲园医案》收载医案250例，共分41门，包括内、外、妇、儿各科。“案例简约精练，理、法、方、药齐全，按语中肯，每一门类均有不同证型对照，允为初学楷模，可作临证指南”（廖家兴老大夫语）。其传人主要有单鲁谦（江西省中医药学会联络秘书）、姚椿龄（江西省名誉名中医）、廖金标（江西省人民医院主任医师）、江声道（副主任中医师）等。

9. 傅再希（1899—1984）

原名晋贤，再希为其字，江西临川上顿渡人，长住抚州市城区兴鲁坊，为赣东四大名医之一。傅再希先生出身书香门第，自幼受家庭熏陶，古文根底深厚。中学毕业后，因家贫无力升学，遂随本县名医李圃孙先生学医。满师之后，悬壶济世，又三年，名闻乡里。先生博采众家之长，灵活运用于临床实践，精于内、妇、儿诸科，尤以治疗疑难杂症见长，对肝胆、哮喘、麻疹、先兆流产、不孕等病证的诊治均有独到之处，经验丰富，享有盛誉。其治病不拘经方、时方，但求“方必切病，药必对症”。先生天资聪敏，嗜书成癖，上自《内经》《难经》《伤寒》《金匮》等经典著作，下至历代医家主要著作靡不熟读，且能博采众长，融会贯通，尤擅于文献考据，被誉为江西中医界的“活字典”。其发表的《对五运六气的看法》《〈本草品汇精要〉的评价问题》《祖国医学中“神”的初步探讨》《〈素问病机气宜保命集〉的作者问题》等论文皆发前人之所未发；《进一步探索血吸虫病的来源》《论日本血吸虫病不是古代的蛊》《李时珍以后杰出的本草家——赵学敏》等论文受到中医界的重视。他还著有《农村常见病中医简易疗法》和《阴阳五行学说的研究》，后者不但对阴阳五行学说的起源发展、基本规律、学说流派及其在中医学中的应用等作了系统深入的探讨，而且运用“一分为二”的观点提出了自己的看法，揭示了阴阳五行学说的科学内涵。

10. 肖俊逸（1899—？）

主任医师，江西吉安人，世代业医，家学深厚，南昌第一中学毕业后即随父研读医经。肖先生治医重实验，不尚空谈，行医60余年，治伤寒、湿温早已名噪一时。因其临床善用大黄，出神入化，而被誉为“肖大黄”，其治肠伤寒，主张“应下即下”，以大黄、黄芩、黄连为主，且一直服至热退为度。若热虽退而黄苔未化，亦须继续服用以防“再燃”。其治疗湿温伤寒也别具特色：①宜早用大黄；②宜全程用大黄，直至热退苔化为止；③不能为“湿”字所惑；④用大黄，旨在下其热毒；⑤郁热净，泻自止。本病在湿热极重阶段，俗称漏底伤寒，先生认为此时用大黄正为止泻，决非增加泄泻，用药后泄泻渐少，最后至便秘，这是郁热净、泻自止的表现；⑥出血之变当下。先生认为凡有出血之变，则肠中湿热、红肿发炎仍然存在，肠内溃烂还在蔓延扩大，此时须当机立断，大胆用大黄泻泄清肠，解毒防腐生肌，且大黄有降气、行血、止血之效，正合“血自下，下者愈”之意。他还提出了虚中夹实用大黄说、久服大黄无败胃说、大黄清肠延年说、中风用大黄说等，真可谓是医中善用大黄之高手、老手。肖先生年近九旬时，身体还很健康，饮食起居一切如常，据说这得益于他连服大黄48年之功。肖先生临证博采众长，非但以寒凉见长，且亦能温热，善用附子，阴寒重证得其拯救者不知凡几。生前著有《伤寒标准疗法》《大黄临症发挥》《血液病变论》《医论医话方剂荟萃》等，不袭陈言，独标新义，还先后发表论文30余篇。

11. 许寿仁（1904—1970）

字昌，又名兆基，西溪南乡石桥人，1919年迁居江西南昌并受业于江西鄱阳名医江仲孙，寒暑三载，尽得其传。1930年悬壶于南昌“安徽会馆”。许先生审病缜密，遣方严谨，药切病机，往往药到病除，名满全城。1947年，他集资创办江西中医学校并任校长，招生两届，毕业生遍布赣、粤、鄂等地。先生遵经法古，并有不少独特见解，临床精通内妇儿科，尤以治妇科擅长，治病多奇效，省内享有盛名。先生治学先难其所难，后易其所易，初涉中医时系统学习了《内经》《难经》《伤寒论》《金匮要略》等经典，后及诸家学说，曾谓：“仲景之书，有法有方，示人以规范；金元四大家之学，各有所长，分而读之，似有所偏，辨证用之，则全面矣。吾人临证，应全面分析，分别采纳可耳。”他读古人书，灵机活泼，深求善悟，进得去也出得来，决非泥古不化。他自创的名方退肿汤（麻黄、桂枝、白术、黄芪、薏苡仁、通草、茯苓皮、赤小豆、冬瓜皮、木香、陈皮、独活）即据《金匮要略》的有关理论和方剂化裁而得，其弟子杜勉之30多年来运用此方治疗各种疾病引起的水肿均取得显著疗效。先生将其行医30年来临床所积累的单验方汇编成《许寿仁验方》出版，还编著了《长寿新编》《时病论歌括》等。先生继承中医传统，广收门徒，朝而诵读，昼而见证，夜则释疑解惑，先后带出了徐克明、黄国祥、蔡安平、章真如、杨遇春、胡枝凤、刘德远、许道仁、许秀平等高徒。先生去世后，其门人及子侄将先生的著述、经验整理成《许寿仁医疗经验集》和《许寿仁学术经验》。

12. 杨志一（1905—1966）、杨扶国（1936—）

杨志一，明代诗人杨万里后裔，江西省吉安县万福乡人氏。为经方大家曹颖甫的得意门生，秦伯未等均为其老师。1922年进入上海中医专门学校学习，在校时曾作《伤寒阳明证与温热阳明证异同论》一文，曹颖甫评曰："原原本本，直如水银泻地，无孔不入，杰作也。"杨先生一生致力于《伤寒论》和《金匮要略》的研究，心得颇丰，见解独到，是经方临床的身体力行者。成都著名眼科专家陈达夫先生用六经来辨治眼病而被人所熟知，却很少有人知道江西的经方名家杨志一先生用六经理论指导急慢性血吸虫病、传染性肝炎、子宫颈癌放射性直肠炎、膀胱炎以及下利、湿温等病证的治疗也疗效卓著。先生临证恒以六经辨证来审察证情，极力推崇柯韵伯的"只在六经上求根本，不在诸病目上寻枝叶"，善于守方，往往辨证一经确定，便不因某些微末细节而轻易改方，其在临床上以一方到底而收到病愈症除效果的病案并不少见。他在讲授《金匮要略》时也常以六经辨证的方法概括之，如升麻鳖甲汤，先生认为显然应属于厥阴的范畴，方中升麻味甘辛微苦，性凉，入肺、脾、胃、肝经，功能解毒、透疹、升提、散风热；鳖甲味咸，性平，入肝、脾、肾经，功能滋阴潜阳、软坚散结；当归味甘辛，性温，入心、肝、脾经，功能养血活血；蜀椒味辛，性温，入脾、胃、肾经，功能温中散寒、止痛、燥湿、杀虫；雄黄味辛，性温，入心、肝经，功能燥湿、解毒、杀虫；甘草味甘，性平，入脾、肺经，功能和中解毒。可见方中多药均能入肝经，而且面赤斑斑、唾脓血显属血分，全方应能从肝经血分中升散热毒、破结凉血、行血解毒，这为厥阴血分热毒内伏证的治疗提供了由里达表的治法与方药之范例。先生主要著作有《妇科经验良方》《杨志一医论医案集》《杨志一》等。

杨扶国（1936—），杨志一之子，硕士研究生导师，国务院政府特殊津贴专家，曾任江西中医学院院长、中华全国中医药学会理事、江西中医药学会副会长、《江西中医学院学报》主编，在国内外发表中医药论文五十余篇，主编《中医藏象与临床》。他一直从事《金匮要略》的教学、研究和临床医疗工作，取得了较大的学术成就。对《金匮要略》的学术特点和临床价值作了深入的研究探讨，在国内有较大的影响。他对中医的肝病进行了比较系统的研究，将历来繁杂的治肝法进行了重新整理分类，对治肝法的临床应用起到了重要作用。临床注重辨证论治，并善于运用经方，诊治脾、胃、肝、胆、消化系统疾病以及糖尿病、血瘀证、内伤发热等。

13. *罗瓒*（1907—1949）、*罗道揆*（1930—2000）

罗瓒先生早年随九江名医涂克习岐黄之术，其治医不尚空谈，主张理论联系实际，学用一致；临床经验独到，擅治危急重症，屡起沉疴。其临床要点，约有四端：①扶元为本：凡危急重症，元气易伤，故以扶元为本。②祛邪务尽：新病之时，乘正气未虚，宜着重祛邪；久病之人，病邪深入，亦宜选效验确切之药以祛之；又有虚实夹杂、寒热混淆者，视其元气尚充，仍以祛邪为先。③审证宜精：充分运用四诊所得，掌握病因脉证，细致分析，洞悉疾病之本质。④急救应速：常备用通关散、苏合丸、牛黄丸、黑锡丹、痧药、云南白药、十滴水、人参、麝香等，以应急需。若病急煎药来不及，则采用其他急救方法，如针刺开窍、放血祛邪、揪刮透痧、童便止血、热敷定痛、盐灸神阙回阳、足敷白矾引痰以及身擦雄黄、烧酒、蛋清退热，口服地浆水解毒等法，常可收桴鼓之效。其子罗道揆，也因善治急危重症而闻名。罗道揆先生幼承家学，毕业于启轩中医学校，于岐黄致力甚多，底蕴深厚，在 50 年的临证中，积累了丰富的临床经验，对中医急危难症有深刻的认识和独特的治疗方法，救治高热、休克、惊厥、脱水、脱血、心衰、肾衰等急症，疗效显著。发表学术论文和临床报道五十余篇，其徒弟孟跃（井冈山学院附属医院副教授）将其部分案例编著成《罗道揆急危难症实录》一书，如书中载乙脑后遗症相关案例尤为精彩。西医认为乙脑病毒，严重损害中枢神经和周围神经，可出现多种后遗症。中医认为乙脑后遗症，多由热甚伤阴，痰热余邪不净所致。常见者，首为阴虚风动，次为心火内炽，三为痰热阻滞、风痰入络等，而阴虚风动之后遗症较为多见。1962 ～ 1982 年间，罗道揆先生用大定风珠加减，共治 15 例，全部治愈。患者为 2 ～ 8 岁儿童，服药最少者 16 剂，最多 35 剂，平均 22 剂，全部恢复正常功能。

14. 姚荷生（1911—1997）

江西南昌人。江西经方科研领域的领军人物，在江西省及中南地区乃至全国的中医界享有极高的声誉。姚家世代业医，姚老少时师从清江名孝廉沈叔樵研修古文，18岁拜清江名医谢双湖为师学医，20岁回昌从其叔姚国美侍诊3年，姚老学识渊博，治学严谨，其精通伤寒之学，以辨证为本，上溯《内经》《难经》，旁及诸家，更参以亲身临证之所得，发仲景未尽之意，对《伤寒论》理论与实践均有颇多阐发与创新，极好地发挥了《伤寒论》为临床诊断治疗学纲要的指导作用。其于中医教学，注重理论紧密联系实际，也善于通过实践印证提升理论水平，其论中医生理、病理力倡气化学说，论伤寒、温病深究脏腑、经络统一基础，论诊断主张疾病分类与证候鉴别，论治疗善于活用经方、合方化裁，并能以六经理论指导温病方药的运用。1983年，他辞去江西中医学院院长职务，专心致力于《伤寒论》的诊断治疗学研究，著有《伤寒论串讲》《伤寒论难解条文》《伤寒论病理生理学》《伤寒论证候鉴别诊断学》《伤寒论有关疾病分类纲目》《伤寒论疾病分类总目》《脏象学说的文献探讨———肝脏》《脏象学说及其诊断应用的文献研究》《四诊概要》《证候简释》《脉学中的一般问题》《脏腑辨证》《病因辨证》等著作，为汇通中医辨证论治纲领，树立了重要的范例，产生了深远的学术影响，也显示了其深厚的学术功底，受到诸多学者与专家的好评，并被誉为真正的“伤寒专家”，名医蒲辅周先生称他是“专家的专家”。现在江西中医学院建设有姚荷生研究室，已整理出版先生遗著《中医内科学评讲》及《脏象学说与诊断应用的文献探讨———肾脏》。

15. 杨卓寅（1915—1998）

字亮琴，江西进贤县罗溪乡人，先生从事中医医疗、教学、科研工作60余年，一贯主张实事求是，不尚空谈，师古而不泥古，继承而有所创新。他在临床方面，坚持突出中医特色，遵循辨证论治的原则。外感宗仲景、天士、鞠通，内伤法东垣、丹溪、景岳，旁参各家学说，而对其师姚国美的《病理学讲义》《诊断治疗学讲义》两部书尤为服膺。他根据多年的临床实践，认为程钟龄的"医门八法"不够全面，并举《伤寒论》方证为例，如五苓散及猪苓汤的利水、旋覆代赭汤的降逆、赤石脂禹余粮汤的止利等，在"八法"中难以归纳进去，遂补充涩、渗、升、降四法，成为十二法，这是对"医门八法"的继承和发展。其论文《论医门十二法》发表于《江西医药》杂志，深得同道赞许。著有《农村家常便药》《伤寒六经证治歌括》。《伤寒六经证治歌括》乃先生仿效陈氏《长沙方歌括》的体例编写而成，将《伤寒论》的证治内容提纲挈领加以概括，使学生易懂、易读、易记，收到了很好的教学效果。先生晚年研究江西地方医学史，收集杏林人物资料，探究其来龙去脉，编著《江西省十大名医传略》《江西杏林人物》等书，负责"盱江医学研究"科研课题，填补了江西地方医学史研究领域的空白。

16. 敖保世（1916—1989）

江西省新余市渝水区水北镇陂头人，他在中医急症与内、妇、儿科及杂病中疗效以准、快著称。先生主张要多读无方之书，如《内经》之类医理书籍。然后必精修《伤寒》《温病》，原著读后，再读后世发挥之书，如陆渊雷氏《金匮要略今释》、余无言氏《金匮要略新义》、曹颖甫氏《伤寒金匮发微》及《经方实验录》等，并说"温病诸家，源于河间，盛于江吴，江浙派医理方药，应悉心钻研，读《伤寒》《温病》应各精其义，不可偏执，寒温两派在医理上是发展统一的"。强调叶氏《温热论》中条文，《伤寒指掌》中 38 条察舌辨证歌诀应背诵如流。由于他精深寒温理论，临床常经方、时方灵活运用，或将其冶为一炉，救治了许多危急大症。如一农夫赤裸卧地，烦躁呼热，汗出不止，令数人为其扬扇取风。即抓住了“汗出神尚清，身必冷如冰”的书训，辨为真寒假热之亡阳证，以大剂四逆而愈。又治一老妇，呕恶昏眩、卧床不食月余，西医补液等治疗无效，会诊以小陷胸合吴茱萸汤一剂即起，数日渐复。其治温病高热，严守卫气营血辨证，反对表卫凉遏，邪热水伏。其应西医会诊数例乙脑，均高热不退，肢逆惊厥，病于卫气者，令撤去冰袋，停用冬眠，改鸡子搜惊法热熨肌肤，反其道而行之，药则银翘、白虎之类，清气透热，皆得微汗而热势大挫。先生常谓此乃中西医理论指导各异，亦中医治疗急症的特色。其治暑温，尤有心得，论有《六暑辨证》《暑症浅谈》。在其治疗数十例乙脑中，很少有后遗症出院，部分患儿的失语、失听、失明、癃闭、肢挛、脚痿均被及时治愈。他曾写各种论文数十篇，晚年仅收集部分医论医案，由后人整理成书名曰《寿康医集》。

17. 江心镜（1916—1991）

实力派江西经方家。撰写有《小儿夏季热》《咳嗽漫谈》《中医谈泄泻》《医案六则》等10余篇文章。1915年出生于江西波阳县团林乡江家山村，16岁时为了生计，一面当小学教员，一面自学中医，凭借教学余暇跟从波阳名医俞海才，执经问难，亲聆教益。20岁时，在鄱阳镇悬壶济世，新中国成立后到波阳县人民医院工作。1959年兼职波阳医士学校中医教师，并兼任江西中医学院中医函授辅导老师。1985年荣获江西省卫生厅颁发的“从事中医药35年”荣誉证书。专长中医内、妇、儿科，善用经方治疗急性病、疑难杂症，行医60年，医术高明，解难无数，活人无算，医德高尚，仁医仁术，有口皆碑。注重培养中医后继力量，先后培育造就中医人才百余人，桃李遍布县境及邻县市。大多都已成为今日中医界的中坚力量，其传人主要有喻德娥、朱炳林、章天林、章新亮等。

18. 万友生（1917—2003）

江西省新建县西山乡人，幼从饱学儒士习文十载，爱好书、画、诗、棋。他治学严谨、博采众长，尤其崇尚《伤寒论》和《温病条辨》，上溯《内经》《难经》，下逮诸家，倾毕生精力提出寒温统一的外感热病理论体系，在全国中医学术界独树一帜。《中国名老中医药专家学术经验集》第一集曾以《倡导寒温内外统一的万友生》为题，全面深入地介绍了他的学术经验。先生从寒温统一的角度研究厥阴病，发现温病学家在继承《内经》和《伤寒论》的基础上，对厥阴热化证的研究已臻完善，正可补《伤寒论》之缺陷，故提出"欲识厥阴病，寒温合看明"的学术主张，明确指出厥阴病主症为神昏、痉、厥；病机为外感热病最后阶段，阴盛阳竭（寒厥）或阳盛阴竭（热厥）或阴竭阳脱（由热厥向寒厥转化）；提出厥阴热厥的治疗应遵循温病学所论，而对厥阴寒厥的治法则仍宗仲师少阴寒厥证用四逆类方，并建议合用温肝散寒的吴茱萸汤。20 世纪 80 年代，先生先后发表了《寒温病因病机论》《关于伤寒的病因病机问题》《应用寒温统一的热病理论治疗流行性出血热的临床研究》《漫话寒温统一》等一系列文章，得到了国内同道的认可。此外，先生对脾胃理论、阴火理论亦有独到的见解和精辟的阐发，并在临床上有独具匠心的运用。其主要著作有《伤寒知要》《寒温统一论》（获中国中医药文化博览会"神农杯"优秀奖）、《热病学》《万友生》。他主持的国家"七五"攻关"中医急症科研课题——应用寒温热病理论治疗急症

（高热、厥脱）的临床研究”项目获国家中医药管理局科技进步三等奖和江西省科技进步二等奖。

19. 陈茂梧（1926—1994）

江西都昌人，行医50余年，学术上崇奉仲景学说，临床上注重兼收并蓄，善用经方治疗疑难病证，经验丰富，尤对肝病的研究更具特长，著有《漫谈中草药治疗心脏病》《〈金匮要略〉临床经验谈》。《现代名中医肿瘤科绝技》刊有陈茂梧先生《脑瘤合剂治疗脑肿瘤》医案：龚某，女，40岁。患者于1986年春开始头昏头痛，继之症状加重，伴呕吐痰涎，卧床不起。在本单位医务室治疗无效，经CT扫描等项检查，诊断为脑胶质瘤，建议手术治疗，家属不同意，前来就诊。症见面色淡黄，疲倦欲睡，表情痛苦，时时恶心呕吐涎沫，畏寒身重，四肢无力，舌苔薄白，舌质淡胖，脉象沉细。证属肾阳不足，脾湿生痰，升降失利。治以温阳消饮，祛风活血。投脑瘤合剂加减：牛尾菜30g，鹿茸草30g，天葵子20g，炒僵蚕15g，川芎10g，附片12g，生姜15g，白术10g，茯苓20g，红花6g，上方出入，服药5个月，3年未复发。其脑瘤合剂药物组成是：牛尾菜40g，鹿茸草30g，天葵子20g，阴地蕨30g，葛根30g，僵蚕15g，藏红花10g（缺用川红花10g代），铁扫帚30g，珍珠粉1瓶（分装吞服）。鹿茸草为玄参科植物绵毛鹿茸草的全草，苦、平，治疗血管瘤（见《杭州药植志》）。牛尾菜为百合科植物牛尾菜的根及根茎，甘、苦、平，治高血压所致偏瘫（见《陕西中草药》）。阴地蕨为阴地蕨科植物阴地蕨的带根全草，苦、凉，治羊痫风（见《福建中草药》），江西民间用于治疗血管瘤。铁扫帚（又名铁扫竹）为豆科植物铁扫帚的全草，苦、涩、凉，无毒，治多种肿瘤有效（民间经验）。天葵子为毛茛科植物天葵的块根，甘、苦、寒。治癫痫、小儿惊风（见《中药大辞典》）。红花为菊科植物红花的花冠，辛、温，治经闭、癥瘕（见《中药大辞典》）。脑动脉瘤加川芎、白芍，脑静脉瘤加升麻、金银花，头痛昏厥加炒玳瑁（研末服）、蜈蚣、全蝎（均研末冲服），癫痫状发作加枳实、半夏、赤石脂，呕吐加大黄、生姜，半身不遂加黄芪、川芎，视力障碍加枸杞子、菊花，听力障碍加磁石、菖蒲，吞咽困难加威灵仙、僵蚕，脑垂体瘤加花椒，尿崩症加威灵仙，脑胶质瘤加薏苡仁、制附片，脑膜瘤加玳瑁粉、煅石决明，脑外伤加王不留行、田七粉（冲服）。陈老徒弟中比较出名的有廖佐芹（赣南医学院中医副教授）；陈建军（江西省星子县白鹿卫生院主治中医师）。

20. 陈瑞春（1936—2008）

江西铜鼓人。先生自幼随父习医，初读医书时只是其父身边的书童，白天随诊接待患者、抄写处方，读书主要是早晨和晚上，黎明即起，晚上则是挑灯夜读。先生学医启蒙的第一本书是陈修园的《医学三字经》。他对《伤寒论》的研究和应用均有独到之处，提出了一些颇具学术价值的观点，如“伤寒救阴法”。他的座右铭是：“读伤寒、写伤寒、用伤寒。”《当代名老中医图集》称其“活用经方，师古不泥”。尤其是对小柴胡汤、桂枝汤的临床运用，可谓独具匠心，屡建奇功。他认为：临床运用经方必须深读《伤寒论》，参透原著精神，掌握“辨析病机、抓住主证、深究方规、灵活化裁”四个关键问题，在学中用，在用中学，坚持多用，必有成效。曾发表学术论文100余篇，其中多篇参加国际会议交流或刊发于美国、香港等医学杂志。主编、参编《伤寒论教学参考》《喻嘉言医学之书校诠》等著作8部，著有《陈瑞春论伤寒》和

《伤寒实践论》，两书堪称姊妹联璧之作；前者着重于学习、研究《伤寒论》的方法与见解；后者着重于运用经方的经验与体会，诚如熊曼琪教授所言：“将《伤寒论》理论探讨、教学实践、临床运用融为一体……为进一步探讨伤寒之奥妙开阔了视野，提供了宝贵经验。”此书是20世纪继赵明锐先生《经方发挥》、邢锡波教授《伤寒论临床实验录》和刘渡舟教授《经方临证指南》之后，少有的以伤寒方药亲身实践为主题的专著。两书交相辉映，凝集了先生治伤寒之学的全部心血，在国内外中医学术界受到重视。

21. 万桂华（1937—）

现任江西省南丰县人民医院副主任医师，江西中医学院中医函授辅导教师。万老行医50余年，具有高深的医学理论，丰富的临床经验。擅长内、妇、儿、针灸科疾病的治疗，对治疗疑难重症有独到之处。曾先后发表医学论文70多篇，其中《功能性子宫出血治验》一文被《中国中医药优秀学术成果文库》一书收入。在全国各级报刊及杂志上发表科普文章60多篇。著有《伤寒论因证法方表解》一书，出版后荣获县科学大会优秀成果一等奖。

22. 伍炳彩（1940—）

江西省吉安县人。伍炳彩先生自幼立志学医，以医术扶危救厄为己任。20世纪60年代末，他下放到吉安农村工作时，还不会治疗钩虫病（中医病名为“黄胖”）。看着病人受疾病的折磨，他遍查中医书刊杂志和浩如烟海的古代文献，终于在宋代的医书中找到了治疗钩虫病的关键药——绿矾，疗效达百分之百。伍老常强调学习和运用中医的三个原则：一是辨证论治原则；二是坚信中医理论的原则；三是理论联系实际的原则。他从事中医教学、临床、科研工作50多年，对仲景学说的研究有较高的造诣，尤其是运用于临床辨证论治，治疗内科疑难杂病，经验丰富，疗效卓著，屡起沉疴，深受广大患者信赖。伍老认为，疑难杂病的病机常为寒热虚实错杂，治疗若同时顾及，药物之间又相互牵制，寒温相掣，升降失司，效难如意。他根据《伤寒论》与《金匮要略》的理论，提出杂病当分清轻重缓急，抓住主要矛盾，采取分步治疗（如先表后里、先清后补、先补脾胃等）的方法。此外，他对仲景脉学亦作了相当深入的研究，联系临床实际，有自己独到的见解。他已发表学术论文30余篇，主编《〈金匮要略〉习题集》，参编《名医门诊丛书——神经衰弱》《中医四大经典著作题解》等，主持省级课题4项。

23. 姚梅龄（1944—）

江西南昌人，硕士生导师，江西中医学院（现江西中医药大学）特聘教授，江西省名誉名中医，江西中医学院姚荷生研究室主任。姚老从事中医临床、教学和科研工作近50年，具有丰富的临床经验，用纯中药治愈了不少现代医学公认的“不治之症”和疑难疾病，对急性发热性及感染性疾病的疗效尤佳，多次到全国各地讲学。2005年，邓铁涛教授亲自点名要求带高徒，受邓老委托已带高徒5年，共计12名，他们都成为了单位的骨干，名誉一方。多次被广州中医药大学举办“全国经方临床运用高级研修班”、江西省中医院举办的“中医经典与临床学习班”聘为授课教师；在深圳市中医药学会举办的“国际脉学学习班”讲授“临床脉诊”；在广东省中医院“临床提高班”讲授“太阴风湿表证”等均深受学员的欢迎与好评。主要研究领域有：①“证”的实质与五大辨证纲领统一；②疾病分类学；③中医鉴别诊断学；④表证证治；⑤三焦腑病证治；⑥中医学术发展史；⑦中药煎煮规范；⑧中医诊疗程序规范；⑨脉学。且悉心钻研、整理其父姚荷生教授的遗稿达15年之久，姚老一直秉承父训慎于著述，已出版《临证脉学十六讲》，发表学术论文17篇。

24. 刘英锋（1960—）

江西省南昌市人，博士，教授，博士生导师，现任中医研究所所长，附属医院副院长，曾先后主持了国家科技部、国家中医药管理局课题2项，主持了省科技厅、省教育厅、省卫生厅中医重点资助课题6项，并先后发表了《当代百名名老中医成才之路调查》《论名老中医临证经验师承方法的规范化》《从六经病机览视水饮辨治规律》《再论辨证论治与规范操作》《试从三焦理论认识柴胡类证的证治规律》《寒温沟通论膜原（上）——历史的回顾》《寒温沟通论膜原（下）——辨证的统一》等学术论文20余篇，出版《小柴胡汤类方证治分类研究》《当代名老中医成才之路》《伤寒论思维与辨析》。他非常重视中医临床人才的培养。他指出名医成才重要的六要素：一要熟读经典，经典是中医理论之精华与奥妙所在；二要常于临证，临床疗效是中医的生命与活力之根基；三要多拜名师，因为名师可以指导你直接深入，很快让你明白其中的真谛；四要信中医，必须要对中医有信念，要有求真的思想，才能克服重重障碍，学好中医；五要多总结，要成为有广博见识的学者，必须经常总结自己成功与失败的经验，还要注意吸取别人的经验，甚至还可以借鉴西医，西为中用；六要有悟性，对传统文化的领悟越快、越深，才能进步越快，才能有所突破。只有具备了这六要素，才能做到传承好中医学术，才能为中医的发扬、发展、创新备下充足的人才队伍。

25. 钟漱秋（1898—1966）

20世纪50年代誉满赣州的一位名老中医，曾担任原赣州地区公费医疗门诊部主任医师，从事中医临床工作达半个世纪。他医德高尚、医术精湛、治学严谨、博览医书，更是一名研究解读《伤寒论》之佼佼者。虽然他生前常撰写文稿，但公开发表甚少，多藏之于书斋。现仅能见到的有他儿子钟宏达整理出版的《中医诊治要旨》《伤寒论哲理应用》和《医学三字经体验录》。当年他曾在市里举办的学习中医经验交流会活动中，担任《伤寒论》专题辅讲，广泛传授个人学习体验心得，为弘扬中医经典不遗余力，讲求奉献。而《〈伤寒论〉哲理应用》所述诸多心得体会就是将当时他为讲学而写的手稿笔记整编而成。《〈伤寒论〉哲理应用》由三部分组成：第一部分为前言，概述《伤寒论》的学术渊源、学术价值以及内容概要，而主要阐明的内容是有关伤寒哲理的基本观点，从而为学《伤寒论》全文创造先决条件。第二部分为六经病证辨析，其叙述体裁方法，系按论中条文逐条分析，明确其真谛及应用；如对论中那些有法无方的条文就提出适宜组方加以补充之（补充宜用方剂包括变通运用配方近百余方）。第三部分为附录，首先介绍研究热病、诱发症验方集（共30余配方，属传家秘方）。这些配方的研制是伤寒哲理应用的又一具体体现，也可供研究者参考应用。其他附录内容均系为了有助于加深理解伤寒哲理而设，内容简明，实用性强。

26. 朱炳林

主任中医师，江西鄱阳县人，从事中医40余年，系江西省老中医药专家学术经验继承工作指导老师。花甲年后，仍坚持临床，孜孜以求，笔耕不辍，又发表医话医论四十多篇。朱炳林先生为陈瑞春教授的《伤寒实践论》出版做了很多艰苦的工作。其著述有《困学斋中医随笔》及《困学斋中医续笔》。先生擅长临床，治病多验。如先生治疗痹证，注重辨证论治，强调肝肾为本，以扶正为先，善用专病专方，且根据不同病情，通权达变，灵活化裁，故每获良效；精于医话医论，时有新作；传道授业，极具魅力。他能治、能写、能讲，在中医学界，颇有影响。

临证与博采

2

经方实验

大小建中汤合用治全腹疼痛不可忍案

某女，43 岁，腹痛 25 年。每至凌晨 4 ～ 6 点，全腹疼痛不可忍，经各种检查无异常。刻下：形瘦，肤色黄暗黑，忧郁貌；无口干口苦，饮食正常，胃纳可，腹按之柔软，寐差多梦，大便干结如羊屎状，3 ～ 5 天一解，小便正常；舌苔正常，脉细沉。

开始用乌梅丸，小效，后改大小建中汤合用：

干姜 15g　花椒 10g　党参 30g　桂枝 30g　白芍 90g　炙草 30g　生姜 5 片　大枣 12 枚　饴糖 120g

13 剂后，诸症愈。

心得：此腹痛乃因中焦虚寒所致，无炎症故而各种检查无异常。前用乌梅丸是考虑到发病时间，乃厥阴病时发作，且患者有忧郁貌，怎奈温肝阳不及直接温脾阳，故而小效。后重新辨证，抓住患者人瘦、脉沉细、痛不可忍之症，辨证为脾阳衰微，中焦寒盛，寒气攻冲腹部，导致疼痛激烈不可忍，故采用大小建中汤缓急止痛、温脾散寒。

附子理中丸合小建中汤加减治便秘案

某女，48岁，便秘，大便量少，三年来诸药不效。吃酚酞片则大便稀；纳少，寐差，面色白，不耐劳累，舌红苔少，脉沉细，右关韧细明显，左关细弱，两尺不足。

附子25g　党参45g　白术45g　干姜30g　炙草30g　肉桂10g　白芍15g　生姜15g　大枣12枚　肉苁蓉25g　巴戟天25g　15剂

另嘱服用金匮肾气丸善后。后回访大便已正常。

心得：此便秘乃阴结，四诊合参为中焦虚寒、肾中阴阳不足所致。其病重在中焦虚寒，脾阳不足，运化无权，无力推动大便，故而纳少而不耐劳累，便秘量少而脉细；双尺脉不足，说明肾阴肾阳亦不足，但肾阳不足重于肾阴不足，故汤剂用附子理中丸合小建中汤加巴戟天。因无饴糖，故用肉苁蓉代替。苁蓉既可益精血，又可润肠道，还能补肾阳，而巴戟天亦有开胃通便之功，如《本草求真》云："巴戟天，辛甘微温，据书称为补肾要剂，能治五劳七伤，强阴益精，以其体润故耳。"《本草新编》曰："巴戟天温而不热，健脾开胃，既益元阳，复填阴水，真接续之利器，有近效，而又有远功。"小建中汤出自《伤寒论》，主治中焦虚寒，肝脾不和证。患者右关脉韧细明显，左关脉细弱，说明肝脾亦有不和之处，不可单纯补阳而不顾肝，故选用既能治疗中焦虚寒，又能调和肝脾不和的小建中汤。丸剂则用金匮肾气丸，阴阳双补善后。

理中丸合四神丸加味治腹泻案

某男，25 岁，目前居住广州，2010 年 8 月 5 日就诊。

诉晨起脐周痛即泻，泻下痛减。刻下：晨起腹泻 3 次，大便溏稀，无酸臭味；腰酸，口微苦微干；平素不喜冷饮，大便偏稀，易干呕，双腿冷；舌质淡有齿痕，舌苔薄白。

党参 10g　白术 10g　炙甘草 6g　干姜 15g　砂仁 3g　姜半夏 10g　茯苓 6g　补骨脂 15g　肉豆蔻 10g　五味子 10g　吴茱萸 6g　3 剂

回访：用药 1 剂后腹痛即消，3 剂药后大便依旧溏稀，一天 1 次，口干口苦已无。嘱买人参健脾丸善后调理。

心得：口干口苦不尽是热，《圣济总录·胆门》云："治胆虚生寒，气溢胸膈，头眩口苦，常喜太息，多呕宿水，天雄丸方。"开口苦从虚寒论治之先河。此案腹泻一日 3 次，大便溏稀，无酸臭味乃因太阴脾虚；平素不喜冷，双腿冷说明肾阳不足，口苦亦是因为脾胃虚寒引起，故而以温补脾肾为主，采用理中丸合四神丸加味。

酸枣仁汤合半夏玉竹汤加味治失眠案

某男，23 岁，诉睡眠质量差，有睡意，但满脑子疼，呈半睡半醒状态，近来上班压力大，工作时两侧太阳穴疼痛加重；口干口渴，食欲较差，无腹胀呕吐，疲劳乏力，容易出汗，性欲强，有每日手淫的习惯，多时一日 3 次，阴囊稍有潮湿，小便黄，苔薄黄。

处方：酸枣仁汤合半夏玉竹汤加味。

酸枣仁 30g　茯苓 15g　川芎 6g　炙甘草 6g　知母（另包）10g　清半夏 10g　玉竹 12g　生地 20g　芦根 10g　夏枯草 15g　3 剂

医嘱：知母另包是为了便于与他药区分，如果用药后腹泻，则停用知母；服药期间禁止手淫。

回访：用药 1 剂后睡眠好转，患者述自己太懒，好转后余药未服用。我要求其将药服完。后再次回访，患者睡眠已正常。

心得：《金匮要略》治虚劳虚烦不得眠，酸枣仁汤主之。此患者不洁身自爱，每日手淫导致身体虚弱，而上班压力大又有劳的一面，故选用酸枣仁汤为主方；阴囊稍有潮湿，小便黄，口干口渴，说明下焦有湿热，故用半夏玉竹汤加芦根、夏枯草、生地清热祛湿。

桂枝加龙骨牡蛎汤加味治失眠案

同学女友，23 岁，2010 年 4 月 20 日初诊。诉睡眠不佳两月有余，刚开始晚上不睡觉但白天照常上班，后白天亦精神委靡，尤其是经期前后加重，近几天彻夜未眠，躺下即有恐惧感及心烦，导致不敢睡觉。胃纳可，喜热饮，饮多小便多，大便正常，舌苔白，舌边有齿痕。

辨证：心肾不交，心神失养。

治法：燮理阴阳，交通心肾。

处方：桂枝加龙骨牡蛎汤加味。

桂枝 10g　杭白芍 15g　炙甘草 6g　大枣 12 枚　生姜 9g　龙骨 20g　牡蛎 30g　酸枣仁 20g　3 剂

后回访，已能在晚上 12 点睡到天亮，恐惧感略减。同学在药店共抓了七剂药，嘱其继续服用以观后效。后再次回访，诸症愈。

心得：《金匮要略·血痹虚劳病脉证并治第六》云："夫失精家，少腹弦急，阴头寒，目眩，发落，脉极虚芤迟，为清谷，亡血，失精。脉得诸芤动微紧，男子失精，女子梦交，桂枝加龙骨牡蛎汤主之。"女子梦交，其实应该包含恐惧、心烦等心神症状，况且龙骨、牡蛎本身亦可镇静安神，清热除烦。

桂枝茯苓丸合方治头部砸伤案

某女，31 岁。一个礼拜前头部被砸伤，当时无不适，昨日出现头部剧烈疼痛，伴轻微恶心呕吐。

柴胡 30g　黄芩 10g　半夏 18g　干姜 15g　酒军 10g　白芍 25g　桂枝 18g　茯苓 18g　丹皮 10g　桃仁 15g　川芎 30g　1 剂

二诊：药后头痛稍减，原来太阳穴部位疼痛已不显，呕恶依然，大便偏稀，日三四次。

半夏 30g　生姜 30g　桂枝 18g　桃仁 15g　茯苓 18g　赤芍 25g　当归 15g　泽泻 30g　生白术 30g　川芎 30g　红花 10g　2 剂

回访：两剂药后，诸症失，已上班。

心得：患者砸伤后出现头部激烈疼痛，伴轻微恶心呕吐，考虑有脑震荡的可能性。中医依据砸伤病史及具体表现辨证治疗，首方采用大柴胡汤合桂枝茯苓丸、半夏干姜散，上则止呕，中则活血化瘀，下则给邪出路，并去入气分之枳实，加入血分之川芎，使之引药上至颠顶和髓海。一诊后头痛稍减，原来太阳穴部位疼痛已不显，说明前方已中病。呕恶依然，大便偏稀，考虑由水饮所致，前方利水之力不足，故二诊去大柴胡汤，加当归芍药散养血利水；干姜偏守，生姜偏散，故以生姜易干姜利于散水饮。

麻黄加术汤合当归四逆加吴茱萸生姜汤治下肢厥冷案

陈某，女，32岁，2012年8月11日就诊。主诉：双下肢厥冷1年，吹空调时加重。刻下形体中等，面色偏萎黄，唇淡；月经每月提前二三天，月经颜色和量正常，白带正常；无汗，恶寒，颈部及双下肢尤其怕冷，眉棱骨处沉重，闭眼则舒适；脉紧偏沉有力。辨证为寒湿内阻，气血不足。

生麻黄10g　桂枝10g　杏仁10g　炙甘草10g　苍术20g　当归15g　白芍10g　细辛6g　通草10g　吴茱萸3g　党参10g　生姜3片　大红枣6枚　5剂

医嘱：①饭后温服；②药后避风半小时；③若出现大汗淋漓等不适时，随时联系。

半年后，患者因手麻前来就诊，诉服上药后病已经痊愈。

心得：此案用的是麻黄加术汤合当归四逆加吴茱萸生姜汤。麻黄加术汤可祛寒除湿，表里同治。麻黄得白术，虽发汗而不致过汗；白术得麻黄，能并行表里之寒湿。湿邪盛者，白术易为苍术。当归四逆汤加吴茱萸生姜汤治疗久寒，加党参补中益气，这样寒湿可除，气血得养，从而病除正安。

桂枝汤合麻杏石甘汤治全身过敏瘙痒案

某男，5岁。3天前因吹风扇，食河虾，全身起红斑，倏忽而起，倏忽而没，瘙痒异常，上至头顶，下至足底，无一不起；汗多，畏冷，口干，二便正常。经抗过敏治疗，效果不显。

麻黄6g　桂枝12g　白芍12g　石膏18g　杏仁10g　甘草10g　生姜3片　大枣5枚　2剂

药后已好大半，减量续进。

心得：临床常有过敏采用抗过敏治疗而效果不佳者。中医亦有过敏煎之专方，但从疗效看还是要以辨证为主。综合患者情况，辨为太阳阳明合病，后世谓之“寒包火”，故疏桂枝汤合麻杏石甘汤方。此方和大青龙汤非常相似！大青龙汤亦出自《伤寒论》，由麻黄、桂枝、甘草、杏仁、生石膏、生姜、大枣7味药组成，具有发汗解表兼清郁热的功效，临床常用于治疗“太阳中风，脉浮紧，身疼痛，发热恶寒，不汗出而烦躁”或“伤寒脉浮数，身不痛，但重，乍有轻时，无少阴证者”，若“脉微弱，汗出恶风者，不可服之。服之则厥逆，筋惕肉瞤，此为逆也”。桂枝汤合麻杏石甘汤和大青龙汤就相差一味白芍，前者因为“汗多，畏冷”而选用，后者则“汗出恶风者，不可服之”，经方之用，药差一味，主治就可能有天壤之别！

麻杏苡甘汤治关节疼痛案

某男，55 岁，形体壮实。诉风吹四肢关节有刺骨样疼痛，尤其怕风，眠差，二便可，无明显汗出。舌质红，苔白水滑，脉滑数。辨证为水湿内停，有化热趋向，夹杂外寒。

生麻黄 15g　杏仁 20g　薏苡仁 60g　炙甘草 15g　3 剂

医嘱：一天 1 剂，一日 3 次，饭后服用。

第二天患者来电告知，昨晚煎药时睡着了，醒来时药煎了只剩半碗，遂把半碗药一次服完，夜里出了一身大汗，今早关节疼痛全消，浑身舒服。

心得：《金匮要略》云："病者一身尽疼，发热，日晡所剧者，名曰风湿。此病伤于汗出当风，或久伤取冷所致也，可与麻黄杏仁苡仁甘草汤。"方中麻黄疏风散邪，除湿温经；杏仁宣肺卫之表，充卫通阳；苡仁除湿清热，兼能运脾化湿；甘草调和诸药。四药合用，有祛风除湿、解表清热的作用。

新加汤合当归四逆汤合阳和汤治产后小腿痉挛案

某女，27 岁，产后 7 个月。自产后即出现小腿部痉挛，微恶寒，余正常。

一诊：用新加汤无效。

二诊：①内服：当归 30g，桂枝 25g，白芍 45g，炙草 30g，生姜

30g，大枣 15 枚，细辛 10g，木通 10g，麻黄 6g，鹿角霜 30g，熟地 25g，炮姜 15g，党参 15g，木瓜 15g，2 剂。②外用：药渣合艾叶 30g，水煎泡脚。一剂症除，恢复正常。

后遇冷水，或天气太寒冷时，病情亦会复发，但程度很轻微，再服二诊方效佳。

心得：产后身痛，医生多采用新加汤治疗。这是因为《伤寒论》条文有曰：“发汗后，身疼痛，脉沉迟者，桂枝加芍药生姜各一两人参三两新加汤主之。”但此案初诊用新加汤却无寸功，故考虑是否有其他因素导致。患者除了小腿部痉挛外，还有微恶寒，说明兼有阳虚，单纯用新加汤益不足之血，则显药力不足。故二诊改为新加汤合当归四逆汤合阳和汤，温阳补血，通络止痛。加舒筋活络之木瓜，并用艾叶泡脚温经散寒以加强治疗效果，《本草正》云：“艾叶，能通十二经，而尤为肝脾肾之药，善于温中、逐冷、除湿，行血中之气，气中之滞，凡妇人血气寒滞者，最宜用之。或生用捣汁，或熟用煎汤，或用灸百病，或炒热敷熨可通经络，或袋盛包裹可温脐膝，表里生熟，俱有所宜。”《本草汇言》曰：“艾叶，暖血温经，行气开郁之药也。开关窍，醒一切沉涸伏匿内闭诸疾。”果然，疗效不出所料。

理中汤合当归补血汤合四乌鲗骨一藘茹丸治经间期出血案

某女，25 岁。经间期出血，淋漓不尽，带下黄稠，下腹坠胀，口渴，多温饮；舌胖大，有齿痕，苔白滑；脉弦细滑，左关弦细韧、左尺涩，右关顶指。

党参 20g　苍术 15g　炮姜 15g　茯苓 15g　炙甘草 15g　黄芪 30g　当归 15g　乌贼骨 30g　茜草 10g　酒大黄 10g　仙鹤草 20g

三剂血止，再两剂诸症失。

心得：此案虽带下黄稠、口渴，但口渴多温饮，且舌胖大有齿痕，苔白滑，从而考虑是中焦脾阳不足，气虚不能摄血而致经间期出血、淋漓不尽；带下黄稠，口渴乃因夹杂有湿热。故此病是阳气虚为本，湿热为标，选用理中汤合当归补血汤、四乌鲗骨一藘茹丸再加酒大黄、仙鹤草，以温中健脾、补气养血、清热燥湿。药证合拍，故取效迅捷。乌贼骨与茜草的配伍应用，最早见于《素问 · 腹中论》："帝曰：有病胸胁支满者，妨于食，病至则先闻腥臊臭，出清液，先唾血，四肢清，目眩，时时前后血，病名为何？何以得之？岐伯曰：病名血枯，此得之年少时，有所大脱血，若醉入房中，中气竭，肝伤，故月事衰少不来也。帝曰：治之奈何？复以何术？岐伯曰：以四乌鲗骨一藘茹，二物并合之，丸以雀卵，大如小豆，以五丸为后饭，饮以鲍鱼汁，利肠中及伤肝也。"乌鲗骨，即乌贼骨，又名海螵蛸，李时珍谓："乌贼黑皮白肉，炸熟以姜、醋食之，脆美。背骨名海螵蛸，厥阴血分药也，其味咸而走血也，微温，无毒，故诸血病皆治之。主治血枯、唾血、下血、出血。乌鲗所主者，肝伤血闭不足之病。”藘茹，即茜草，气味甘寒，能止血治崩，又能和血通经。

桂枝二越婢一汤治小儿发热案

关某，男，9岁，2014年5月21日就诊。其母亲代诉：昨日开始发热，出了一点鼻血后烧依旧未退，后服用美林，虽能汗出烧退，但几个小时候之后复烧，目前体温38.3℃。患儿诉头痛，精神不佳，纳差，无汗，稍有怕冷，大便两天未解。

桂枝6g　白芍6g　生麻黄6g　生石膏12g　苍术6g　炙甘草6g　生姜6g　红枣5枚　2剂

水煎温服，先煎1剂，喝一半，然后喝点热粥或者热水，盖被子发汗，避风；如果一个小时候后无汗出，即喝剩下的一半药；若全部喝完还是没有出汗，则煎第二剂。

上午开的药，傍晚患者母亲来电，说喝了一剂，睡完午觉即汗出烧退。后烧未反复。

心得：此患者本当用麻黄汤，但已经发过汗，而且目前烧并不太高，精神亦不佳，故退而求稳，用桂枝二越婢一汤加苍术。桂枝二越婢一汤出自《伤寒论》：“太阳病，发热恶寒，热多寒少，脉微弱者，此无阳也，不可发汗，宜桂枝二越婢一汤。”临床一般用于身体比较虚弱的儿童或老人不耐发汗者。因广东近来阴雨连绵，故加苍术以防“但风气去，湿气在”，导致汗出热不退。

大柴胡汤加减治小儿腹痛高热案

某男，6岁。高热6天，体温40℃，右下腹阵痛难忍，哭闹；得病前几天有过腮腺炎病史，颈部淋巴结肿大，颜面口唇绯红，精神尚可，大便三日未解。西医无明确诊断。

柴胡45g　黄芩15g　花粉30g　枳实15g　白芍20g　赤芍20g　大黄15g　银花30g　连翘30g　芒硝10g

半剂便通热退。

心得：《医方集解》有云："少阳固不可下，然兼阳明腑实则当下。"此案是少阳阳明合病，故而采用大柴胡汤加减，和解少阳郁热，下其阳明腑实。大柴胡汤出自《伤寒论·少阳病篇》第252条："伤寒发热，汗出不解，心中痞鞕，呕吐而下利者，大柴胡汤主之。"及第253条："太阳病，过经十余日，反二三下之，后四五日，柴胡证仍在者，先与小柴胡汤。呕不止，心下急，郁郁微烦者，为未解也。与大柴胡汤下之则愈。"因其阳明腑实且颜面口唇绯红，故去半夏、生姜，加天花粉、金银花、连翘、芒硝以增清热解毒、润燥通便之功。

大青龙汤合葛根汤治小儿外感咳嗽案

某男，18个月。感冒咳嗽一月余，咳嗽有痰黏色黄，无汗，小便黄，肛门红，大便正常，舌尖红，苔薄白。

麻黄5g　葛根15g　石膏25g　杏仁10g　桂枝10g　白芍10g　炙

草 6g　桔梗 10g　生姜 1 片　大枣 3 枚

两剂后，好转八九；小其制，再两剂，愈。

心得：此案原系胸中先有蕴热，又为风寒锢其外表，致其胸中之蕴热有蓄极外越之势。因其外有寒邪、内有蕴热，故而一个多月未愈，呈太阳阳明合病之态。因此，用大青龙汤合葛根汤加桔梗，外解寒邪，内清郁热，兼以化痰。麻黄、桂枝、葛根外解寒邪；生石膏、葛根辛散凉润之性，既能助麻、桂达表，又善化胸中蕴蓄之热为汗，随麻、桂透表而出也。

三阳合病，治之少阳

某男，24 岁。面红，眼有血丝，头痛晕昏沉重，全身酸痛，晚上发热后汗出热不退，偶有怕冷，耳鸣，口酸苦，齿隐痛，咽干，饮多喜凉，腹胀满，多梦易醒，小便多色黄，大便干一日 1 次，舌苔黄。

柴胡 30g　黄芩 10g　半夏 15g　大枣 6 枚　生姜 3 片　炙甘草 12g　桂枝 15g　芍药 15g　羌活 10g　天麻 15g　葱白 3 段　1 剂

饭后服，注意避风。

二诊：药后患者诉头痛减退，全身酸痛不明显，但眼有血丝，臂酸，头晕耳鸣，气短，口苦，小便多色白，梦遗，舌黄苔厚，中部黄干。用药后腹泻 1 次，腹泻之前有轻微腹痛。

柴胡 10g　黄芩 6g　半夏 3g　大枣 8 枚　生姜 3 片　炙甘草 8g　桂枝 10g　芍药 10g　羌活 10g　天麻 9g　葱白 3 段　葛根 15g　苍术 6g　1 剂

饭后服用，注意避风。

回访：愈。

心得：三阳合病，治之少阳。一诊用柴胡桂枝汤，重用柴胡清少阳，用药后腹泻 1 次。腹泻之前有轻微腹痛，说明阳邪已经有出路，寒凉药宜减量用之；时值广州阴雨天气，此乃发汗，“但风气去，湿气在”，故加苍术 6g，以祛湿气。

葛根汤合小柴胡汤加减治感冒案

某男，二十多岁，体型偏瘦。主诉：每次儿子感冒之后，自己接着也感冒。刻下鼻塞，鼻涕时黄时白，稍恶寒，自觉身体发烫，但体温正常，头项不适，无汗，无口渴，无口干口苦，胃纳差，小便色白，大便干。诊断为太阳少阳同病，有化热趋向。葛根汤合小柴胡汤加减。

葛根 25g　生麻黄 6g　生姜 3 片　小红枣 3 枚　炙甘草 6g　柴胡 15g　党参 10g　姜半夏 10g　生石膏 20g　1 剂

水煎温服，取微汗；不汗更服。药后愈。

心得：此案患者虽无口干口苦，但容易感冒，说明是易感体质，正气不足，无力抗邪，故而依旧合用小柴胡汤以扶正祛邪。

诊疗心悟

补中益气汤治舌头发涩

朱某，女，27岁，2014年7月2日就诊。主诉：前几天因上火服用西药后，感觉舌头发涩。刻下：舌头发涩，稍疲倦，大小便正常，舌红苔白厚呈地图样，脉沉。

黄芪15g　红参片8g　升麻6g　柴胡10g　白术10g　当归10g　新会皮6g　炙甘草15g　生姜10g　大枣10g　3剂

2014年7月17日复诊：患者诉服前药后舌头发涩已经痊愈，舌苔第二天即消退，但近几日舌苔又变厚，夜寐不佳，晨起口干口苦，疲倦乏力，大小便正常，舌尖红，苔白底浮黄，脉沉弦。

柴胡 12g　黄芩 6g　红参片 6g　姜半夏 8g　生牡蛎 12g　黄连 3g　肉桂 6g　炙甘草 6g　生姜 10g　大枣 10g　3 剂

心得：舌头发涩临床少见，《中医临证备要》“舌麻条”云舌上麻辣或麻木，称为“舌痹”，由于心绪烦扰、忧思暴怒、气凝痰火而成。治疗方法用荆芥、雄黄各五分研末，木通煎汤送服，或用皂角末掺舌上。夏季脉当偏浮，但该患者脉沉，且有疲倦之态，故而采用补中益气之法，处以补中益气汤原方，药后不但舌头发涩愈，而且舌苔也退，说明补中益气汤亦可退厚苔。

济生肾气丸加减治尿道结石

在笔者家乡江西省寻乌县客家民众的心目中，尿道结石是一件很头疼的事情，时常听到最多的就是中药都吃了一箩筐（箩筐在寻乌客家是用竹篾编成的容器，通常用于装稻谷），结石还是没有打下来。

目前临床大都认为结石多因湿热蕴结，日渐煎熬而成。其形成过程缓慢而漫长，结石一旦形成，常一时难以消除，且易反复发作。因此，临床治疗结石，特别是尿道结石，基本是清一色的清热祛湿、解毒排石，方中也少不了金钱草、海金沙、萹蓄、瞿麦、木通、车前子、郁金等清热祛湿排石之药。其效果就如文章开头所说，很难让病人满意。

为什么会出现这种效果不理想的情况呢？关键就是临床对于尿道结石的病因病机认识过于机械，除非是患者湿热症状很典型，此时用清热祛湿、解毒排石方法自然有效，可是实际临床并非如此简单：一是结石的形成过程缓慢，虽然和湿热脱不了干系，但是肯定也有正虚的一面，正如《内经》所云：“正气存内，邪不可干。”广东水质比较容易形成结石，加上气候湿热，凉茶风行，这些都是易患因素，但也并不是所有广东人都有结石，说明环境、外因等都只是促进因素，只要正气不虚，纵然湿热重亦很难形成结石；二是不少患者来看中医之前，已经在西医院诊治很久，用过许多方法，此时往往湿热症状已经不显或者是全无，若再用清热祛湿、解毒排石的常规套路自然无效；三是结石的排出必须借助身体阳气的推动，可是很多中医师却囿于结石的湿热成因，不敢用温阳药，深怕加重病情，而一味地苦寒利尿，其排石效果自然缓慢；四是结石较大者，很难直接通过小便排出，若配用化石药将结石化小再排石则可达到事半功倍的效果，然而临床上很多医生往往忽视使用化石药，结石排出自然缓慢。笔者临床常用的具有化石功效的药有鸡内金、郁金、威灵仙等。

基于以上认识，笔者治疗尿道结石一般选用济生肾气丸加减。济生肾气丸出自《济生方》，由炮附子、白茯苓、泽泻、山茱萸、炒山药、车前子、牡丹皮、官桂、川牛膝、熟地黄组成。此方阴阳双补，温肾助阳，阴中求阳，补中有泻，寓泻于补。另有清热祛湿之效，与结石的湿热病机、正虚邪实之态相合，故而效果稳定而快速。

一友人，30 多岁，来电说检查发现右肾有一小结石，8mm×6mm，小便无异常，无尿痛、尿血、尿中断等情况，只是在检查结石时感觉右腰部有点疼痛，平时腰部无不适，素体健壮，偶有大便溏。给予生地 12g，熟地 12g，山药 12g，山茱萸 12g，茯苓 9g，泽泻 9g，丹皮 9g，制黑附子（另包，先煎）10g，肉桂 6g，车前子 15g，怀牛膝 15g，鸡内金 30g，苍术 15g，威灵仙 10g，7 剂。一天 1 剂，一日 3 次，水煎温服。

制黑附子先煎一个小时再下其他药。服药后无不适，原方加细辛 6g，生麻黄 3g，再进 7 剂。后 B 超检查已无结石，余无不适，遂停药。

亲，止咳不是只有川贝

万女，60 岁，2014 年 3 月 26 日就诊。有高血压病史。

主诉：感冒 6 天。刻下：乏力，低烧，下午恶寒，咳嗽，胃纳差，小便黄，大便正常，舌红苔黄腻，脉浮弦细。

诊断：太阳少阳合病夹湿。

处方：柴胡桂枝汤加味。

柴胡 15g 姜半夏 15g 黄芩 6g 党参 15g 炙甘草 3g 白芍 10g 红枣 10g 肉桂 2g 神曲 10g 白茅根 10g 藿香 6g 茯苓 15g 苏叶 6g 3 剂

抓药时，患者爱人仔细看处方，发现无川贝，就问："有咳嗽，为什么医生没有开川贝？"莲花路中药房的工作人员很负责地回答说："止咳的药物有很多，不是只有川贝，你就安心用药吧！医生都是根据病情来开药的。"

曾几何时，川贝好像成了止咳的必备良药，止咳处方里面要是没有川贝，患者心里就不踏实，或许是因为很多止咳的中成药里面都有川贝吧，抑或是医家喜欢用之，再加上患者捧之，所以川贝就成了临床判断是否是止咳处方的一个标杆。川贝具有润肺散结，止嗽化痰的功效。主治虚劳咳嗽，吐痰咯血，心胸郁结，肺痿，肺痈，瘿瘤，瘰疬，喉痹，乳痈等。《别录》云其："疗腹中结实，心下满，淅淅恶风寒，目眩，项直，咳嗽上气，止烦热渴，出汗，安五脏，利骨髓。”此外，川贝还有“安五脏，利骨髓”等滋补功效，故而广东这边把它当药食两用之品，常用来煲汤。

川贝止咳作用确实好，但并不是所有的咳嗽都适宜用。《本草经疏》就明确指出：“寒湿痰及食积痰火作嗽，湿痰在胃，恶心欲吐，痰饮作寒热，脾胃湿痰作眩晕及厥头痛中恶呕吐，胃寒作泄并禁用。”加之其价格较贵，故临床上不是咳嗽就非得用川贝。一般遇到家境困难的患者，我都不用川贝，而用其他药物代替。

小儿不喜药

张女，1 岁 4 个月（顺产）。2013 年 7 月 10 日就诊。其母亲代诉：咳嗽 3 天，昨天加重。三天前开始咳嗽，昨天穿衣单薄受凉后，咳嗽加重，发烧，恶寒甚，有点抽搐。近期用药有小儿氨酚黄那敏颗粒和头孢、退热贴。现流清鼻涕，喷嚏，恶寒有汗，精神可，哭闹甚，眼睛有点红肿，胃纳不佳，无呕吐，平素汗多，大便昨天未解，近来一个月大便一粒粒如羊屎状，稍油腻则腹泻，手背稍热，手心不热。查扁桃体稍红，脉浮细，指纹浮紫至气关。辨证为脾胃虚弱，外感风寒，入里化热。

柴胡 15g　黄芩 6g　南沙参 10g　姜半夏 6g　生姜 2 片　红枣 3 枚　炙甘草 3g　桂枝 6g　白芍 6g　杏仁 6 g　厚朴 6g　钩藤 6g　2 剂

2013 年 7 月 12 日回访，其母述小儿嫌药苦，灌不进去，已去医院打针处理，流鼻涕、打喷嚏已愈，还剩点咳嗽，准备等咳嗽好了之后再过来调理脾胃。

回访结束，我忽然想起小儿不喜药，如果是从小喝中药长大的小儿倒无所谓，但若是刚开始看中医的小儿或者稍大一些的儿童，喂药就成了让家长很头疼的一件事情，往往要几个大人抓住，往嘴巴里硬灌，可常常还会吐出来。

记得我们客家小儿喝中药时，往往要在药里放很多白糖，喝完药之后还要抓一大把白糖放在嘴里，当年生活条件艰苦，白糖属于大人严防小儿偷吃之品，但喝中药时，大人就随便孩子享用。不过，很多人都认为药里面放糖会妨碍药效，所以就只能从其他方面想办法。

再看看自己的处方，美其名曰为经方加味，殊不知随意加减反而破坏了经方原有的味道，很多纯正的经方其实原本口感很好。吸取了此次教训，我也逐渐改变了随意加减经方的毛病。如 2013 年 7 月 27 日的一个病例：

卢女，5 岁。其母代诉：昨天开始诉腹痛，脾气暴躁，平素易腹痛及鼻塞流鼻涕。刻下腹痛隐隐，腹部按之柔软，有点鼻塞、流清鼻涕，睡眠可，大小便正常，余无不适，舌淡苔白腻润，指纹浮紫隐隐，脉浮缓。考虑乃肝脾不调，肝气过旺横克中土，故而治法当疏肝理气、健脾祛湿。选用经方柴归汤，因其易腹痛故去黄芩。

柴胡 6g　党参 10g　姜半夏 10g　生姜 2 片　蜜枣 15g　炙甘草 6g　当归 10g　川芎 6g　白芍 20g　茯苓 10g　泽泻 10g　白术 10g　3 剂

嘱咐其母亲，平素少给孩子压力，尤其不要在吃饭之时说她；饮食方面注意少吃冰冻生冷，可减少其腹痛的发作。

2013 年 7 月 30 日复诊，其母代诉前药后已无不适，女儿说此药是甜的，并不拒绝用药，前来复诊要求调养体质。

善哉！小儿不喜药，不得不在用药之时顾虑小儿之性情。我个人应对小儿不喜药之小经验：

（1）如果能选择食疗或是小儿推拿则尽量不用内服之药。

（2）3 岁以内小儿亦可以通过泡脚来达到疗效，特别是感冒或是腹泻小儿，通过脚部皮肤吸收，一样可以达到内服药的效果。

（3）也可以选用免煎剂或者是中成药颗粒剂。

（4）内服用药处方尽量少用苦寒之品，如果确实需要清热，可以考虑尽量用甘寒、甘淡或者是药食两用之品。

（5）内服处方用药尽量加大调味之品的用量，如炙甘草、生甘草、大枣、红枣、蜜枣、冰糖、麦芽糖、麦芽、谷芽等。

（6）经方组方严谨，口感清纯，尽量不要随意加减，以免破坏原有药味。

（7）煎药用水无需太多，煎出的药量大约小碗容量的三分之一量即可。我经常嘱咐患儿家属，小儿用药气味到了，即可见效，无需喝药太多，太多反而妨碍小儿胃口。

（8）小儿风寒感冒发烧，只要发烧不是特别严重，可以泡个热水澡，让其发汗，亦可达到汗出热退的效果。

小儿久咳有良方

咳嗽经久不愈，西医往往诊断为咳嗽变异性哮喘，这是一种特殊类型的哮喘，咳嗽是其惟一或主要的临床表现，而无明显喘息、气促等症状或体征，但有气道高反应性。很多患者都是由于咳嗽持续发生或者反复发作，导致咳嗽迁延不愈，最终引发咳嗽变异性哮喘，严重影响着患者的正常生活。小儿感冒之后遗留咳嗽，临床多见，家长对此很是苦恼，经常是中西药杂投，往往治疗时有效，但总会遗留咳嗽尾巴，不时咳嗽几声，病程可以拖至几年。其实久咳不止，只要辨证准确，选对处方，是完全可以彻底断根的。

关某，女，5 岁 3 个月，2012 年 12 月 30 日就诊。家长代诉：患儿感冒之后遗留咳嗽，中西医间断治疗半年左右，效果不佳，时好时坏。近一周来咳嗽加重，现见咳嗽有痰声，不会吐，晨起咳嗽甚，无喷嚏，有鼻塞，流清涕；服西药（具体不详）后大便数天未解，昨天始有大便，质稀；精神可，汗多，胃纳不佳，唇干，舌尖红，薄白苔呈草莓舌，脉不详。玉屏风散和六君子汤。

黄芪 10g 防风 10g 焦白术 6g 党参 6g 陈皮 10g 姜半夏 10g 茯苓 10g 炙甘草 6g 桔梗 6g 生姜 3 片 大红枣 3 枚 5 剂

医嘱：一天 1 剂，水煎温服，可以当茶喝，药渣煮水泡脚。

2013 年 1 月 5 日复诊：药后咳嗽已愈。服用第一剂药时咳嗽加重，之后则不断减轻而愈，现在要求调理体质。目前症状多汗，稍微活动则满身大汗，夜间盗汗，胃纳不佳，大小便正常，面色青暗，舌淡红苔白，脉浮。玉屏风散合桂枝汤。

黄芪 10g 防风 10g 焦白术 6g 桂枝 6g 白芍 6g 生姜 3 片 大红枣 6 枚 炙甘草 3g 5 剂

医嘱同前。

心得：《医学心悟 · 第三卷 · 咳嗽》曰：“肺为娇脏，攻击之剂，即不任受，而外主皮毛，最易受邪。”故而感冒之后易遗留咳嗽。咳嗽虽为肺部疾患的主要症状，但也可见于其他多种疾病中，诚如《内经》所曰“五脏六腑皆令人咳，非独肺也”。但“咳嗽不止于肺，而亦不离乎肺也”（《医学三字经·咳嗽》），临床辨治咳嗽，一般都从外感、内伤着眼，外感以祛邪宣肺为主，内伤以调理脏腑、气血为主，但依此分型治疗久咳效果往往不佳，因为久咳亦可因感邪恋肺，正气不足，外邪未去而致，虚实夹杂，故而“治病求本，见咳不止咳”才是临床治疗咳嗽之最高境界。

此案患儿咳嗽半年未愈，又有多汗、鼻塞流清涕，说明其表气虚导致邪气留恋，驱邪未净故久咳不止，而久咳不止本身亦说明其有正虚的一面，因此选用玉屏风散补脾益气、固表止汗，诚如《成方便读》所云：“大凡表虚不能卫外者，皆当先建立中气，故以白术之补脾建中者为君，以脾旺则四脏之气皆得受荫，表自固而邪不干；而复以黄芪固表益卫，得防风之善行善走者，相畏相使，其功益彰，则黄芪自不虑其固邪，防风亦不虑其散表，此散中寓补，补内兼疏，顾名思义之妙，实后学所不及耳。”此外，“脾为生痰之源，肺为贮痰之器”，此患儿咳嗽有痰，胃纳不佳，则说明脾肺亦有不足之处，故而痰生而不消，痰亦是其致病因素之一，故选用六君子汤健脾燥湿，化痰和中，脾肺同治，攻补兼施，亦有兼顾小儿脏腑娇嫩，不耐攻伐之意。因小儿不会吐痰，则加桔梗促其痰消，方证合拍则效果亦佳。

一周后复诊，咳嗽已愈，有痰、鼻塞流清涕等症状亦除，故而采用玉屏风散合桂枝汤善后。玉屏风散合桂枝汤调理营卫、健脾补肺，能提高患儿抵抗力，预防发病，诚如江西经方家陈瑞春先生所说：“桂枝汤与玉屏风散同属固表祛邪之剂，但前者用桂枝、芍药均入血分，能通心脉，故调和营卫而重在和营；后者用防风、黄芪纯走气分，专入肺经，故益气固表而重在助卫。若合而用之，则不仅合‘肺气属卫，心主血属营’之理，有一营一卫之制，而且前方之姜、枣益胃与后方之白术健脾相伍，使营卫能自中达上，由内而外，全面贯通而恢复卫外抗邪的正常机能。因此，虚人外感而营卫俱虚者，非此合方不可。”

肺炎喘嗽初期宜加清热药以防有变

一男孩13岁，2013年11月2日就诊。其母代诉：体质较差，4岁前经常扁桃体发炎引起发烧，割除扁桃体后经常咳嗽，一咳就喘，寻遍名医也没能根治，后来西医开了喷喉的药，喷了一年多都没有咳过，现在停药两个月。刻下精神不振，胃纳不佳，体温（39℃），咽痒则咳，咳嗽费力带喘，呼吸急促，喉中有丝丝声，有痰色白清稀，鼻塞流清鼻涕，咽喉不痛，不思饮。

辨证：外寒内饮。

处方：荆防杏苏散合定喘汤。

防风6g　荆芥6g　杏仁10g　苏叶10g　姜半夏10g　陈皮10g　茯苓10g　前胡10g　桔梗6g　枳壳6g　炙甘草6g　生麻黄6g　桑白皮10g　黄芩3g　苏子10g　款冬花15g　白果6g　生姜3片　红枣3枚　3剂

医嘱：水煎温服，一天1剂，一日3次。

患者母亲当晚发来短信：中午12点半用的药，下午2点多开始退烧，一个小时喝一次开水，4 点钟还有一点烧，人也精神有胃口了，吃了一碗面条后喝第二次中药，呼吸顺畅很多，但还是鼻塞、流鼻涕。我回复叮嘱：继续用药，烧没有退完全的话，可以少量频服，当茶喝。

患者母亲 3 号又来短信：早上没有发烧，但是还有几声咳嗽和流鼻涕，下午喝了两次中药，基本没有咳嗽和鼻涕，但急跑后，呼吸费力，用耳朵贴着背可听见丝丝声。药还有一次没喝。我嘱咐：继续用药。另开新处方：

茯苓 12g　炙甘草 8g　干姜 6g　五味子 6g　姜半夏 10g　细辛 6g　肉桂 3g　党参 15g　补骨脂 10g　胡桃肉 10g　3 剂

水煎温服，一天 1 剂，一日 3 次。

心得：这个病是肺炎喘嗽，病初与感冒非常相似，均为表证，但肺炎表证时间短暂，很快入里化热，主要特点为咳嗽、气喘。初起应分清风热还是风寒，风寒者多恶寒无汗、痰多清稀，风热者则发热重、咳痰黏稠。治疗主要以宣肺平喘、清热化痰为大法。若痰多壅盛者，首先降气涤痰；喘憋严重者，治以平喘利气。病初虽风寒闭肺，但宜适当加入清热药以防有变；病情平稳之后，正虚邪恋，用药宜辛甘温润，方可断根。

急性病当断则断

一女，5 岁，2013 年 7 月 13 日就诊。其母代诉：昨天吃油炸食品之后咽痛，欲大便而不能，口干，精神不佳，恶寒无汗，鼻塞流清鼻涕，高烧，体温 39℃。

辨证：外寒内热。

处方：大青龙汤。

生麻黄12g　桂枝6g　甘草6g　杏仁6g　生姜3片　红枣6枚　生石膏30g　1剂

医嘱：水煎温服，3碗水煎成2碗，先喝一碗后盖被子发一下汗，微微汗出即可，不可大汗淋漓。汗出烧退则余药停服；如果两个小时后还未出汗，再喝剩下的一碗。

2013年7月14日，其母来电诉：昨天喝了一碗药半个小时后就开始出汗，烧退，夜间发烧无反复，不过肚子有点痛，依旧未解大便，昨晚痰声辘辘，现在有点咳嗽、鼻塞流涕，今早大便未解。改方调理。

辨证：肺气失宣，兼表寒未净。

处方：止嗽散加莱菔子。

荆芥6g　桔梗3g　百部10g　白前10g　紫菀10g　杏仁10g　陈皮6g　枳实10g　炙甘草3g　莱菔子3g　3剂

医嘱：水煎温服，一天3次。用药后大便变稀为正常，只要肚子不痛就不怕。

此前我对于诊治急性高热较为胆小，尤其是在没有见到病人时，只是电话问诊，舌脉不详时，用的方子都是会比较平稳一些，如葛根汤、小柴胡汤等，剂量虽大，效果也有，但总是没有大青龙汤来得快速。比如葛根汤用后，往往咽痛愈，但会转而出现阳明口渴等症；小柴胡用后，虽然能便通热退，但往往用药之后的烧反会往上窜，之后才能汗出热退，家长比较担心。传统认为，大青龙汤适用于体格强健、肌肉发达的中青年。但此患者乃小儿，体格说不上强健，说明经方之用，体质只是考虑用方的因素之一，但非决定因素，关键还是对于病机的把握。只要抓住外寒内热的病机即可用此方，外寒常可表现恶寒无汗、鼻塞流清鼻涕等症状，内热常可表现为烦躁、咽痛、喜冷饮等症状。

临证碎言录

一女，老胃病，此次胃痛发作甚，去医院打654-2亦不能止，且有加重之势，经我的老患者介绍，来电问诊于余。得知患者此次胃痛是因生气后导致，目前胃纳不佳，口略苦，给予舒肝和胃丸。后患者短信告知，其痛若失，说明中医临床针对病因处理很重要。

一同学，来咨询肩周炎的治疗，此病伴随他几年，近来发作厉害，我随手给他开了一张指迷茯苓丸的处方。在我几乎忘记这件事之时，同学QQ告知，其上次的几剂药吃过后，肩周炎几乎没有犯过，说明中医临床辨病治疗亦很重要。

一友爱人，月经不调，压力大，想调经促孕。我给她开了一张李可老中医的肾四味合四逆散。没多久，友告知爱人已怀孕，特别感谢云云。我觉得没什么，中医有时候运气也很重要，不全是因为你药用的好。疗效有时候不可当真。

一孕妇，夜寐不安，小便频繁，近来鼻炎发作，鼻干喷嚏，涕中时带血，我建议其服用百合白莲子（去心）银耳白糖羹，两天后诸症明显改善。广东这边喜欢煲汤和食疗，临证看病不可只会开药，还要学会因地、因时制宜，随社会需求变化而变化。古有扁鹊过邯郸为“带下医”、过雒阳为“耳目痹医”、过咸阳为“小儿医”之说，乃医随俗变之始。

一西医护士，原发性痛经，每次痛得死去活来，打止痛针效差，硝苯地平舌下含服无效。平素月经延后，月经色淡，贫血貌，我给予当归芍药散合黄芪建中汤加艾叶，常规剂量，3剂。煎服第一次，痛若失。患者赞曰效果神奇，方要珍藏，以备不时之需。我的民间师傅——经方名家唐医易先生喜用当归芍药散合桂枝茯苓丸加减治疗女性痛经，常常是药到病除，而我则喜用当归芍药散合桂枝汤加减治疗痛经，效果亦佳。经方师承很重要，但也要有所发展。

诊疗杂记

1. 一年轻女性，头面长痘痘，额头显，面部瘙痒流脓水，舌脉不详。给予消风散原方，药渣煎水熏面。熏时面部流脓水甚；经来去生地，加党参、白术固中再进，三周后已瘥。另一年轻女性，消瘦，脸颊下巴暗疮，小小粒，灰暗甚，予柴胡桂枝干姜汤加清热药。药后暗疮爆出，似包，红色，痘转红活，乃佳象，改用大柴胡汤合透脓散攻补兼施再进。三诊始见患者满脸痘已成脓，脉浮略紧，改用葛根汤和麻杏石甘汤。一周后又诊，痘去大半，肤色转白，疗效满意，续进6剂以观后效。

2. 一女，肥胖，月经量少，腰坠，口干唇燥，给予温经汤原方1剂。用药当晚经量转正常，次日腰坠除，口干唇燥减轻，继进。一女，消瘦，月事提前、量少、有血块，小腹胀痛，来经时牙龈亦有出血，予温经汤加怀牛膝、茜草引血下行，1剂后牙龈出血止，腹痛止，胃纳增，小腹仍胀，加制香附续进。温经汤真乃温和调治月事之方，遂喜用之。

3. 一女，93 岁，外感输液后仍流清涕不止，微恶风寒，素来大便量少。虑年老体弱，予桂枝汤稍加重芍药，1 剂药后大便通畅，排出量多（桂枝加芍药汤治疗不明原因之便秘或可从此看出端倪，唐医易师亦喜用桂枝汤合芍药甘草汤治疗老年性便秘），另增项痛，不能转侧，加葛根续进两剂，无寸功，舌干、暗，薄黄腻苔。思之年老体弱，又发汗后项痛，乃改用加减防风汤合芍药甘草汤（防风 9g，羌活 6g，桂枝 9g，秦艽 9g，葛根 15g，当归 9g，甜杏仁 6g，黄芩 9g，茯苓 12g，炙甘草 6g，荆芥 9g，川芎 9g，白芍 6g，赤芍 3g，生姜 2 片），结合抖针，1 剂后症若失，劝再进 1 剂巩固之，老人觉已愈，不愿意再用药，无不适。

4. 某男，而立之年，干咳无痰，平素体壮，今年熬夜多后易犯咳嗽，每咳则难愈，夜甚于昼，予桂枝加杏子厚朴汤加射干，1 剂后夜间咳止，不料次日晚雷雨交加，夜间咳较前甚，第三日来诊，诉咽痒则咳，一咳难停，有气堵在喉，遂用半夏厚朴汤合芍药甘草汤加蜈蚣，3 剂后咳少，略咳似觉带喘，原方加三子养亲汤续进。另一男，5 岁，外感愈后咳嗽，夜间咳，给予祛风温肺止咳之药，3 剂愈。夜间咳嗽不都是阴虚燥咳，始信。

5. 某女，知天命之年，因皮肤病来诊。全身湿疹多年，流稀薄脓水，瘙痒；胃纳不佳，体型胖，观其呼吸喘促甚，查心电图窦性心律过速，脉不结代。予炙甘草汤，生地改为 20g，加山茱萸 20g、肉桂 5g、沉香 3g，用一份客家黄酒、二份水煎药。外用花椒及金银花煎水清洗。一周后喘促平稳甚多，全身湿疹结痂，瘙痒止，效果还算满意，续进。

扁桃体发炎和上火有区别

扁桃体发炎是西医的说法，上火是中医的说法；扁桃体发炎可以是上火诸多症状中的一种，而中医上火又分两种，一种是虚火，一种是实火。

首先让我们来认识扁桃体为什么会发炎。扁桃体是呼吸道的防卫机关之一，可以过滤病菌并产生抗体，保护呼吸道和食道不受病菌侵入。人在3～5岁时，正是扁桃体最发达的时期，如同其他的淋巴腺体一样，若有病菌入侵，就会产生增生肿大的现象，这就是为何有的小孩老是扁桃体发炎的原因。其实很多呼吸道感染都会引起扁桃体和咽喉淋巴腺体的红肿发炎，若扁桃体发炎特别严重，则会有化脓的现象。入侵身体导致扁桃体发炎的病原微生物相当多，70%是病毒感染，像鼻病毒、冠状病毒、腺病毒、流行性感冒病毒、副流行性感冒病毒、肠病毒等，其余少数是细菌性感染。病毒感染后，易继发细菌感染，产生较重的临床表现。由于每个机体抵抗力及病菌的不同，扁桃体炎的症状也不同。检查只要让患者张大嘴巴，观察扁桃体及口咽的变化则可以知道是否有扁桃体炎。有的会伴随出现轻微感冒症状、颈部淋巴结肿大、口腔溃疡等，也可能有较严重的感冒症状和全身不舒服等。有时候扁桃体肿得太大，会阻碍鼻子的呼吸畅通。某些病毒甚至可能使扁桃体肿大到出现上呼吸道阻塞的症状，导致患者呼吸困难。还有的致病菌会产生全身性的影响，就可能有较复杂的病程或不好的后遗症，如关节炎、肾炎、心肌炎、心内膜炎等。

扁桃体炎的治疗一般采用减轻症状的支持治疗或联合抗感染的药物治疗。对于单纯的扁桃体炎，一般用支持疗法即可：进食清淡，不要吃刺激性食物，吃软食，经常喝水，温淡盐水漱口。而化脓性的扁桃体炎，除了以上措施外，还要联合抗感染的药物治疗。青霉素对大多数细菌来讲，仍然是首选药物，然而有些细菌已发生了变异，必须采用更强效的抗生素。当然扁桃体炎并不都是由细菌引起的，不适当地应用抗生素会加重病情。非细菌感染最好单独采用支持治疗。而判断是不是由细菌引起的，则看血常规的检查，血液中的白细胞增高，可服用抗生素；如果白细胞不高，则没必要吃抗生素。此外，化脓性扁桃体炎会伴有高热，要注意降温，及时更换汗湿的衣服，要食用营养丰富、易消化、易咀嚼的食物。

预防扁桃体炎重在增强机体的抵抗力，并注意劳逸结合。许多人常熬夜加班，容易导致扁桃体发炎。其次，应减少烟酒等的刺激，养成良好的生活习惯。同时，还应积极治疗邻近器官的疾病，如急慢性鼻炎等。

但大家注意到没有，有些人的扁桃体炎久治不愈。这个就涉及开头提到的中医对上火有虚火、实火之分，实火用西医的支持治疗或联合抗感染的药物治疗有效，但对虚火所引起的扁桃体炎，西医却束手无策。对于实火的扁桃体炎中医一般用清热解毒之法，相当于西医的抗生素疗法，而虚火则用温阳补土伏火法，使游离的雷龙之火归位，则炎症自消。其中清代名医郑钦安的潜阳丹合封髓丹加减治疗，效果非常好。潜阳丹由砂仁、附子、龟板、甘草组成。郑氏认为：砂仁辛温，能宣中宫一切阴邪，又能纳气归肾；附子辛热，能补坎中真阳，真阳为君火之种，补真火即是壮君火也；龟板一物，坚硬，得水之精而生，有通阴助阳之力；甘草补中，有伏火互根之妙。封髓丹由黄柏、砂仁、甘草组成。郑氏认为：黄柏味苦入心，禀天冬寒水之气而入肾；甘草调和上下，又能伏火，真火伏藏，黄柏之苦和甘草之甘，苦甘能化阴；砂仁之立合甘草之甘，立能化阳，阴阳化合，交会中宫，则水火既济，心肾相交。

何药可以代替附子

广东省名中医刘志龙老师在今年2月份珠海经方团队聚会时说，他最近在考虑附子的替代问题，这个引起了我强烈的共鸣，因为最近我也在想这个问题。特别是上班族对于附子久煎费时的抱怨较大。可是附子有毒，一般用到10g以上，我都要嘱咐先煎一个小时左右，以确保安全无事。那么，有没有毒性小且作用相当的药能替代附子呢？

附子是中药四大主药（人参、石膏、大黄、附子）之一，其性刚雄，大辛大热，通行十二经，温五脏之阳，具有回阳救逆、温肾化气、温里助阳、逐寒止痛等功效。主治亡阳欲脱，肢冷脉微，阳痿宫冷，心腹冷痛，虚寒吐泻久痢，阴寒水肿，阳虚外感，风寒湿痹，阴疽疮疡等。韩飞霞在《医通》中说："附子回阳，霸功赫奕。"而且附子通行十二经，表里上下，身体所有阳气不到的地方，附子皆可到达，所以附子是火神派的常用之品，温阳一般都离不开附子，火神派始祖郑钦安先生对于阴证，无论吐血、便血、尿血、喉蛾、失眠、牙痛、口臭、便秘，概投以附子、干姜之类，效如桴鼓。

附子的替代之品亦必须有良好的温阳作用才行，而且总体功效要和附子类似，我想到了经方中常用的三味平和的温阳药———干姜、炙甘草、肉桂。

干姜归脾、胃、肾、心、肺经，具有温中散寒、回阳通脉、燥湿消痰的功效。常用于心腹冷痛，吐泻，肢冷脉微，寒饮喘咳，风寒湿痹及阳虚吐、衄、下血等。《药性论》赞其曰："治腰肾中疼冷，冷气；破血，去风，通四肢关节，开五脏六腑，去风毒冷痹、夜多小便；治嗽，主温中、霍乱不止、腹痛，消胀满冷痢；治血闭；病人虚而冷，宜加用之。"干姜可"开五脏六腑"，可见其钻透之性并不弱。都说干姜守而不走，但其实干姜归脾、胃、肾、心、肺经，不但入守中焦脾胃，还上可达心肺，下可达肾脏，能温补三焦之阳气。如果辅以炙甘草，更可温通行于十二经。《证治要诀》云："附子无干姜不热，得甘草则性缓，得桂则补命门。"由此可见，干姜之热亦不可小觑。临床上要回阳救逆，如附子需久煎来不及之时，可用干姜、炙甘草代替之。

甘草，《本草分经》曰："味甘，通行十二经，解百药毒，生用气平，补脾胃、泻心火而生肺金；炙用气温，补三焦元气而散表寒。入和剂则补益，入汗剂则解肌，入凉剂则泻热，入峻剂则缓急，入润剂则养血，能协和诸药，使之不争。头涌吐，消上部肿毒；梢达茎中。"甘草和附子一样，都具有通行十二经的作用，二者很有"夫唱妇随"的意味。附子具有引导之性，是其主导；而甘草则是从属之性，具有"嫁鸡随鸡，嫁狗随狗"的属性。

肉桂归肾、脾、心、肝经，具有补火助阳、引火归原、散寒止痛、温经通脉的功效。《日华子本草》曰："治一切风气，补五劳七伤，通九窍，利关节，益精，明目，暖腰膝，破痃癖癥瘕，消瘀血，治风痹骨节挛缩，续筋骨，生肌肉。”更关键的是肉桂可助心火、补心阳，亦可助膀胱气化。《医学读书记》曰：“心、肺、脾、胆、胃、肝、肾之能变化出入者，皆禀心之君火以为主。”心的气化正常，则十二脏皆安。

干姜、炙甘草、肉桂三味药性温和，无毒，亦不用久煎，可以作为附子的理想代替之品。如要取其温阳效捷，炙甘草亦可不用。这个代替是从整体来考虑的。此外，还可依据五脏来选择替代品。

何绍奇先生在《朱良春用药经验集》“附子温五脏之阳，要善用，不可滥用”一文中提到“附子之功，在于温五脏之阳”，并指出附子可“强心，温心阳，温肾阳，温脾阳，温肺阳及肝阳”。强心，温心阳可以用桂枝、红参、木香来代替；温肾阳可以用补骨脂、仙茅、沉香来代替；温脾阳可以用红参、干姜、砂仁来代替；温肺阳可以用干姜、炙甘草、麻黄来代替；温肝阳可以用当归、肉桂、香附来代替。

因为附子又能通行十二经，所以亦可以从十二经来考虑其替代品。如通行手少阴心经，可用独活、石菖蒲、龙眼肉等来代替；通行手厥阴心包经，可用川芎、乌药、肉桂等来代替；通行手太阳小肠经，可用羌活、茴香、炙甘草等来代替；通行足厥阴肝经，可用青皮、肉桂、当归等来代替；通行足少阳胆经，可用川芎、陈皮、当归等来代替；通行足太阴脾经，可用麻黄、丁香、红参等来代替；通行足阳明胃经，可用白芷、半夏、白术等来代替；通行手太阴肺经，可用葱白、藿香、紫菀等来代替；通行手阳明大肠经，可用白芷、吴茱萸、肉豆蔻等来代替；通行足少阴肾经，可用肉桂、沉香、淫羊藿等来代替；通行足太阳膀胱经，可用羌活、砂仁、益智仁等来代替；通行手少阳三焦经，可用川芎、厚朴、红参等来代替。

通行十二经的药物

在探讨“何药可以代替附子”时，我查阅了相关资料，发现除了附子和甘草可以通行十二经外，还有不少药物也具有通行十二经的作用，但这些药物往往被临床工作者所忽略。其实，通行十二经的药物一般作用范围都比较广，可作为临床的常用药，现将其集录在一起以方便大家查找。

人参：“一名黄参，茯苓、马蔺为之使；畏五灵脂，恶皂荚、黑豆、卤咸、人溲，反藜芦；忌铁器，动紫石英。甘、微苦；生微凉，熟微温。入手太阴经气分。能通行十二经，大补肺中元气，肺气旺则四脏之气皆旺，补阳以生阴，崇土以制火。阳气暴脱，能回之于无何有之乡；阴血崩溃，能障之于已决裂之后。阳气虚者，固所必需；阴血虚者，亦不可缺。”（《得配本草》）

柴胡：“半夏为之使；畏紫菀、藜芦，恶皂荚。苦、微辛，微寒。入足少阳、厥阴经。在经主气，在脏主血。宣畅气血，散郁调经，升阳气，平相火。治伤寒疟疾，寒热往来，头角疼痛，心下烦热，呕吐胁疼，口苦耳聋，妇人热入血室，小儿痘症疳热，散十二经疮疽热痛。得益气药，升阳气；得清气药，散邪热；得甘草，治余热伏暑；得朱砂、猪胆汁，治小儿遍身如火；配人参，治虚劳邪热；配决明子，治眼目昏暗；佐地骨皮，治邪热骨蒸；和白虎汤，疗邪热烦渴。行厥阴，川连为佐；行少阳，黄芩为佐。”（《得配本草》）

香附：“辛香、微苦、微甘，通行十二经八脉气分，调一切气，能引血药至气分而生血，解六郁利三焦，消积调经，乃治标之品，损气耗血。”（《本草分经》）

乳香：“苦温，辛香善窜，入心，通行十二经，调气活血，祛风舒筋，托里护心，香彻疮孔，能使毒瓦斯外出，消肿止痛生肌。”（《本草分经》）

威灵仙：“辛、咸，温，属木。宣疏五脏，通行十二经，行气祛风破积，治风湿痰饮诸病，性极快利，积不痊者，服之有效。然大走真气耗血，用宜详慎。”（《本草分经》）

没药：“苦平，入十二经，散结气，通瘀血，消肿定痛生肌。”（《本草分经》）

防己：“大辛、苦，寒，入膀胱。去火邪，能行十二经，通腠理，利九窍，泻下焦血分湿热，疗风行水，降气下痰。性险而健，惟湿热壅遏及香港脚病，凡下焦湿热致二阴不通者，用此治之。有二种，汉防己治水用，木防己治风用。”（《本草分经》）

牛蒡子：“辛、苦，寒滑。泻热散结，宣肺气，清喉理嗽，利二便，行十二经，散诸肿、疮毒、腰膝滞气。根苦寒，治中风，贴反花疮。”（《本草分经》）

绿豆：“甘寒，行十二经，清热解毒，利水和脾。功在绿皮，去皮即壅气。煮汤加蜜或盐，冷冻饮料。粉扑痘疮溃烂。”（《本草分经》）

蕲艾：“苦、辛，生温熟热，纯阳香燥，能回垂绝之元阳，通十二经，走三阴而尤为肝脾肾之药。理气血，逐寒湿，暖子宫，止血温中，开郁调经，杀蛔，以之灸火能透诸经而除百病。”（《本草分经》）

大枣：“甘温，补中益气，滋脾土，润心肺，调营卫，通九窍，助十二经，和百药，脾病宜食之。加入补剂与姜并行，能发脾胃升腾之气。风疾、痰疾俱非所宜。红枣功用相仿，而力稍逊；南枣不入药；生枣甘辛，多食生寒热。”（《本草分经》）

白豆：“甘平，补五脏，暖肠胃，调中，助十二经脉，肾病宜食之。豆叶利五脏、下气。豆腐甘、咸，寒，清热散血，和脾胃，消胀满，下大肠浊气。”（《本草分经》）

木通：“根也。入手足太阳、手少阴、厥阴。泻气分湿热，防己泻血分湿热。脾胃不和则水道不利，乃致郁，为寒热，为肿胀，为淋秘，为痹瘴，俱宜木通淡渗之剂，分利阴阳，则水行火降，脾胃和，而心肾平矣。《本经》除脾胃寒热者，以其通利湿热也。曰通利九窍、血脉、关节者，以其味淡渗也。曰令人不忘及去恶虫者，窍利则神识清，湿散则恶虫去。以其通达九窍，行十二经，故又能催生下乳，散痈肿结热。惟胃虚肾冷，及伤寒大便结燥，表虚多汗者禁服。恐重伤津液耗散胃汁也。时珍曰：木通上能通心清肺达九窍，下能泄湿祛热，岂止利小便而已哉。盖能泄丙丁则肺不受邪。能通水道，水源即清，而诸经之湿热皆从小便泄去，故导赤散用之。”（《本经逢原》）

安眠止痛有良方，胎位不正亦可转

一朋友，孕妇，年近三十，2012 年 8 月 16 日初诊，预产期 2012 年 9 月 8 日。

诉连续失眠三个晚上，昨晚彻夜未眠。近一个月在婆家待产，由于生活习惯不一样，很不适应，感觉压力比较大。三天前开始失眠，昨晚更是彻夜未眠，白天依旧有精神，只是感觉稍微疲乏。因为睡眠不好而弄得心烦，胎动不安，腹痛，疼痛如阑尾炎发作般。之前检查一直有胎位不正，脐带绕颈。用艾条灸三阴交无效。大小便正常，胃口可以，余无不适，舌脉不详。

处方：当归芍药散合酸枣仁汤。

当归 10g　炒白芍 50g　白茯苓 12g　炒白术 12g　泽泻 24g　川芎 10g　酸枣仁 30g　炙甘草 6g　知母 6g　5 剂

水煎服，每日 1 剂，早晚分服。

16 日晚上只睡了一两个小时，17 日一早就起来熬药服，中午开始睡，晚饭后又开始沉睡，一直到 18 日近中午才醒，醒后感觉很舒服。之后睡眠一直都很好。20 日产检时发现胎位正了，并且没有显示脐带绕颈。喜悦之情溢于言表。

心得：孕妇由于全身气血聚养胎儿，易出现肝血不足；加之情志不遂，易致肝郁化火。上则烦扰心神，出现心烦失眠；下则躁扰胎儿，导致胎动不安、腹痛。其病本在肝血不足，标在肝郁化火。治以养血安神，疏肝止痛。处方用酸枣仁汤合当归芍药散。

酸枣仁汤出自《金匮要略·血痹虚劳病脉证并治第六》，条文很简洁："虚劳、虚烦不得眠，酸枣仁汤主之。酸枣仁二升，甘草一两，知母二两，茯苓二两，川芎二两。上五味，以水八升，煮酸枣仁，得六升，内诸药，煮取三升，分温三服。"前贤对此方治疗失眠之机理有详尽论述。如《金匮要略论注》曰："虚劳虚矣，兼烦是夹火，不得眠是因火而气亦不顺也，其过当责心。然心火之盛，实由肝气郁而魂不安，则木能生火。故以酸枣仁之入肝安神最多为君；川芎以通肝气之郁为臣；知母凉肺胃之气，甘草泻心气之实，茯苓导气归下焦为佐。虽曰虚烦，实未尝补心也。”《古今名医方论》曰：“肝者，罢极之本。”又曰：“阳气者，烦劳则张。故罢极必伤肝，烦劳则精绝，肝伤、精绝则虚劳、虚烦不得卧明矣。枣仁酸平，应少阳木化，而治肝极者，宜收宜补，用枣仁至二升，以生心血，养肝血，所谓以酸收之，以酸补之是也。顾肝郁欲散，散以川芎之辛散，使辅枣仁通肝调营，所谓以辛补之。肝急欲缓，缓以甘草之甘缓，防川芎之疏肝泄气，所谓以土葆之。然终恐劳极，则火发于肾，上行至肺，则卫不和而仍不得眠，故以知母崇水，茯苓通阴，将水壮、金清而魂自宁，斯神凝、魂藏而魄且静矣。此治虚劳肝极之神方也。”只可惜后世之人用此方时喜加减运用，从而导致加减过度，反倒失去了本方治疗失眠之本意，用之效亦不佳。

当归芍药散出自《金匮要略·妇人妊娠病脉证并治第二十》：“妇人怀妊，腹中㽲痛，当归芍药散主之。”及《金匮要略·妇人杂病脉证并治第二十二》：“妇人腹中诸疾痛，当归芍药散主之。”伍炳彩教授认为，这两条原文虽很简单，但一为妊娠“腹中㽲痛”，一为杂病“腹中诸疾痛”，可见其着眼于“痛”字，且痛的部位都在腹中。引起痛的原因虽很复杂，但其总的病机不外虚实二端或虚实夹杂。盖实则经脉不通，血行不畅，即所谓“不通则痛”；虚则脉道不充，筋脉失养而痛；虚实夹杂则通而不畅，养而不荣，经脉失润而痛。所以前人有“气血以流通为贵”，即是指痛证而言。本方重用芍药敛肝、和营、止痛，又佐以当归、川芎以调肝和血，更配以茯苓、白术、泽泻健脾渗湿。综观全方，有养血疏肝、健脾利湿之功，是寓通于补之方。凡是肝郁血虚、脾虚湿困，导致肝脾不和、气血失调而发生的腹部疼痛，均可以此方加减治疗。此外，郭天玲用本方制片，每日服 4.5g（分 3 次服），观察 77 例胎儿臀位孕妇，转位率达 90.6%，明显高于胸膝卧位对照组（P<0.05）。该方法转位率高，安全，无痛，无创伤，并有调养作用。

邹孟城先生在《三十年临证经验集》中提及其业师吴竺天极为善用川芎，曰："此物少用则升散行血，能治头目疼痛，常用量为 2.4～4.5g；用其一般剂量（9g）则能调经，行气活血，两兼其功；重用（15g）则反能收缩子宫，减少出血量。又常重用川芎以治孕妇胎位不正，加入安胎方中，每收良效。"故此案笔者对于川芎亦放胆用之，效果出乎意料之外。

刍议"首风三两三"

"三两三"，亦称"三两三钱三"，是民间验方名，因方剂分量而命名。名为"三两三"的方剂大都属于秘传，多捷效，一般掌握在民间医师手里，草药医掌握的更多，所以在群众中流传这样一句话，"病要好的快，须用三两三"，可见群众对"三两三"的评价甚高。而"首风三两三"是袁国华先生所传，由宋孝志先生整理发表于 1962 年第 2 期《广东中医》杂志：

首风三两三

发病有时得头痛或偏头痛是临床上常见的顽固性病证，不易根治，如果气候有变化，或将要起大风时，先一日必出现剧烈头疼，正如《素问·风论》所说："首风之状，头面多汗，恶风，当先风一日则病甚，头痛不可以出内，至其风日，则病少愈。”

麻黄（打碎，去节，先煎，去上沫）30g，桂枝（去皮）30g，罂粟壳 30g，甘草 9g。痛偏于左，加龙胆草 1g；痛偏于右，加双钩藤 1g；头痛不偏，加陈细茶 1g。

（1）煎服法：用水四碗，先煎麻黄，沸后去净沫（或连水都去掉），再用 600mL 水纳诸药同煎，取水 240mL，分温作三服。一服痛已，即止后服。

（2）禁忌：服药六日内禁生冷、油腻、鱼腥酸辣；36 日内禁房事，男女同法。

本方剂量不可减轻试用，否则患者容易产生抗药性，以后再足分量亦不生效。

（3）注意事项：麻黄必须打碎，去节，先煎，去上沫，或去头煎，桂枝必须去皮，不然会有鼻衄的后果。

（4）头痛的原因：头痛、偏头痛久而不愈的主要原因是风寒入于骨髓，一般性头痛，其痛不会逾月的。

正如《素问·奇病论》中说：“帝曰：人有病头痛，以数岁不已，此安得之，名为何病？岐伯曰：当有所犯大寒，内至骨髓，髓者以脑为主，脑逆故令头痛齿亦痛，病名曰厥逆。”又如《素问·风论》中所说：“风气循风府而上，则为脑风……新沐中风，则为首风。”

（5）法则：祛风逐寒为主。

（6）方解：凡风寒之邪，皆由皮毛而入，故必使之从皮毛而出。本方麻黄散寒，桂枝祛风，更以罂粟壳固表止痛，甘草和中。痛偏于左者，为肝气上逆，用龙胆草泻肝火；偏于右者，为肺失清肃，以双钩藤平肝风（左右以先天八卦定位：左为震木为肝；右为兑金为肺）。陈细茶解结止痛，服之鲜有不效者。轻者一服即愈，重者二剂必愈。如服一剂不效，不可再服。因尚有不属于风寒入里之头痛，如梅毒蕴结、胃热熏蒸等就不是本方所治疗的。

我看了后总感觉作者对其处方立意的解释不够明了，最近读到成无己所撰的《伤寒明理论》“头痛”条时，才恍然大悟，其处方立意应该在此。

《伤寒明理论》云：“伤寒头痛，何以明之？头痛谓邪气外在经络，上攻于头所致也。《难经》曰：‘三阳经受风寒，伏留而不去，则名厥头痛。’言三阳之经上于头尔。然伤寒头痛者，太阳专主也。何者？以太阳之经起于目内眦，上额交颠，上入络脑，经所谓太阳受病者，头项痛，腰脊强。又曰：‘七日病衰，头痛少愈。’虽然阳明、少阳亦有头痛，但不若太阳之专主也。盖太阳为病属表，而头痛专为主表证，虽有风寒之不同，必待发散而后已。太阳病，头痛发热，身疼腰痛，骨节疼痛，恶风无汗而喘者，伤寒也，麻黄汤主之。太阳病，头痛发热，汗出恶风者，中风也，桂枝汤主之。虽有伤寒，六七日不大便，头痛有热者，而与调胃承气汤下之者。又云：‘若小便清者，知热不在里，仍在表也，当与桂枝汤。以头痛未去，虽不大便六七日，其小便清者，犹为在表，是知头痛属乎表者明矣。’头痛一切属三阳经也。而阴病亦有头痛乎？太阴、少阴二经之脉，皆上至颈、胸中而还，不上循头，则无头痛之证。惟厥阴之脉，循喉咙之后，上入颃颡，连目上出额，与督脉会于颠，病亦有头痛。经曰干呕，头痛，吐涎沫者，吴茱萸汤主之者是矣。

夫头者精明之府也，神明居之，小小邪气作而为头痛者，必曰发散而可也。其或痛甚，入连于脑，而手足寒者，又为真病，岂能发散而已哉。呜呼！头痛为外疾犹有不可治者，又矧脏腑之疾乎。”

这里明确指出了：伤寒头痛者，太阳专主也，虽然阳明、少阳亦有头痛，不若太阳之专主也。盖太阳为病属表，而头痛专为主表证虽有风寒之不同，必待发散而后已。是知头痛属乎表者明矣，头痛一切属三阳经也。而厥阴之头痛及真头痛与伤寒头痛不同，不在首风三两三治疗范围之内，读者当明鉴。

再观其处方，可以明显看出其立意“乃必待发散而后已”，符合伤寒头痛之病因病机。而其组方散敛同用，散大于敛；攻补兼施，攻大于补，又符合久病虚实夹杂之理。麻黄、桂枝、甘草乃常用之品，其功效大家基本明了；罂粟壳临床用者少，具有敛肺止咳、涩肠、定痛之功效，可用于治疗久咳、久泻、久痢、脱肛、便血、心腹筋骨诸痛、滑精、多尿、白带等症。李杲云：“罂粟壳收敛固气，能入肾，故治骨病尤宜。”《纲目》云：“罂粟壳，酸主收涩，故初病不可用之，泄泻下痢既久，则气散不固而肠滑肛脱；咳嗽诸病既久，则气散不收而肺胀痛剧，故俱宜此涩之、固之、收之、敛之。”首风头痛虽有外寒伏留而不去，用药需散外寒，但久病正气亦耗散，单纯祛外寒则气随之而散，故加一味罂粟壳固之、收之、敛之，况罂粟壳含有吗啡、可待因、蒂巴因、那可汀、罂粟碱及罂粟壳碱等生物碱，镇痛效果明显，亦是镇痛良药。笔者实习时，见院内一儿科名医对于小儿久咳，用罂粟壳 0.5 ～ 1g，镇咳效果显著，可见此药甚是霸道，很少有人敢放胆用之。

五味散的奥秘

电视剧《关中女人》中的金郎中在挖掘何家祖坟时，意外得到珍贵的秘方，并在家整理出五味散和神仙膏两种秘方，于是开始配药，经过实验获得了成功。此后，金郎中就凭着五味散和神仙膏撑起了庞大的五味堂，名满西安。

这张五味散引起了我的兴趣，查中医方剂中包含五味散三个字的方剂有很多，如《寿世保元》卷四中的人参五味散（黄芪二钱，人参三钱，白术一钱五分，白茯苓三钱，当归二钱，熟地黄三钱，桔梗八分，地骨皮三钱，陈皮二钱，前胡二钱，柴胡八分，五味子四分，枳壳一钱，桑白皮三钱，甘草八分）、《外台秘要》卷五引许仁则方——鳖甲五味散（鳖甲三两，常山二两，炙甘草二两，松萝二两，桂心一两）、《外台秘要》卷二十五引许仁则方黄芪五味散（黄芪六两，赤石脂八两，厚朴五两，干姜二两，艾叶二两）、《外台秘要》卷二十五引许仁则方——黄芩五味散（黄芩五两，黄连五两，黄柏五两，黄芪四两，龙骨六两）、《外台秘要》卷二十五引许仁则方——附子五味散（炮附子五两，细辛五两，白术五两，干姜四两，神曲一升）、钱乙《小儿药证直诀》中的五味异功散（人参三钱，白术三钱，茯苓二钱，甘草二钱，陈皮一钱，生姜三片，大枣五枚），以及蒙古族验方中的五味沙棘散（沙棘膏 180g，木香 150g，白葡萄干 120g，甘草 90g，栀子 60g）、五味清浊散（石榴 400g，红花 200g，豆蔻 50g，肉桂 50g，荜茇 50g）、阿那日五味散（石榴 250g，肉桂 150g，砂仁 150g，荜茇 100g，干姜 100g）、豆蔻五味散

（肉豆蔻 50g，土木香 40g，木香 40g，广枣 25g，荜茇 5g）、阿魏五味散（阿魏 7.5g，干姜 5g，黑云香 5g，光明盐 35g，肉豆蔻 10g）等，但这些方都不能治疗弹片伤，不过由上也可以看出，名为五味散的方不是方中含有五味子，就是由五味药组成，并且以后者居多。那有没有可能方中的药物只是汇聚了辛、甘、酸、苦、咸这五味而被称之为五味散呢，我看也不无可能。也就是说，能称之为五味散而且能治疗弹片伤的方仅凭我手头的资料是找不到了。于是我又转过头去找可以治疗弹片伤的秘方，终于在中国百年百名中医临床家丛书《叶桔泉》中找到民间秘方“肺痈草药方”能治疗弹片伤，但里面没有五味子，也不是由五味药组成，而且方中的药物不能汇聚辛、甘、酸、苦、咸这五味，但是此秘方却有治疗弹片伤的神奇功效。

肺痈草药方的组成：鲜桔梗、鲜鱼腥草。

主治：肺痈、胸痛、咳吐臭痰（肺脓肿、肺坏疽）。

注：①用此鲜草叶纸包浸湿，煨熟取出溶化如泥，敷痈疽肿毒处，能吸出脓毒；敷治弹片伤，用之立愈。②桔梗及鱼腥草治疗肺脓疡，大可试用，如无鲜药，可取干药，剂量大小不定，成人桔梗用 3～5 钱（至恶心呕吐为极量），鱼腥草用 5 钱～1 两，以见效为度，两药无固定剂量。

王焕华先生的《中药趣话》中提及鱼腥草因“其叶腥气，故名鱼腥草”。日本人认为它有 10 种药之功能，所以称之为“十药”。两千多年前，越王勾践为了雪耻报仇，以卧薪尝胆、节衣缩食的精神和人民共甘苦、同患难，他经常登山采食一种带有鱼腥臭味的野生蕺菜，以牢记国耻。迄今在古之越国首都——绍兴，仍有蕺山存在，这就是当年勾践采食蕺菜的地方。蕺菜就是鱼腥草，这段史料说明，蕺菜作为食用，至少已有 2400 年的历史了。鱼腥草简称为“蕺”，早在 800 年前，民间医生张元素，曾用鱼腥草治愈了当时名医刘完素的伤寒病，因而医名大振，历代医家均用它主治肺脓疡、肺痈、肺炎、痈肿、痢疾、痔疮、脱肛、水肿等，最主要还是用于肺痈。如《本草经疏》云："蕺单用捣汁，入年久芥菜卤饮之，治肺痈神。"《本草撮要》亦说其"治肺痈神效"。鱼腥草为三白草科植物蕺菜的带根全草，它的入药，最早收载于南北朝《名医别录》中，其味辛，其性寒，入肝、肺经。功能清热解毒、利尿、消肿、止痛。意想不到的是，鱼腥草在现代战争中，还做出了一定的贡献。第二次世界大战期间，在日本广岛原子弹爆炸中心地21000人中，幸存者仅有56人，其中有两人被认为是不可救治的放射病患者，经用鱼腥草治疗后，挽救了他们的生命。在1979年对越自卫反击战中，一战士因重伤脱队，在既无粮食又无医药的情况下，不得已只有采食身边的鱼腥草充饥。令人感到奇怪的是，数天后归队时，这个战士的伤口竟一点也没有感染。

而桔梗性味辛苦，入肺经，走上焦，善"开肺气之结，宣心气之郁"，为众药之舟楫。主治咳嗽痰多，咽喉肿痛，肺痈吐脓，胸满胁痛，痢疾腹痛，小便癃闭。《本草经疏》云："《别录》利五脏肠胃，补血气者，盖指邪解则脏腑肠胃自和，和则血气自生也。除寒热风痹、温中、疗喉咽痛、下蛊毒者，皆散邪解毒通利之功也；消谷者，以其升载阳气，使居中焦而不下陷，则脾中阳气长浮，而谷食自消矣。甄权用以治下痢，及去肺热气促者，升散热邪之故也。《日华子》用以除邪辟瘟，肺痈排脓。"《药征》云："桔梗，主治浊唾肿脓也，旁治咽喉痛。"《日华子本草》云："下一切气，止霍乱转筋，心腹胀痛，补五劳，养气，除邪辟温，补虚消痰，被癥瘕，养血排脓，补内漏及喉痹。"《本草衍义》云："治肺痈。"

广收博采

治疗前列腺增生症的秘方秘法

良性前列腺增生症又称前列腺肥大，一般 50 岁开始增生，55 岁以后出现症状加重。其临床特点是尿频、排尿困难和尿潴留，属中医“精癃”“癃闭”的范畴。

总的病机：气血痰湿凝聚。

治疗思路：①开上窍而通下窍：桔梗、杏仁、枳壳等；②升清降浊：升麻、柴胡等；③直接通前窍：琥珀、石菖蒲、郁金等；④助膀胱气化：肉苁蓉、菟丝子等。

秘方：柴胡、枳壳、郁金、桃仁、红花、海藻、夏枯草、浙贝、茯苓、泽泻、车前子。

方解：柴胡、枳壳、郁金通气行水，柴胡还有升清降浊之效，一药两用；郁金还有直接开前窍之用，一药两用。桃仁、红花活血化瘀。海藻、夏枯草、浙贝清热化痰。茯苓、泽泻、车前子利水渗湿，通利膀胱。

预防：每晚睡前用温水泡脚，“老来古稀常洗脚”是也。

治疗臁疮或老烂腿的经验

1. 外治法：用红油膏纱条加九一丹外敷3天，再换用生肌散外敷（或用鱼肝油纱布加氯霉素）3天，交替进行，然后用绷带对整个小腿加压包扎。中医认为，凡是油性的东西有助于创面的愈合。

2. 内治法：用补阳还五汤加几味清热利湿的药，如车前草、牛膝、黄柏等。

我的外科学老师王兴教授认为，此病多为气滞血瘀所致，再结合湿性趋下的特性，故以补阳还五汤为基本方，加清热利湿之品。此外，他特别提醒我们，临床上要注意以下问题：

（1）慢性溃疡出现脓性物质，不能总认为是感染所致，有可能是将要收口，叫“腥脓长肉（黄色的脓）”，千万不能去掉。一般感染形成的脓是液体，有流动性，附着性不够，棉球很容易擦下来。这就是和“腥脓长肉”的区别。

（2）溃疡面中间若出现一个白色的肉很难清除，这就是中医古籍中提到的“脓岛”，有促进溃疡面愈合的作用。所以遇见很难清除的脓肉时，千万不要想方设法试图除去。

（3）癌性溃疡一般奇臭无比，轻触即有出血。

（4）下肢静脉曲张初期若小腿和踝部有皮肤萎缩、脱屑、色素沉着，甚至形成皮肤湿疹时，可用青黛散外敷。并发湿疹时，青黛散为首选。

治疗肿瘤的基本方

总体认识：肿瘤局部是实证，但全身是虚证。

治疗原则：攻补调导（加心理疏导）。①攻局部之实；②补全身之虚（补乃平补）：益气养阴、补益脾肾。

治疗方法：化痰解毒，活血化瘀，调整阴阳。

基本药物：①化痰：海藻、浙贝、夏枯草等；②解毒：白花蛇舌草、半边莲、半枝莲等；③平补：太子参、黄芪、白术、北沙参、生地、麦冬、石斛、天花粉、仙灵脾等；④注意：不能用人参和南沙参。

当然虽有基本方，但还是要结合辨证治疗。服用中药三年后，肿瘤不复发，以后就很少复发。

自拟腰痛方治疗腰痛案

某男，50岁。2012 年 10 月 12 日打电话来说尾椎骨处疼痛，弯腰则甚，疼痛剧烈。最近没有受凉、扭伤、跌倒史，平素体健，有骨质增生、腰椎间盘突出病史；口干口苦，无恶心、乏力，胃口佳，睡眠可，大小便正常，余无不适。

独活 30g　威灵仙 30g　白芍 30g　炙甘草 10g　细辛 6g　秦艽 10g　怀牛膝 15g　柴胡 15g　黄芩 6g　姜半夏 10g　茯苓 10g　枳壳 6g，制大黄 6g　桂枝 6g　赤芍 6g　丹皮 6g　桃仁 6g　5 剂

后回访：服用两剂则不负重疼痛不明显，受重时还有疼痛。

心得： 此案考虑是由骨质增生压迫到了神经而引起急性疼痛，属于中医“痹症”的范畴。《素问·痹论》云：“风寒湿三气杂至，合而为痹。”独活功在祛风胜湿，通痹止痛。凡风寒湿痹，关节疼痛，无论新久，均可应用，尤以下部之痹痛、腰膝酸痛、两足痿痹、屈伸不利等症为适宜。常与桑寄生、秦艽、牛膝等同用。《海上集验方》曰：“威灵仙，去众风，通十二经脉。”威灵仙单用就可以治疗坐骨神经疼痛，方书中历来就有记载，而且威灵仙力道威猛，能消骨刺。芍药甘草汤出自《伤寒论》，方中白芍酸苦入厥阴，敛阴和营，《神农本草经》谓其“主邪气腹痛，除血痹，破坚积寒热，疝瘕，止痛，利小便，益气”；炙甘草甘平入太阴，补脾生津，《神农本草经》谓其“主五脏六腑寒热邪气，坚筋骨，长肌肉，倍力，金创，解毒”。二者相伍，酸甘化阴，益气和血，养血通痹，缓急止痛。细辛辛温，《神农本草经》谓其“主咳逆，头痛脑动，百节拘挛，风湿痹痛，死肌。明目，利九窍”。有发散风寒，温经止痛，温化寒痰的功效。

用王幸福老师的治崩漏秘方治疗月经淋漓不尽

某女，34 岁，2012 年 10 月 27 日就诊。月经周期不规律，常延期，

经来常淋漓不尽。本月 8 号行经，三四天后量多，颜色稍黑，无血块，至今未净，无恶寒无汗，但心烦，劳则头晕，无口干、口渴、口苦，偶有腰酸，双下肢酸软，尾椎骨夜间疼痛放射至双下肢内侧，大便稍硬。舌淡红，苔薄白；六脉数，中取有力。

生黄芪 30g　当归 30g　桑叶 30g　炙甘草 10g　生地 30g　地榆炭 30g　贯众 30g　益母草 120g　白头翁 30g　乌贼骨 30g　茜草 10g　三七粉（冲服）10g　5 剂

回访：两剂之后，月经即已干净。

心得：此方是王幸福老师治崩漏的秘方，用后效果很好。原方载于王老师所著的《杏林薪传》，书中写道："此方来源于《傅青主女科》一书，我是早年读《医学衷中参西录》时看到的，但并未引起注意。引起我重视此方的是，四川乐山名医余国俊先生，他多次发表文章推荐此方治崩漏（即西医'宫血'），并言乃高效专方也。因此，我在临床开始有意大量验证该方。从实践的结果来看，对于轻症崩漏，疗效较好；但对重症、虚证则疗效较差，不能令人满意。后在看到山东名医张志远先生的文章《地榆贯众白头翁汤治崩漏》，感觉效果亦很好，考虑可以把二方合用。在读《李凤翔临证经验集》时，我又发现了治疗'宫血'的验方：益母草 120g，当归 12g，白芍 9g，甘草 6g，木香 3g。据云屡用不爽，疗效超过一般的所谓引血归经及补血药。至此，从"集中兵力，打歼灭战"的思想出发，将三方合在一起，并根据青年多热、中年多瘀、老年多虚的原则加减用药，在治疗崩漏时，几无失手，百打百中，也成了我自已的秘方。现公布于众，希望同道一用。"

用上焦宣痹汤治疗感冒后喜欢清嗓子

孔某，男，成人，2012年9月12日就诊。感冒后咽痛、咽干，喜欢清嗓子，痰少难吐，躺下咳较多，欲温饮，不怕冷，动则有汗，夜寐易醒。

枇杷叶10g　郁金6g　射干10g　通草6g　淡豆豉10g　柴胡10g　黄芩6g　沙参10g　姜半夏10g　炙甘草6g　干姜3g　五味子3g　桔梗6g　3剂

回访：药后已经痊愈。

心得：此案处方为上焦宣痹汤，是参加南昌的名医会议时，从刘英峰老师处所得。在这个会上，刘老师专门作了《从焦膜理论看上焦宣痹汤的临床运用》的演讲。他说东南湿热多，慢性病有三分之一和湿热有关。此方可运用于：①湿闭咳嗽；②湿阻咽痛；③湿阻胸痹；④湿困汗多；⑤胸痹气憋（喜欢吸气或者是清嗓子）。

用罗夕佳老中医的急性咽炎方治疗冬季声音嘶哑

2013年12月31日，一患者就诊时诉：白天上班没有感觉出来，到了晚上咽痛，声音嘶哑，有时话都说不出来，我随手开了麻杏石甘汤合桔梗汤。

两天后患者来电说，声音嘶哑更甚，说话时要停顿才能说出话来，咽痛咽干，偶尔痰中有血丝，咽痒欲咳，恶寒无汗，精神疲倦。我心想坏了，这是个急性咽炎，思考片刻便处汤药，改用罗夕佳老中医常用的急性咽炎方加减：

丹皮 12g　射干 12g　栀子 12g　郁金 12g　连翘 15g　生甘草 10g　枇杷叶 15g　桔梗 10g　青果 15g　前胡 15g　马勃 10g　冬瓜皮 20g　胖大海 15g　蝉蜕 10g　木蝴蝶 15g　川贝 10g　牛蒡子 10g　3 剂

一天 1 剂，水煎，少量频频含服。

一剂药后，患者声音嘶哑好转，恶寒减，精神好转。3 天后，声音嘶哑痊愈，唯偶咳有痰，咽干。

此方是罗夕佳老中医在耿鉴庭老的丹栀射郁汤上加减化裁而来，现在变成了她手中对付急性咽炎的王牌方，用于感冒后声音嘶哑效果特别好，时常一剂药后即可开音说话。

丹栀射郁汤是耿老祖传六代的秘方，耿老用此方治疗“急症关下喉痹”，这种病甚至肿得厉害，水饮不得下，一般冬季易患此病。

此方用于治疗冬天发作的急性会厌炎、喉炎、咽炎、扁桃体炎有咽痛或者声音嘶哑者效果显著。

何氏感冒方移治皮肤病

余某，男，31 岁，2013 年 12 月 22 日来诊。患者诉全身瘙痒起红疹多年，刚开始用抗过敏药物治疗有效，后来对抗过敏的药物以及激素类用药都过敏。之前亦看过中医，但效不佳。患者形体中等偏瘦，面色暗，前段时间珠海下雨不觉得有何不适，近来珠海天晴，天气稍转热，则发作甚，红疹高出皮肤，颜色暗红，以胸前及腹股沟为重，身热或是一出汗即痒甚；常年手足润，大小便正常，睡眠可，胃纳可，余无不适；舌淡红，苔薄白润，脉浮数有力。

荆芥 15g　防风 15g　生石膏 30g　金银花 30g　连翘 15g　黄柏 10g　知母 10g　生地 10g　怀牛膝 15g　薏苡仁 30g　益母草 30g　百合 30g　生龙骨 20g　生牡蛎 20g　5 剂

何绍奇先生有一张感冒八味方，由荆芥、防风、竹叶、石膏、柴胡、黄芩、金银花、连翘八味药组成。石膏一般用 30g，治疗普通感冒、流感时，身痛加羌活，咽痛加牛蒡子、蒲公英，夹湿加滑石、芦根，头痛、鼻塞加薄荷、辛夷（后下），发热重加葛根。据何先生云，此方屡用不爽。我这里依何先生之意化裁运用于治疗皮肤病。当人感冒、鼻塞不通、郁热内闭时就会烦躁不安，而皮肤热则痒甚亦可看作是皮肤感冒了。毛孔闭塞不通，郁热内闭，故而冒红疹以冀寻求出路。因此用荆芥、防风、生石膏、金银花、连翘辛凉通窍，给热以出路；黄柏、知母、生地、怀牛膝、百合、生龙骨、生牡蛎清肾肝相火，杜热之来源；薏苡仁健脾利湿、益母草利水活血，协助机体清透内热，不给邪热留恋之机。诸药合拍，故而 5 剂后患者欣喜来告，已痊愈十之八九，原方再进 5 剂。

神奇的掌灸无形针

今日去惠州，虽然没有听到网友讲《伤寒论》，但是还是觉得很不错，不枉此行。

一大早，我们几个就出发，在那边见到了网友小柔、小鹏、网络、大婶。交流之后才知道，他们在惠州这边都是因为爱好中医而聚在了一起，经常在一起学习中医经典，并请老师来讲课。真的很佩服他们对中医的热爱及学习中医的毅力，他们很多人学习中医直接从《黄帝内经》或者是《伤寒论》入手，还专门有读经群。

去了吃喝游玩肯定是少不了的。那边的客家菜很正宗，很久没有吃到的猪肚包鸡，在惠州终于让我过了一下瘾；那边的酿豆腐也不错。下午看到了传说中的小西湖。惠州西湖是惠州市区内的一个浅水湖泊，是国家 AAAA 级旅游景区，其景观由“五湖六桥十八景”组成。历史上，惠州西湖曾和杭州西湖、颍州西湖合称为中国的三大西湖，如“海内奇观，称西湖者三，惠州其一也”“大中国西湖三十六，唯惠州足并杭州”等。宋朝诗人杨万里的诗：“三处西湖一色秋，钱塘颍水与罗浮。”说的就是这三大西湖。这三个西湖的出名跟宋代大文学家苏东坡有莫大的关系，它们都曾经是苏东坡被贬到过的地方，所谓“东坡到处有西湖”。人称杭州西湖为“吴宫之西子”，惠州西湖为“苎萝村之西子”；清代杭州名士戴熙曰：“西湖各有妙，此（惠湖）以曲折胜。”很好地道出了惠州西湖的特点。看了惠州西湖之后就很迫切地希望能看看杭州西湖到底是什么样的。

惠州城区的环境也很不错，有清新的空气，生活很悠闲。

下午还去惠州周边的水口龙湖市场后面拜访了一位中医。虽然他的年龄已经有 50 岁，但给人的感觉只有三四十岁，头发也黑得很，是很会保养的一个中医。他是祖传中医，擅长治疗风湿病、乳腺增生等，诊所里面的药物基本也都是治疗这类病症的，其中有一般药店比较少见的马钱子、川乌、草乌等毒性草药。这个诊所是我见过的最奇特的，竟然连一种西药、一盒外面药厂生产的中成药都没有，都是草药和自己制作的药酒、药粉等。看来主人应该是草头医出身，肯定有“三板斧”。采访中得知，掌灸无形针就是其特技之一。

掌灸无形针已几近失传，没有想到还能在惠州见到，而且这个功法也曾被贬惠州的苏东坡提及，巧合乎？时运乎？何谓掌灸无形针，就是医生用手指在火上烧灼，之后按于病人患处，产生一种类似于艾灸的作用。此法古已有之，据《江湖医术辨析》一书中介绍，此法始于宋代，在江休复的《醴泉笔录》中记载：“京师神巫张氏，灯焰烧指（代）针，疗诸疾，多效于用针者。”南宋·洪迈的《夷坚志》曰：“巫师徐问真……以指为针，以土为药，治病绝有验。”北宋·苏东坡的《东坡志林·记道人问真》云：“道人徐问真，自言潍州人，嗜酒狂肆，能啖生葱鲜鱼，以指为针，以土为药，治病良有验。”

《江湖医术辨析》还介绍了练成此法的两种方式：

1. 习者先将大拇指在火上烤，烤到痛不可忍时，即将拇指入酒内，待痛止后，再继续烘烤，如此反复，长期练习，直到拇指长出胼胝。这时就不用再酒浸，火烤亦不觉得疼，功也就练成了。

2. 将铁板加热，将拇指贴到铁板上，待烫到痛不可忍时，即将拇指入酒内，痛止后再贴于热铁板上，如此反复长期锻炼，直到拇指贴铁板不痛时，此法即成。

此功法跟练铁砂掌有点类似，都需要吃很多苦，没有坚定的意志力是很难练就的。

白睛溢血简便方

某女，45 岁，2014 年 10 月 1 日来诊。主诉：近来因儿子结婚操劳过度，晨起突然发现自己右眼白睛充血、不痛不痒，左眼无异常。刻下：无口干口苦，无腰酸，大小便正常，胃口可，睡眠正常。诊断为白睛溢血。

桑叶 50g　生麻黄 2g　3 剂

煎水内服，一天 1 剂，一日 3 次，饭后温服。

回访：两剂后，白眼还剩少许充血，嘱其服完全部药物，后再次回访时已经痊愈。

此简便方学自任之堂主人余浩医生。余浩医生介绍，这样的病人常常一觉醒来，发现眼睛白睛部分充血，血色鲜红，中医称为白睛溢血。患者找西医治疗，往往没有什么好的办法，勉强服用一些止血活血的药物，治疗七八天也不一定能好，花钱不说，患者常常左眼未好，右眼又充血了。此病治疗起来其实很简单，桑叶 30 ～ 50g，煎水内服，每日 1 剂，一般一剂见效，最多 3 剂，出血就彻底消失。对于“旧的出血未吸收，颜色变暗，新的出血又形成”这样的患者，可以反佐一点生麻黄来发散，防止桑叶寒凉留瘀。肝开窍于目，按照五轮学说，白睛部分属肺，因肺属气，故称气轮。此病为肝肺二经热邪亢盛，迫血妄行所致。桑叶归肝经、肺经，其功效“清肺润燥，清肝明目，凉血止血”，与病机丝丝入扣，故而投之疗效迅捷。

笔者临床亲验多人，效果亦佳。

湖北民间偏方五则

1. 火柴头擦瘊子

瘊子，又称千日疮，为生于肌肤之良性赘疣，出《外科启玄》卷七。系因风邪搏于肌肤而生；或因肝虚血燥，筋气不荣所致。其好发部位以手背、指背、头面以及颈项、背部为多见。初起小如粟粒，渐至大若黄豆，突出皮表，色灰白或污黄，表面呈现蓬松枯槁，状如花蕊。所发之数多少不一，少者独一，多则甚至数十，或散在或群聚，并无一定规律。一般无自觉症状，若受挤压则局部有疼痛感，或碰撞、摩擦时易出血。

现代医学称之为寻常疣（或跖疣），是由人类乳头瘤病毒（HPV）所引起，通过直接或间接接触传染，其中外伤感染是一个很重要的因素。本病发生与机体免疫状态有关，免疫缺陷状态者，如肾移植、恶性淋巴瘤、慢性淋巴性白血病及红斑狼疮等病人疣的发病率增高。

此虽系小病，但苦无良法，治疗多用外治法，但往往效果不佳。湖北有个偏方，效果很好：用木梗火柴头沾紫药水，不断在瘊子上摩擦，直至把瘊子磨平，之后即不会再复发。这是我一个同学父亲的偏方，方圆几十里有瘊子的患者都找他看。

2. 藕矛尖治鼻出血

民间因藕有很好的消瘀作用而有“新采嫩藕胜太医”之说。我的中医内科学老师介绍：湖北洪湖出产的的藕最佳，含淀粉多，吃起来香滑爽口，而目前市场上卖的藕味同嚼蜡，不堪为药用。

学中医的人都知道，藕节是一味著名的止血良药，其味甘、涩，性平，含丰富的鞣质、天门冬素，专治各种出血，如吐血、咳血、尿血、便血、子宫出血等。民间常用藕节六七个，捣碎加适量红糖煎服，用于止血，疗效甚佳。

湖北治鼻出血的这个偏方用的却不是藕节，而是藕矛尖。藕矛尖是湖北方言，指的是黄色藕尖，即以后要长出芽叶之处，具有生发之性，其止血效果比藕节更强。

3. 鲜芦根治鼻咽癌

这是中医内科学老师介绍的一个偏方。一个晚期鼻咽癌患者由于家贫，无力承担医药费，而荆州作为平原地区则刚好芦苇比较多，于是老师就让其每天去挖鲜芦根回来熬水当茶喝，患者居然平安度过了好几年。

《本草便读》云："芦根甘寒，入胃清热。热则胃气逆而不顺，呕吐、反胃等症作矣。至于解毒，亦甘寒入胃之功。但芦根主降，茎与笋有上升之意，故肺痈、肺痿皆用之。芦根寒能清热，甘可养阴，故胃阴不足而有火邪上逆为患者最宜，胃寒便溏呕吐者禁用。"中医认为，毒是癌症的一个重要致病因素，鲜芦根用治鼻咽癌是否与其解毒之功有关，值得探讨。

4. 龟板治消化不良之慢性腹泻

龟板一整个用火焙至微黄，然后研成粉末，干服或者开水冲服，一次服完，两三天后即可见效。

龟板止泻，临床少用，但湖北民间却盛行。查本草文献对此亦有阐述，如《本草通玄》曰："龟甲咸平，肾经药也，禀北方纯阴之气，大有补水以制火之功，故能强筋骨，益心智，止咳嗽，截久疟，去瘀血，止新血。大凡滋阴降火之药，多是寒凉损胃，惟龟甲益大肠，止泄泻，使人进食。”《本经逢原》亦云：“龟禀北方之气而生，乃阴中至阴之物。专行任脉，上通心气，下通肾经，故能补阴治血治劳。大凡滋阴降火之药，多寒凉损胃。惟龟板炙灰则益大肠，止泄泻，故漏下赤白亦能疗之。”其中“龟板炙灰则益大肠，止泄泻”与湖北民间用法一致。

5. 鲜丝瓜叶治皮肤过敏

夏季很容易发生皮肤过敏的情况，可以摘鲜丝瓜叶揉碎，取其汁液外擦过敏皮肤处即可。查丝瓜叶主治为：痈疽，疔肿，疮癣，蛇咬，烫伤，咽喉肿痛，创伤出血，暑热烦渴。《本草纲目》云丝瓜叶治“癣疮，频挼掺之，疗痈疽，丁肿，卵颓”；《广州植物志》则载丝瓜叶“捣烂，治痈疽和小儿夏月皮肤病，有消炎退肿之效”。

半夏治脱眉

一位同事问：“你是学医的，知不知道脱眉是什么原因啊？我妈妈的眉毛都快掉光了，不知道是什么原因。”我说：“脱眉多见于气血不足、痰湿内阻、血热生风等，我还知道怎么治疗。”同事马上凑过来问：“用什么药物可以治疗这个病啊？”我说：“用生半夏外擦脱眉处，不久后就可以长出新眉。”

《黄帝内经》曰：“美眉者，足太阳之脉血气多；恶眉者，血气少也。”由此可见，眉毛粗长、浓密、润泽，反映了足太阳经血气旺盛；而眉毛稀短、细淡、脱落，则是足太阳经血气不足的象征。眉毛浓密，说明其肝肾之气充沛，身强力壮；而眉毛稀疏短少，则说明其肝肾之气虚亏，体弱多病。

古往今来治疗脱眉的医案不少，如《古今医案按》载：江应宿见一男子，眉毛脱落，遇方士教服鹿角胶，每日清晨酒化一二钱，半年眉发长，年余复旧。又治一男子年二十，巅毛脱尽，亦先以通圣散宣其风热，次用六味地黄丸，不数日，发生寸，两月复旧。震按：发落补肾，宜兼补心；若眉落，宜兼补肝，以眉禀木气而侧生也。但肝为风脏，眉落多是患风之征，防成疠风。至于须落，必系肾虚，以须禀水气而下生也。魏书李元护为齐州刺史，姬外家十余，声色自纵，情欲既甚，肢骨消削，须长二尺，一时落尽。又北史载王颁痛父僧辨为陈武帝所杀，至隋灭陈后，召父时壮士，潜发其陵，剖棺，见陈武帝须皆不落，其本皆出自骨中。此虽赋形不同，亦可见肾气之独浓，故勇略殊常也。又丹溪治一女子，十七八岁，发尽脱，饮食起居如常，脉微弦而涩，轻重皆同。此浓味成熟，湿痰在膈间，复因多食酸梅，以致湿热之痰，随上升之气至于头，熏蒸发根之血，渐成枯槁，遂一时脱落。治须补血升散，乃用防风通圣散去硝，惟大黄酒炒三次，兼以四物，合作小剂与之。月余，诊其脉，知湿热渐解，乃停药。淡味二年，发长如初。又立斋治一儒者，因饮食劳役及恼怒，发脱落，薛以为劳伤精血，阴火上炎所致。用补中益气加麦冬、五味，及六味地黄丸加五味，眉发顿生如故。震按：发乃血之余，枯焦者血不足也。若忽然脱落，或头皮痒，须眉亦落，乃血热生风，风摇木落之象，酒客膏粱多此，脉数者，用通圣散宣泄风热，次用六味地黄丸，如下条治法；又有劳伤精血，及恼怒阴火上炎而致者，宜用此条治法。

生半夏治疗脱眉的方法是当年大二在八岭山采药时带教的王光宇老师所授。生半夏有“水玉”之称，记得我们看见采到的生半夏，确实是晶莹剔透，洁白如玉。王光宇老师说生半夏表面有一层黏液，可以导致喉痛水肿、窒息等，这就是半夏的毒性所在。黄煌教授亦说过，生半夏是古时所用之哑药，可以导致人说不出话。

半夏内服有燥湿化痰、降逆止呕、消痞散结之功，临床多用于痰多咳喘、痰饮眩悸、风痰眩晕、痰厥头痛、呕吐反胃、胸脘痞闷、梅核气等；生用外治，可治痈肿痰核。朱震亨云此可疗眉棱骨痛。生半夏治疗脱眉，民间常用。如生半夏、生姜各300g，麻油1000g，将药研末，以麻油浸渍半月。用时先以生姜片擦3次，后用药油涂之，每日1次，连用3个月，脱落眉发即生。

睡前泡脚胜似补药

在中国，很早就有睡前泡脚的习俗。如大文人苏东坡说得很生动：“主人劝我洗足眠，倒床不复闻钟鼓。”民间则有很多俗语，如“睡前热水泡脚，胜似常吃补药”，强调了泡脚的保健作用；“晨起皮包水，睡前水包皮，健康又长寿，百岁不称奇”，皮包水是指晨起喝水，水包皮则指睡前洗脚，指出晨起喝水和睡前洗脚，是养生保健的良好方法；“养树需护根，养人需护脚”则说明脚对人体的重要性；“饭后三百步，睡前一盆汤”，也指出了睡前泡脚的重要性。中医认为，“春日洗脚，升阳固脱；夏日洗脚，暑湿可祛；秋日洗脚，肺润肠濡；冬日洗脚，丹田温灼”。这些都说明，睡前用热水浸泡双脚，对身体保健确有益处。

1. 中医学解读

中医学认为，足部是足三阴经、足三阳经的起止点，与全身所有脏腑经络均有密切关系，人体的五脏六俯在脚上都有相应的投影，且分布着60多个穴位，如能坚持在睡前用热水泡脚，就能刺激这些穴位，促进气血运行，调节内脏功能，疏通全身经络，从而起到增强体质、祛病除邪、益气化瘀、滋补元气的作用。涌泉穴位于足心，为足少阴肾经所出之“井”穴，为经气所出之源，亦可比喻像水之源头。《内经》曰：“肾者，主蛰，主生精填髓，封藏之本，精之所处也。其华在发，其充在骨，为阴中之太阴，为元气之根，精神之舍。”由此可见，睡前热水泡脚具有补肾的作用。“腰为肾之府”“肾生髓，脑为髓海”，故泡脚还可以治疗肾虚腰痛。

2. 现代医学解读

现代医学认为，脚是人体的“第二心脏”，脚部有大量神经末梢与大脑紧密相连，还密布着许多血管。我国学者张颖清在研究生物的整体与相对独立部分之间的相关性时，发现了生物全息律，即生物的组成部分的生物学特性与生物整体相似。他指出，脚底部从足趾到足跟依次分布着人体的头、颈、上肢、肺、心、肝、胃、十二指肠、肾、小肠、膀胱、下肢等部位的对应区。用热水泡脚或揉搓脚底时，其作用会影响到全身各部分，从而对人体整体实施调节，达到促进睡眠，防治疾病的目的。

首先，热水有温和刺激脚部神经末梢的作用，可对中枢神经系统产生一种良性、温和的刺激，从而促进大脑皮层进入抑制状态，加快入睡，使睡眠加深。其次，睡前用热水泡脚，能使脚部毛细血管扩张，血液循环加快，从而改善脚部和下肢的血液循环，增强血管弹性，降低局部肌张力。第三，睡前用热水泡脚，可以改善足部营养代谢，促使积累的代谢产物（如乳酸）迅速排泄，从而有效消除一天的疲劳。还有学者研究认为，脚部着凉容易感冒，通过热水泡脚，会促进呼吸道黏膜发生变化，从而起到一定的防治作用。

3. 注意事项

（1）睡前用热水泡脚特别适合寒证，如平素怕冷、手足凉，伴有慢性腹泻、或痛经、或有冠心病、或小便困难等病症。泡脚后，还可以配合按摩足底相关的反射区，如慢性前列腺炎或前列腺增生患者可按摩前列腺、尿道的反射区等。

（2）热性病患者不宜泡脚，如高热、出血、口热、舌干等。需要注意的是，有些人对温度不敏感，或患有糖尿病、下肢静脉曲张等，特别要注意水温，防止烫伤。有些人习惯把脚泡得通红，并认为水温越高，效果越好。事实上，泡脚水不能太热，以 40℃左右为宜。这是因为：一方面，水温太高，脚部血管容易过度扩张，人体内血液更多地流向下肢，容易引起心、脑、肾脏等重要器官供血不足，尤其对患有心脑血管疾病的人来说，无异于雪上加霜；另一方面，水温太高，容易破坏脚部皮肤表面的皮脂膜，使角质层干燥甚至皲裂。正在发育期的小孩尤应注意，如果常用过热的水泡脚，会使足底韧带因受热而变形、松弛，不利于足弓发育，日久容易诱发扁平足。

（3）泡脚时间不宜过长，以 15 ～ 30 分钟为宜。泡脚过程中，由于人体血液循环加快，心率也比平时快，时间太长的话，容易增加心脏负担。此外，由于更多的血液会涌向下肢，体质虚弱者容易因脑部供血不足而感到头晕，严重者甚至会发生昏厥。其中，心脑血管疾病患者及老年人应格外注意，如果有胸闷、头晕的感觉，应立即停止泡脚，马上躺在床上休息。

（4）饭后半小时内不宜泡脚。吃完饭后，人体内大部分血液都流向消化道，如果饭后立即用热水泡脚，本该流向消化系统的血液转而流向下肢，会影响消化吸收。因此，最好吃完饭后 1 小时再泡脚。

（5）中药泡脚宜用木盆或搪瓷盆，不要用铜盆、不锈钢盆等金属盆，因为此类盆中的化学成分不稳定，容易与中药中的鞣酸发生反应，生成鞣酸铁等有害物质，使药物的疗效大打折扣。

泡脚切勿乱加药

眼下，人们泡脚往往喜欢加一些中药材，美其名曰加强泡脚的功效，孰不知加中药材不当反伤身。有中医同道发来消息说，临床已发现多例因为泡脚添加中药不当而导致不适的病例。

泡脚虽好，但并不是人人适合；泡脚虽美，但不可乱加药物。一定要根据自己的体质来加用中药材，否则反而会伤身。如果分不清自己到底是什么体质时，最好就用清水泡脚，不加任何中药材。

若泡脚时确需加用药物，一定要咨询当地的中医师。一般泡脚常用的中药材有艾叶、桂枝、川椒、生姜、香附、当归、川芎、红花、桃仁、泽兰、鸡血藤、夜交藤、桑枝、伸筋草、透骨草、寻骨风、木瓜、茯苓、川断、黄芪、生地、葛根、钩藤、夏枯草、菊花、苦参等，需要根据个人体质等情况来选择和搭配。

泡脚虽然一年四季都可以，但若天气较热时，一定要注意水温不可过高，否则过汗反而不利于健康。

红参·促经·催奶

产后催奶之方甚多，少数方中含有红参。笔者发现，催奶方中的红参有促经之效。如一女因顺产后无奶三个月，试尽各种民间偏方依旧无奶，求诊于余。详细问诊下来亦是无证可辨，只好用临床催奶之套方试之。方中含有红参，结果患者用后不但没来奶，而且用药第二天月经即来潮，月经量多，颜色鲜红，之后一直不来奶。笔者此后催奶之方不敢再用红参，深怕再次出现催奶不成反而催经的前车之鉴，凡需用参处多以党参或白晒参或西洋参代替之。

一亲戚顺产三周后头晕目眩、多汗失眠，给予复方阿胶浆。复方阿胶浆的成分为阿胶、红参、熟地、党参、山楂，辅料为蔗糖。用药几天后月经即来潮，不过没影响产奶。其中，促经之功可能还是红参所致。

一护士，月经延后，每次经期不准，往往延后十天半个月才来经，这次月经推后 5 天亦未来，看其体质虚弱，嘱其用复方阿胶浆。后来患者说，喝 3 支复方阿胶浆后月经即已来潮。红参促经之效可见非同一般。

一友人之妻，剖腹产 3 天后觉得内热，口稍干，胃纳可，大小便正常，多汗，乏力，乳房胀痛，有很大硬块，乳汁较浓，吃了通草炖猪蹄、鹿角霜等民间偏方亦不见效，求诊于余。考虑是产后体虚肝郁，虚热内扰，肝郁化火，用甘温除热、疏肝解郁、行气消肿之法，给予逍遥散加味：白芍 10g，当归 10g，茯苓 10g，白术 6g，陈皮 6g，青皮 3g，柴胡 10g，炙甘草 6g，薄荷（后下）6g，桔梗 6g，生黄芪 30g，党参 15g，麦冬 10g，王不留行子 10g，红枣 3 枚，生姜 3 片，3 剂。一天 1 剂，一日 3 次，水煎温服。两日后回访，诸症大有改善，乳房稍微还有点胀，嘱用完余药。一周后再回访已经痊愈。

此外，虾皮催奶亦效佳。如我常用的一个催奶方：生黄芪 30g，党参 30g，麦冬 15g，王不留行子 15g，茯苓 15g，白术 15g，木通 12g，桔梗 12g，当归 15g，虾皮 50g，猪蹄 1 只。上药和猪蹄放在一起炖汤，汤熟肉烂，喝汤吃肉即可。适用于产后气血虚弱，化生不足，无力产奶的情况。

夏枯草治小儿头疮

患儿，男，1 岁 5 个月。其父代诉，患头疮几个月，目前后脑勺枕骨部位左侧有个包块凸出，色红，按之坚硬，周边还有几个小包块，额头近前正中线有一疮后红色疤痕，疤痕处无头发生长；指纹红紫隐隐，发育正常，余无不适。其父言小儿中药难喂，求简便方法。

《诸病源候论·小儿头疮候》曰："腑脏有热，热气上冲于头，而复有风湿乘之，湿热相搏，折血气而变生疮也。"《婴童宝鉴》云："小儿头疮，是六阳受热而为之，六阳之脉食在于头，故热乘于阳不流而为之也。"小儿头疮易发于夏季，看到眼前凸起的头疮，我突然想起散结消肿的夏枯草来，《本草便读》云："此草冬至后生叶，至春而花，一到夏至即枯，故名。"我想，此病因夏季而生，或许会因夏枯草而消，姑且一试。处方：夏枯草 15g，7 剂。医嘱：每剂药加鸡蛋一枚共煎 15 分钟，然后去掉鸡蛋外壳，再把剥皮后的鸡蛋放入药液再煎 5 分钟，吃鸡蛋即可。

半个月后其父告之，小儿头疮已痊愈。效果出乎我的意料之外。7 剂药 8 块 4 毛钱，中医简效验廉可见一斑。

后来翻阅《神农本草经》夏枯草条，其云："味苦辛，主寒热瘰疬，鼠瘘，头疮，破癥，散瘿，结气，脚肿，湿痹，轻身。一名夕句，一名乃东。生川谷。《名医别录》曰：一名燕面，生蜀郡，四月采。"原来《本经》早就记载夏枯草可以治疗头疮，只是自己读书不够多，不识此功效罢了。

读书与思考

3

读书滋养

读《绍奇谈医》札记

何绍奇先生从2002年起在《中国中医药报》开设《绍奇谈医》专栏，谈他的治学心得和临床经验。总共刊发了80余篇文章，内容涉及医理、临床、医史、医话、中药等，其中对于经方着墨亦多。他文笔犀利，文风朴实，字字珠玑，见解独到。近来重读何先生的《绍奇谈医》，受益良多，并且作了札记。每条前面是何先生的原文，后面“崇裕按”是本人当时的感悟。

绍奇原文：疾病的传变规律，基本上是按照五行“相乘”的道理，即“木→土→水→火→金→木”的顺序。

崇裕按：久咳当治肝，用乌梅、五味子、当归温润酸收以补肝；久泻当温补肾阳，补骨脂、骨碎补、仙灵脾、仙茅等皆可运用；水肿久当益心火，黄芪、肉桂皆可用；心火日旺，当用沙参、麦冬以清润。

绍奇原文：“诸痉项强，皆属于湿。”一般来说，引起项强的原因不外有二：一是寒气；另一则是湿邪化热所导致的阴伤。

崇裕按：治疗项强，一则用葛根类方以除寒，一则用苓桂甘露饮（茯苓、桂枝、熟地黄、生地黄、天门冬、麦门冬、石斛、黄芩、枇杷叶、茵陈、枳壳、甘草）类方以滋阴除湿热。

绍奇原文：中医的“八纲”，是阴、阳、表、里、虚、实、寒、热。此八纲固然重要，但还有另外二纲我认为是同样重要的，就是气和血。

崇裕按：阴阳为总纲，表、里、虚、实、寒、热、气、血为八纲，更加有益于临证。

绍奇原文：《素问 · 脉要精微论》曾说：“夫精明五色者，气之华也。赤欲如白裹朱，不欲如赭；白欲如鹅羽，不欲如盐；青欲如苍璧之泽，不欲如蓝；黄欲如罗裹雄黄，不欲如黄土；黑欲如重漆色，不欲如地苍。”所谓“重漆”，就是古代用以涂棺木的漆，其色黑而光亮；而地苍之色，则犹如煤炭般。

崇裕按：有气无泽则病恶，有气有泽则病善。《内经》是想通过比较不同物品之色，表达内在的泽。

绍奇原文：《素问 · 平人气象论》中有此描述：“脉弱以滑，是有胃气。”“以”字即“而”的意思。在此所谓的“滑”，是微有滑象之意，这要在临床上慢慢地用心体会。

崇裕按：弱而滑，此弱当做缓讲，和实相对。

绍奇原文：《难经·三十六难》中有关命门的说法。其言："脏各有一耳，肾独有两者，何也？然。肾两者，非皆肾也。其左者为肾，右者为命门。命门者，诸神精之所舍，原气之所系也。故男子以藏精，女子以系胞，故知肾有一也。"

崇裕按：男子精液清冷或者是精子活动力不够，当温补命门，可用紫石英、肉桂等。

绍奇原文：《本经》有以下的描述："人参，味甘小寒。主补五脏，安精神，定魂魄，止惊悸，除邪气，明目，开心益智。"《本经》里所说的人参，是指"野参"而言。

崇裕按：小儿因难产导致弱智，当恒用野山参补益。

绍奇原文：《本经》记载黄芪可以"治痈疽久败疮，排脓止痛"。若伤口有脓的话，则可加白芷、桔梗及银花等药物以排脓。

崇裕按：当有虚时，可用黄芪排脓，纯实证不妥。不知仲景的排脓汤加上白芷、金银花效果是否会加倍？

绍奇原文：㕮咀，即将药碎成小块，有利于煮出药味，更有效地发挥药物的作用。这只在桂枝汤条下注明，其他方条下则省去，这只是省文，并不是说其他方不必㕮咀。唯大乌头煎一方注明"不必咀"。

崇裕按：按何先生的说法，仲景方基本都是用的粗末，有点类似散剂，此有利于药物成分的析出。仲景的药量本身就大，而且用的又是粗末，那我们后世的药量是否只有比仲景的药量更大，才能达到相应的疗效呢？值得深思。

绍奇原文：桂枝汤即明白告知用"微火煮"。

崇裕按：加之前面桂枝汤条下注明㕮咀的内容，可见仲景原意桂枝汤非解表发汗药。因为解表发汗药一般都是大火急煎。

绍奇原文：仲景用汤剂，率皆每剂只煮一次。

崇裕按：药物量虽大，但只是煎煮一次，如果再加之久煎及少量频服，这恐怕就是大剂量处方医家的秘诀：一个是从安全性考虑。久煎，很多毒性药物都失去了毒性，药性趋于平和；二是从药效性考虑。少量频服，使药物浓度在体内达到一个动态的平衡，有利于药物在人体内发挥作用。

绍奇原文：白虎汤、白虎加人参汤的石膏，仲景并不先煎，而是与其他药同煎，米熟汤成。

崇裕按：质重的药物不一定非得先煎和久煎。如龙骨、牡蛎、珍珠母之类的，笔者从来不先煎，都是和其他药物一起煎煮。

绍奇原文：茵陈蒿汤先煮茵陈，然后才入大黄、栀子。徐灵胎说先煮茵陈，是仲景的秘法。

崇裕按：茵陈先煎之法，极少见到有医家使用，或许是后人未得仲景之用茵陈心法。

绍奇原文：酒客确喜食辛辣焦香，而不喜甜腻。

崇裕按：酒客确喜辛辣焦香之品，故而客家喝酒喜放置一碟炒花生米或煎炸黄豆，边喝边吃边聊。而不喜甜腻，则当另看。酒客之不喜甜腻是常态，可有一种酒本身就是甜腻的，那就是客家黄酒。客家有句俗语："蒸酒磨豆腐，唔（不）敢逞师傅。"说的是虽然客家人家家酿黄酒，人人喝黄酒，但是要酿好黄酒实属不易。饮用黄酒是客家的习俗，有的客家地区甚至在盛夏时还以酒代茶，但并未见酒客因不喜甘而停止饮用这种"既解渴又有补"的甜腻黄酒。酒客不喜甘，那喜欢什么呢？喜欢酒，可如果酒本身就是甘的呢，又当何论？

绍奇原文：注家多认为平素好酒之人，湿热在中，如患桂枝汤证，汗出、恶风、发热，但因为桂枝汤甘温，服后因甘碍湿、温助热则呕。

崇裕按：如果酒客得桂枝汤证，绍奇先生未言明代替之法，我觉得可以用桂枝汤减桂枝，加重生姜的量，或者以桑枝代替桂枝，或者用羌活代替，或者直接用《内经》的泽泻饮，《素问·病能论》说："有病身热解堕，汗出如浴，恶风少气，此为何病？岐伯曰：病名曰酒风。帝曰：治之奈何？岐伯曰：以泽泻、术各十分，麋衔五分，合以三指撮为后饭。"麋衔即鹿衔草。此外，客家解酒一般是用生姜和白糖熬水温服，或者是口服注射用葡萄糖水。

绍奇原文：所谓"桂枝下咽，阳盛则毙"。

崇裕按：后世对此滥用了，一见咽痛，就认为是阳盛，绝不犯桂枝，也不看咽部红不红，即使红亦还要看是鲜红还是暗红呢。我的民间师傅唐医易先生，治咽痛音哑，桂枝乃常用之药。如其一则"半夏散及汤证之反复"案例：

程女士，51岁，2008年4月2日就诊。因咽喉剧痛及声音嘶哑求诊于我。主诉昨日因讲话多，且心情激动，导致嗓子不适。回家后，咽喉渐渐疼痛，至夜更为严重，连忙口服喉疾灵胶囊。今晨起声嘶加剧，咽中觉紧、胀、痛，无烧，除疲惫欲寐外，身体各部无异常。切其脉，一息四至，但极不从容，略呈紧状。予以半夏散及汤：制半夏15g，炙甘草15g，桂枝15g，用水煎，取一碗分二次服用。午后来电：药后咽喉不痛了，可是觉得嗓子难发出声，声音嘶哑似有不断加剧之趋势。傍晚去看她，其声音嘶哑更剧，已近说不出话了。急予苦酒汤：制半夏

10g，白米醋 60g，鸡子清 2 只，用水一碗许，入半夏煮沸 20 分钟，去渣入米醋、鸡子清拌匀，徐徐咽下。后见其渐渐舒适而离去。

次日傍晚途经患者住处三诊。主诉昨日服苦酒汤后，咽喉逐渐舒服，今晨更觉舒适，已渐渐可说话了，但午后忽然咽喉又再疼痛，现在更是畏寒欲寐，咽喉疼痛逐渐加剧。余非常纳闷：这少阴病原证一步步好转，怎又突然变证呢？蓦然见其桌上放有中成药一排，有服用过之迹象，拿起一看，是银黄含片。问她：你还有服食其他药？她说：中午去朋友家，其友见她声音嘶哑，即送她几排银黄含片，说是治疗咽痛声嘶哑特效。她拿了就吃了，还含了好多片。我说：这就对了，问题就出在这银黄含片上了。你必须立刻停止乱吃药的行为！再给拟半夏散及汤：制半夏 12g，桂枝 12g，炙甘草 15g，水煎分二次服。

次日来电，昨天药后，咽喉的紧胀痛逐渐减轻，至今已恢复大半。嘱其再剂。傍晚来电，痊愈矣。

清·尤在泾之《伤寒贯珠集》中把少阴病脉证治分为：少阴脉证四条、少阴清法七条、少阴下法三条、少阴温法十五条、少阴生死法十二条、少阴病禁四条，而半夏散及汤证列于少阴清法七条之尾。谓半夏散及汤甘辛合用，而辛胜于甘，其气又温，不特能解寒客之气，亦能劫散咽喉怫郁之热。“桂枝下咽，阳盛则毙。”阳盛则热，众人所知，但是热并非绝对不能用桂枝却少有人知，如寒化热之怫郁之热，桂枝正是对证之良药。而李国栋先生认为，桂枝汤证乃血虚有热，则又是有热亦可用桂枝之一佐证。

研习《伤寒论》的平行阅读法

目前，中医界沿用的《伤寒论》版本是宋本（明·赵开美于万历二十七年刊刻于《仲景全书》)，而研习《伤寒论》的方法一般都是主张阅读及背诵原文，或是结合阅读后世诸家的注解。但仲景的著作，历经战乱，散佚甚多，虽经晋·王叔和收集编次，宋·林亿等整理，也已非其全，加之年移代隔，其文字含义已有很大变化，因此，用平行阅读法来研习《伤寒论》就显得尤为重要。所谓平行阅读法，即选用同时代的文献做平行比对阅读研究。随着后世对中医文献的不断挖掘整理，仲景的著作以及与仲景同时代的文献也逐渐浮出水面，从而为平行阅读法研究《伤寒论》提供了更多的参考资料。

这样就不仅可以通过上考《内经》《难经》，旁参《金匮要略》《神农本草经》，还可以通过其他更多的文献来研究《伤寒论》。其中主要参考文献如下：

《金匮玉函经》

《金匮玉函经》是《伤寒论》的古传本，同体而异名，北宋治平三年（1066）由孙奇、林亿等校订完成后呈送朝廷，雕版印行。此本南北宋之际的医家虽然有所研习，但其流传却远较治平二年校讫的宋本《伤寒论》稀微，后散佚，直到清康熙五十一年（1712)，陈世杰（字怀三）从当时著名藏书家何焯（1661—1722）那里得到了何氏据宋刻本抄录下来的手抄本《金匮玉函经》，历经4年艰辛校勘，在距离初刊整整650年后的康熙五十五年（1716）重新雕版刊行。

陈世杰在《重刻张仲景〈金匮玉函经〉序》中简单记述了勘校经过："岁壬辰义门何内翰（指何焯）以予粗习张书句读，手抄宋本见授，拜受卒业，喜忘寝食。惜其讹脱者多，甚或不能以句。既无他本可校，乃博考众籍，以相证佐，补亡灭误，十得八九，稿凡数易，而始可读。"但此本很快就流失到日本，1932年才返回我国，1955年人民卫生出版社影印清·何义门鉴定藏本，并参考1988年日本北里研究所附属东洋医学综合研究所医史文献研究室编集、燎原书店发行的清·陈世杰本《金匮玉函经》。成无已在《注解伤寒论》中曾多次引用《金匮玉函经》（其书中每将《金匮玉函经》省称作《金匮玉函》或《玉函》）之文。

文献学家研究发现，张仲景遗著经王叔和整理，始见录于《隋书·经籍志》，名《张仲景方》十五卷，保留着《伤寒杂病论》的全部内容或主要内容，在唐代一直存在，而此后不久，《张仲景方》即散佚。被后人命名为《金匮玉函经》的本子单独传抄流行，即为《伤寒论》，作为一种较早的古传本，在校勘和研究《伤寒杂病论》方面有一定的参考价值。

桂林古本《伤寒论》

桂林古本《伤寒论》，一名《伤寒十二稿》，前清同治六年，桂林左修之先生受之于医圣张仲景先生四十六世孙张绍祖氏。绍祖先生之言曰："吾家《伤寒》一书，相传共有十三稿，每成一稿，传抄殆遍城邑。

兹所存者为第十二稿，余者或为族人所秘，或会劫灰，不外是矣。叔和所得相传为第七次稿，与吾所藏者较，其间阙如固多，编次亦相类。”其左序云：“至光绪二十年，罗君哲初问业于左公，尽得其传。观其师生受授之际，叮咛如此，则此书之价值可知。罗君得此书以后，抱不得其人不传之旨，精录什藏历三十余年，秘不示人。既挟医术游江南，所至负盛名，治病用古方，辄著奇验。从游者无虑百十辈，竟莫知其师之有是书也。及民国初年，长沙刘昆湘氏得古本《伤寒》于江西张隐君，历十余年湖南何芸樵氏为之手写付印，即今之所谓长沙古本也（亦称湘本）。时罗君居甬，与不佞交至笃，不佞既得是书持示罗君，罗君阅竟笑谓余曰：‘佳则佳矣，然犹不如吾所藏者精且备也。即略举数条以正其误，不佞大惊异，亟欲一观，罗君未即允也。’不数日而黄君竹斋自关中来甬，欲登天一阁观仲景佚书不得，纡驾见过，不佞乃亟为介而见之于罗君，并怂恿罗君出其藏书，黄君一见之下，惊喜赞叹，断为仲景原稿无疑。翌年介聘罗君至中央国医馆，时战祸已起，黄君手录副本携赴西安，及南京沦陷，罗返桂林，途遭匪劫，而此书于兵火弥天之中幸存副本，绝学之不坠，黄竹斋先生于1939年在西安校刊公世，世称白云阁本（‘白云阁’乃左盛德书斋名）。”

关于“白云阁”本《伤寒杂病论》，叶桔泉先生重印康平本《伤寒论》时曾引用以证康平本之误。近年对桂本的研究较为深入，已有不少学者予以评介。如李景荣先生介绍白云阁本、木刻版《伤寒杂病论》有如下特点：①该书是合《伤寒论》《金匮要略》为一帙的十六卷本，其书名与卷数与张仲景原序合；②该版本内容之编排，先总论，后各论，先诊断，后治疗，符合一般医学论著撰写体例；③对六淫病邪论述较详尽；④全书以整体观点为指导思想，以三阴三阳为辨证纲领，以脏腑经络学说为理论根据，符合仲景思想；⑤全书首尾呼应，结构严谨；⑥有《伤寒论》《金匮要略》原书所没有的88方。李先生还介绍说："此书重印后，深受各方赞许，据日本矢数道明来函云，该书传至日本后，日本学者争先研求，共赞珍贵。大塚敬节在病危时还要求读此书。日本《医事新报》称："这样珍贵的文献，在日本还是初次见到。"

关于桂林古本《伤寒杂病论》的真伪问题虽一时难以确定，但作为仲景医书的传本之一，而且篇章齐全，内容丰富，载方无缺，错讹较少，并对有疑条文，都能予以较合理的解决，故可供研读《伤寒论》之参考。尤其是桂本比宋本多出三分之一的内容，其学术价值亦不可低估，皆有待于理论研究和实践验证。1960年广西人民出版社据罗哲初手抄本整理而成桂林古本《伤寒杂病论》(即白云阁原本，但内容多《六气主客》一篇)，1980年又改竖排为横排本第二次印行3万册，此书方得以普及。虽该本标点有误，但亦早已售罄，市面难见其踪迹。现在能见到的只有学苑出版社2011年出版的《范中林六经辨证医案选》中所附的桂林古本《伤寒论》，但无论是广西人民版，还是学苑版，都不及民间中医论坛经典古籍编撰组2006年整理校印之新版桂林古本《伤寒杂病论》，其内容完备，文字无误，标点正确，条目清晰，又附编方剂索引，极便检索。

《汤液经法》

《汤液经法》又称《伊尹汤液经》，简称《汤液经》或《汤液》。《汉书·艺文志》“方技略经方类”记有《汤液经法》三十二卷,《汤液经法》是早于《伤寒杂病论》的经典著作。

冯世纶先生认为:“汉晋许多名医都看到过《汤液经法》,陶弘景从《汤液经法》中检录60首,记录于《辅行诀》中,张仲景主要依此撰写《伤寒杂病论》。”钱超尘先生认为:“《辅行诀》以确切的资料证明,《伤寒杂病论》是在《汤液经法》一书的基础上撰成。”

所以研究《伤寒论》的时候,参看《汤液经法》就显得尤为重要。但此书在《汉书·艺文志》记载后却再难寻踪迹,直到20世纪70年代张大昌先生献家藏敦煌传抄本《辅行诀五脏用药法要》,谓“二旦、六神、大小”等六十方证为伊尹《汤液经》之主要内容。而杨绍伊先生于1948撰写了有关《伤寒杂病论》经方的考证专著,认为张仲景《伤寒杂病论》保存了《伊尹汤液经》的全部内容。杨先生通过经学考证、医理探讨,自认为辑复了商代伊尹所著的《汤液经》,故将《解读〈伊尹汤液经〉》命名为《伊尹汤液经》。杨绍伊先生在编排条文时,判断出哪些是商代伊尹《汤液经》原文、哪些是后汉张仲景论广、哪些是西晋王叔和撰次仲景遗论(即张仲景弟子整理其师的遗留论述),为研究经方发展史、《伤寒杂病论》成书、六经辨证论治体系的形成提供了宝贵的参考资料。此外,杨绍伊先生以西晋皇甫谧《甲乙经·序》“仲景论广伊尹《汤液》为十数卷”为据,认为《汤液》出自殷商,且标明伊尹著,原文在东汉“岿然独存”,张仲景根据伊尹《汤液》原文论广,故伊尹《汤液》内容一字无遗保存于今传本《伤寒论》中。并分析《伤寒论》条文,据“与《商书》《商颂》形貌即相近,其方质廉厉之气比东汉之逸靡、西京之宏肆、秦书之谯谯、周书之谔谔”类比,把条文分成《汤液》原文、仲景论广、仲景遗论三类，辑复成《伊尹汤液经》一书。

虽然杨绍伊先生辑复的《伊尹汤液经》存在着诸多疑问，但《伊尹汤液经》刊世后，深受中医界重视，惜《解读〈伊尹汤液经〉》当年刊行量少，初版很难寻觅，后未再版，即使得见者，亦因《汤液经》经文简练古拙，“方质廉厉”，杨氏考证之文文辞古雅，用典丰富，不易读懂，故疏而远之，因此《解读〈伊尹汤液经〉》一直未引起普遍关注。冯世纶等人鉴于《解读〈伊尹汤液经〉》以传统经学考证研究经方传承，其功底之深厚、观点之鲜明、见解之独到，在中医史上是独树一帜的。因此，对杨绍伊先生辑复的《伊尹汤液经》予以解读，由学苑出版社2008年12月出版发行。

《辅行诀》

《辅行诀》乃是《辅行诀五脏用药法要》或作《辅行诀脏腑用药法要》的简称。原题“梁·华阳隐居陶弘景撰”，书名冠以“辅行诀”，即将医药作为辅助修道的手段之意。《辅行诀》不分卷，全书由十一篇构成。前半部为辨五脏病证文并方，每脏一篇，有篇目；后半部为救诸病误治方、劳损病方、五行互含五味变化、《汤液经法》图、外感天行病方、中恶卒死方共六篇，无篇目。经学者研究考证，此书主要源自古佚书《汤液经法》，收录了其中的60余首方剂，与《伤寒杂病论》经方同出一源。更令人震惊的是，在《辅行诀》中找到了《伤寒论》中的一些佚失千年的经方，如大、小朱鸟汤，大、小玄武汤，大、小阳旦汤，大、小阴旦汤等。不仅如此，还有数十首以五脏辨证补泻治疗杂病的医方及开五窍救卒死诸法。如此丰富的“新鲜”材料，对于研究医学史和仲景学说价值颇大。钱超尘先生认为:“《辅行诀》在研究《伤寒杂病论》文献发展史上具有极为重大的意义……《辅行诀》直承仲景《伤寒论》，且可溯源《汉志》之《汤液经法》，具有极高文献价值与临证价值。”冯世纶先生认为:“汉晋许多名医都看过《汤液经法》，陶弘景从《汤液经法》中检录60首，记录于《辅行诀》中，张仲景主要依此撰写《伤寒杂病论》。《辅行诀》中许多方剂和其适应证都可以在《伤寒杂病论》中找到相应的方剂和适应证。”钱超尘先生的弟子石琳和王庆国认为:“敦煌遗书《辅行诀》的发现，以确切的资料证明《伤寒杂病论》是在《汤液经法》一书的基础上撰写而成，给《伤寒论》研究提供了重要的依据和思路，是《伤寒论》研究领域的重大突破。”

《辅行诀》原为卷子本，出于敦煌石室，此书1918年由张广荣（偓南）氏从敦煌某道士手中以重金购得，传给其嫡孙张大昌先生，却不幸于1966年毁于“破四旧”。这也就造成了一直以来研究《辅行诀》的诸多困难。对于一本仅8000字左右，可谓言简意赅、字字珠玑，牵一发可动全身的“经方祖书”而言，如何尽量恢复其历史原貌，从而展现其最根本、最纯粹的医学思想体系，也就成为了揭开《辅行诀》之谜亟待解决和必须解决的问题。而在“文革”之末，张大昌先生将他的追记本和他的学生根据原卷的转抄本，寄给中医研究院（现中国中医科学院）。

王雪苔先生接触此事后，于1975年11月和1976年1月两次赴威县调查，并先后整理出两个校勘本。第二个校勘本是在1988年春，王雪苔先生应马继兴研究员的特别邀请而写的校注考释本，收载在由马继兴研究员主编的《敦煌古医籍考释》一书中，这是《辅行诀》的首次公之于世。然而由于该内容不是单行本，所以至今知道其详者不多。后来人们对这部书的书名、内容、传本、流传经过、校勘经过有了不同的理解和说法，甚至以讹传讹而不自知，促使王雪苔先生把当年调查研究的情况和所掌握的早期资料公之于世，并且以此为基础进行考证辨析，以期正本清源，尽可能地还《辅行诀》的本来面目，从而编著《〈辅行诀脏腑用药法要〉校注考证》一书，由人民军医出版社出版。也正是由于原书被毁，人们对这部书的书名、内容、传本、流传经过、校勘经过有了不同的理解和说法，这样张大昌先生诸弟子手中的传抄本诸本就显得格外珍贵，这些传承诸本是目前可以得见的第一手资料。这些本子行文各异、互有重复，内容上各有千秋，均有极高的保存、研究价值，非一人一书可以全览，故钱超尘等人于 2005 年 10 月至 2008 年 9 月对存世抄本进行重新整理。其间，钱超尘先生两次深入张大昌的家乡河北邢台，深入实地调查研究，总凡挖掘出了 21 种极有价值的不同抄本，其中多数是张大昌的弟子抄出，也有张大昌本人及其挚友所录的本子。历时 3 年，终于有了《〈辅行诀脏腑用药法要〉传承集》一书的撰著并由学苑出版社出版。

华佗之学——《华佗考》

华佗与张仲景都是著名的中医学家，也都生活在东汉末年的汉献帝时期，他们既然同时生于那个时代，必定会面对相似的医学难题，比如伤寒病的流行、疫病造成的大量人口死亡等，因此，他们都留下了关于伤寒病诊治的医学著作。唐代孙思邈的《千金方》，既收录了张仲景《伤寒论》的内容，也把华佗的有关论述记录下来，成了两人如何认识那段难忘历史的珍贵史料。

华佗的事迹，始见于陈寿《魏志》，相传华佗有《脉经》《灸刺经》等著作。但唐以后的医书所载华佗医学著作、医疗方法多系伪托。王叔和曾感叹说："仲景明审，亦候形证，一毫有疑，则考校以求验，故伤寒有承气之戒，呕哕发下焦之问。"尽管如此，却出现了"遗文远旨，代寡能用，旧经秘述，奥而不售"的现象，张仲景学术面临着失传的危险。王叔和尽管整理了张仲景的著作，在论述伤寒传变的时候，他学习的还是华佗的"六部传变"，而不是张仲景的"六经辨证"。由此可见，由于华佗与张仲景是同时代的人，研究华佗之学对于研究仲景之学是很有帮助的，但世传《中藏经》，又名《华氏中藏经》，传说为华佗所作，有名邓处中者尝为该书作序，言此书系从华氏寝室遗藏中获得，然语多怪诞，颇不足信，且《隋书》及新旧《唐书》均未著录，疑为六朝人所作，特假托华佗之名而已。

那么华佗之学就已经完全消失了吗？不然，皖籍名医尚启东先生历时数十年，潜心医籍，钩稽史乘，考订华佗之学，辑得《观形察色并三部脉经一卷》《枕中灸刺经一卷》《华佗方三卷》，并将考订之文悉数附于《华佗考》之中，使华佗之学几近于完璧也。当然还有中医古籍出版社出版发行的《华佗研究集成》，内容包括华佗生平介绍、华佗研究性著作以及已公开发表的研究华佗及其著作的数百篇论文，几乎囊括了从华佗逝世到2005年底所有和华佗有关的学术著作，对于华佗研究及我国中医药发展史的研究具有极大的参考价值。但已不是华佗之学，不足为研究《伤寒论》的平行阅读法采用。

《伤寒论》中南阳方言求是

陈亦人先生的《〈伤寒论〉求是》以其谨严的“求是”精神给《伤寒论》研究吹进一缕拂面春风，“今天认为‘是’，明天又未定‘是’”，成为激发学人不断探索《伤寒论》未知的澎湃动力，同样也在不断地激励着我。张仲景的《伤寒论》被医家奉为经典，很多伤寒学者称《伤寒论》条文“字字珠玑”，一方面说明《伤寒论》的理论深奥、切合实用，另一方面说明《伤寒论》文字精练、行文严谨。笔者在研习中发现，尽管《伤寒论》是以书面通用语言为主，但仍能从一些条文中看出南阳方言。诸多注解《伤寒论》的学者在遇到这些方言时或望文生义，或避而不释，致使《伤寒论》某些条文未能真实反映仲景的学术思想。因此，笔者不揣浅薄，择其一二向南阳当地民众求实，不当之处，还望同道指出，共同探讨“求是”。

我去南阳出差，在回来的火车上遇到很多南阳当地的民众，其中一个阿姨能说会道，特别受大家的欢迎。她看我在阅读中医期刊，就跟我搭话说，她爷爷和父亲都学中医，由于家里有规矩中医传男不传女，故她小时候虽然看过很多中医书，但都是囫囵吞枣，现在基本都已忘记。她的儿子在县人民医院搞西医外科，一个女儿在南方药厂上班，都没有传承家业。家里还有很多用毛笔字抄写的医书，可惜到他们这一代已经无人问津。

交谈中，我趁机问了一下《伤寒论》中几个字词在当地方言中的读音和意思，想看看与现代的解释是否一致。如：

1. 头项强痛

《伤寒论》第 1 条曰："太阳之为病，脉浮，头项强痛而恶寒。"上海中医学院（现上海中医药大学）伤寒温病学教研组校注的《伤寒论》对此的解释是："强 [jiàng，犟]，不柔顺的意思。"而新世纪第二版教材的解释则是："头项强（jiāng，音僵）痛，强，不柔和，有拘紧感。"二者字义解释一样，但是读音却不同。而《胡希恕伤寒论讲座》对此的解释是："而且强（qiáng）。这个强啊，就是强直的样子，这个在书的注里给改作僵（jiāng），这个也通。这个强啊，现在河南人说身上哪个地方板（音），他就说强（qiáng），张仲景是河南人，可见这个强是河南的一个语言，还是对的。"这样同一个字就有三个不同的读音，我就问这位南阳的阿姨"强"读什么音，阿姨说读 jiāng（僵），就是僵硬、不舒服的意思。南阳的经方学子苏方达先生也明确说："强，还是 jiāng 音对，有僵硬、紧张不柔的意思。"

2. 不中

《伤寒论》第 16 条曰："太阳病三日，已发汗，若吐、若下、若温针，仍不解者，此为坏病，桂枝不中与之也。观其脉证，知犯何逆，随证治之。"五版教材解释为："不中与，即不能再给病人服用。"而新世纪第二版教材则解释为："不中，即不可的意思。"孰是孰非，一时还真难辨别。这位阿姨告诉我："南阳平时会说中不中，就是可不可以的意思，也就是行不行的意思。”“不中”（音 zhōng）的意思其实就是不行。苏方达先生进一步明确说：“中，有可以、行、好的意思。”所以新世纪第二版教材的解释应该是正确的。

3. 颇能食

《伤寒论》第 384 条曰：“伤寒，其脉微涩者，本是霍乱，今是伤寒，却四五日，至阴经上，转入阴必利，本呕下利者，不可治也。欲似大便，而反失气，仍不利者，此属阳明也，便必硬，十三日愈。所以然者，经尽故也。下利后，当便硬，硬则能食者愈。今反不能食，到后经中，颇能食，复过一经能食，过之一日当愈。不愈者，不属阳明也。”新世纪第二版教材的解释是：“颇：古为双向词，此处不作‘甚’字解，意为‘稍微’‘略微’”。《郝万山伤寒论讲稿》也认同这种说法：“‘颇能食’就是稍稍地能够吃，这是胃阳到了第二个 7 天有所恢复的表现。这个‘颇’的本义我们在前面说过，《说文解字》说它是从皮从页，是偏头，把头偏向一边。进一步引申，它可以往多的这一边偏，可以往少的这一边偏，往多的这一边偏就是很、甚、多；往少的这一边偏，就是稍微、稍稍、少。这里的‘颇能食’就是稍微能吃一点儿，这是中阳恢复第二个 7 天，胃气有点儿恢复，中阳有点恢复的表现。‘复过一经能食’就是再过 7 天，到第三个 7 天，就能够正常进食了，能正常进食则完全提示了胃阳的恢复。‘过一日当愈’就是过了三个 7 天，即 21 天，然后到第 22 天的时候，这个病就全好了。正气恢复了，邪气退了，如果不愈的话，不属阳明。”而阿姨直接来一句：“颇就是太的意思，颇能食就是太能吃、很能吃的意思，不是稍微能吃。”苏方达先生进一步明确说：“颇能食，就是特能食，特别能吃的意思，这是相对的特别能吃，就是原来不怎么能吃了，现在相比之下能够多吃了。”

4. 白饮

“白饮”一词首见于《伤寒论》，该书中用“白饮”服药共有5方：白散、四逆散、五苓散、半夏散及牡蛎泽泻散。“白饮”究竟为何物？有认为是米汤者，如《汤头歌诀新义》在五苓散服法中写道：“共为细末，每次6g，以米汤调服。”刘渡舟先生注解半夏散中白饮时云：“白饮即米汤，性甘温，和药内服，可健脾胃，益津气，扶正以祛邪，且可制半夏、桂枝之辛燥，以防劫阴。”李赛美老师在讲《伤寒论》时也认为白饮是米汤，就是熬粥后上面那一层白的汤。但也有认为是白米饮者，如丹波元坚认为：“白饮，诸家无注，《医垒元戎》作白米饮，始为明晰。”黄竹斋注五苓散中的白饮：“《医垒元戎》作白米饮，始为明晰；《活人书》作白汤。”不管是米汤，还是白米饮都是用米熬出来的。而苏方达先生说：“白饮就是面条汤，过去的面条是手擀面，在做的过程中要用好多面扑，这样的面条煮出来的汤让人很容易出汗，特别是夏季，喝这种面条汤要比米汤更容易出汗，而且顾护胃气，不伤津液。”河南南阳的日常食物以面食为主，很少吃饭，所以考虑白饮还是面条汤的可能性比较大。

《脉经》本《伤寒论》还有待挖掘

《伤寒论》版本众多，人们对各版本的认识不一，国内除了对湘古本、涪陵古本、桂林古本不够关注外，对《伤寒论》的整理者王叔和的《脉经》本《伤寒论》也重视不够。本文希望通过探讨《伤寒论》的版本，以引起人们对这些版本的重视，丰富《伤寒论》的研究。

当年在南阳参加经方学术会议期间，我在仲景祠看到了康治本《伤寒论》、康平本《伤寒论》和桂林古本《伤寒论》，并看到有关敦煌本的三个版本相关情况介绍。这些版本的单行本现在都很难见到，好在有合刊本可供大家参考。

如李顺保主编的《〈伤寒论〉版本大全》，就包括了敦煌本《伤寒论》(残卷)、康治本《伤寒论》、康平本《伤寒论》《金匮玉函经》、高继冲本《伤寒论》、唐本《伤寒论》、宋本《伤寒论》《注解伤寒论》。但遗憾的是，此书收入的都是公认的正本，而对仲景遗书、国内三种俱称古本的版本、目前存有争议的这三种版本都没有收入其中：

1. 湖南刘崑湘于1912年在江西得古本《伤寒杂病论》，1933年石印公世，即"长沙本"，亦称"湘古本"。他还与其宗人刘仲迈合撰《伤寒杂病论义疏》，在长沙印行。

2. 四川刘镕经于涪陵得传为"王叔和所述，孙思邈所校"之《伤寒杂病论》，1934年在重庆石印公世，即"四川本"，亦称"涪陵古本"。

3. 黄竹斋先生1935年抄得桂林名医罗哲初珍藏其师左盛德1894年所授之白云阁藏本《伤寒杂病论》(又名《伤寒论十二稿》)，1939年在西安校刊公世，称"白云阁本"("白云阁"乃左盛德书斋名。黄氏发现此书之经过，详见其《宁波访求仲景遗书记》，该文原载于木刻版《医事丛刊》中)，即现在的"桂林古本"《伤寒论》(笔者注：学苑出版社于2015年出版了《桂林古本〈伤寒杂病论〉》《长沙古本〈伤寒杂病论〉》《涪陵古本〈伤寒杂病论〉》)。

要想知道各版本的详细考证及其价值可以参看钱超尘先生所著的

《〈伤寒论〉文献通考》，不过此书与《〈伤寒论〉版本大全》一样，都没有关于湘古本、涪陵古本、桂林古本的详细考证。因此，欲窥《伤寒论》古本的全貌，必须参看黄竹斋先生有关《伤寒论》的著述，2011年天津科学技术出版社出版的《黄竹斋医书合集》可供阅读参考。

此外，还有一个《伤寒论》的版本几乎被忽视了，那就是《伤寒论》整理者王叔和的《脉经》本《伤寒论》。

《脉经》本《伤寒论》和现在通行的宋本《伤寒论》的条文有很多不同之处。其中妇人篇的内容，《脉经》本要比宋本多得多。而且同一条文的文字内容，两种版本之间也颇多差异，甚至《脉经》本中的同一条文出现在不同地方，其文字亦有出入。王叔和整理"仲景旧论"，分为《金匮玉函经》与《伤寒杂病论》，又著《脉经》一书收入《伤寒论》条文，由此可见，在王叔和时期，张仲景的著作就已经出现了很多版本。据钱超尘先生考证："仲景著作撰于建安七八年之间，至建安二十二三年，凡十六七年间它是完整的。仲景于建安末年逝世后，由于抄传者众，岁月不宁，以致散乱。此书散乱不久，较确切地说，散乱二三或四五年后，有魏太医令出，荷大任于己身，加以整理撰次。此人者，王叔和也。"这些版本孰是孰非，王叔和本人也不能确定，否则他也没有必要弄出三本书来，更不会在《脉经》中同一条文出现在不同之处，文字亦有出入。而这些差异，必然导致对条文的不同理解。既然同是王叔和整理的张仲景文，为什么在书中竟有如此的分歧，个中原因看起来着实令人费解。其实王叔和在《脉经》序文中已经做了解答："今撰集岐伯以来，逮于华佗，经论要诀，合为十卷。百病根源，各以类例相从，声色证候，靡不赅备，其王、阮、傅、戴、吴、葛、吕、张，所传异同，咸悉载录。诚能留心研穷，究其微赜，则可以比踪古贤，代无夭横矣。”钱超尘先生认为，其所称之“张”，即指张仲景。因为王叔和所面对的是“所传异同”，故采用了“咸悉载录”的方式以使“代无夭横”，这就出现了同一条文在不同之处文字亦有出入。由此可见，王叔和对张仲景文非常珍爱，整理时非常谨慎。王叔和在《脉经》中说：“夫医药为用，性命所系，和鹊至妙，犹或加思；仲景明审，亦候形证，一毫有疑，则考校以求验，故伤寒有承气之戒，呕哕发下焦之问，而遗文远旨，代寡能用；旧经秘述，奥而不售，遂令末学，昧于原本，互兹偏见，各逞己能，致微痾成膏肓之变，滞固绝振起之望，良有以也。”

尽管《脉经》本《伤寒论》的内容要比现在通行的《伤寒论》版本多很多，文字方面也颇多出入，但我认为其中也有很多不失为仲景原意的东西被人们所忽视，应引起国内外《伤寒论》研究者的重视，使《脉经》本《伤寒论》重放异彩。

《李阳波医案讲记 1》读后感

李阳波先生是我敬佩的一位医家。他因“文革”失去上大学的机会，愤而励志，自学中医，焚膏继晷，埋首岐黄，并得多名异人传授方术。生前致力于医、易、道的系统研究及现代运用，其所学除中医经典之外，尚旁涉百家，传统经、史、子、集诸学均有广泛涉猎，曾通读《古今图书集成医部全录》，晚清及以后的大部分医籍亦皆仔细通读过。他提出，中医学就是一门地道的时相医学，而中医开方实际上就是开“时间”。也许我们总是会不经意间或多或少地去神话李阳波先生，但在我看来，其实不是我们去神话他，而是我们自己丢掉了中医本该有的“望而知之谓之神，闻而知之谓之圣，问而知之谓之工，切而知之谓之巧”这样的四诊合参之术。诚如其弟子刘力红教授所评价的：“先师对于中医经典的领悟已日渐深刻，临证运用自如，长于望诊、切诊，言人疾病生死多有奇验，求诊者络绎不绝。”“观其所处，每每不离古风，诚为师古而能化古者。若以如此境界论之，则今之科班习读者，亦未多见也。”

不管外界对李阳波先生传闻有多神，其医案应该最能反映他的真实水平。由于李阳波先生生前忙于诊治病人，加上英年早逝，无暇著书立说，这本《李阳波医案讲记1》(以下简称《讲记》)则是由其传人挖掘整理而成。书中精选了李阳波先生医案百例，并运用五运六气和李阳波先生独创的“数值分析辨证模式”予以详尽解析。李阳波先生看病是在充分研究《伤寒论》《内经》的“五运六气”之后，结合自己的实践，借用人与自然条件协同的原理创立的“时相医学”和“感热度数值分析辨证法”。前者可以预知和治疗疾病，后者既可看病，又可精准药物的定量。

观《李阳波医案讲记1》，亦可看出李阳波先生的中医轨迹———读经典，做临床，成大医。

1. 根基于《内经》

李阳波先生对疾病的望诊、判断和预后很多来源于《内经》。如《讲记》中贾连仲案：因无原因突发伤及左腕，以致左腕疼痛，找到李阳波治疗，李阳波则诊断为心脏病。一年之后，该患者即因心肌梗死而住院数次。李阳波依据的是《内经》中“心有邪留于两腕，肺有邪留于两肩，脾有邪留于髀……”李阳波先生亦善用《内经》之方，如他认为乌鲗骨丸可以治肝硬化，曾以乌鲗骨120g，茜草120g，加蜈蚣为主，治疗一例肝癌患者（广西医学院诊断）获愈。李阳波先生认为，世间万物都有气立和神机两套系统，你生命的密码里面有什么因素就会决定你的外形和内在，故而诊病时经常根据《内经》"五运六气"之原理，用患者的生辰八字结合病发时相来诊断、预后，断人生死，多有神验。我的民间师傅、经方名家唐医易先生在传统辨证治疗效果不佳时，亦用生辰八字结合病发时相来诊疗，往往可以达到意想不到的效果。

2. 立论于《伤寒》

虽然《讲记》讲的是李阳波先生如何用五运六气和"数值分析辨证模式"来诊断疾病、立法处方、判断预后，但我感觉他对于医案的立法处方皆立论于《伤寒》，只是对于《伤寒》之理精研得比一般人透彻而已，把《伤寒》方证对应之法及六经辨证之理糅合在五运六气和"数值分析辨证模式"中，能透过《伤寒》方证对应及六经辨证的迷雾看到疾病的本质，不被其一叶障目。如《讲记》中案例八的冼均良案，立法处方时引《金匮》之说"胁下偏痛，发热，其脉紧弦，此寒也，以温药下之，宜大黄附子汤"和《神农本草经》中的"肉苁蓉治男子茎中痛""淫羊藿治女子阴户痛"，故处方用白虎汤合黄芩汤、大黄附子细辛汤加苁蓉，用药则既温且寒：生石膏15g，知母15g，黄芩8g，大黄3g，附子3g，细辛3g，苁蓉15g，白芍15g，甘草6g。再如病例四的黄秀娟崩漏案，立法为清阳明之热，温补膀胱经气之虚寒，处方用的是《伤寒论》之葛根汤。其注云："不论前阴后窍，凡下之势过大（急）即'利'，均可言之为下利，故以葛根汤主之，服后一剂而愈。"此方此法让人拍案叫绝，真乃活用《伤寒》之大家。而对于小柴胡汤究竟治疗何病，李阳波认为："小柴胡乃是治疗少阳太过与不及同时兼有的一个方剂，是治疗临界状态之少阳病，临床上应用可据其偏于太过或偏于不及而加减应用。"这与我们传统认识亦有所不同。

3. 结合于时病

《讲记》中对于心、小肠、脾、胃、肾、膀胱、三焦、命门、肝、胆、肺、大肠等相关生理、病理、药理的描述则是根据明代李梴编著《医学入门》中的"脏腑分条"。李梴是江西南丰人，青年时期因病而学医，他博览群书，勤于临床，医名斐然。晚年因感初学者苦无门径可寻，乃收集医书数十家，"论其要，括其词，发其隐而类编之"，著成本书。李阳波先生虽然是经方家，但是他并不排斥时方，处方用药时而纯用经方，时而纯用时方，时而经方与时方结合，时而用草药方。广西的生草药资源丰富，故李阳波先生的治疗案例中亦有不少是用当地特有的草药。

4. 综合于内外

除了内服药外，李阳波先生还经常用外治之法，如外洗、热敷、水罐等。《讲记》中记载，李阳波弟子胡存慧的妹妹因阑尾炎术后患带状疱疹，李阳波先生处新鲜草药方：九里明、五色花、火炭母、三角泡、青蒿、三叉苦、两面针、大风艾、十大功劳等，让患者用其煮一大锅水，热敷、外洗、洗澡，当下即痛止，三四天后告愈。电视剧《笑傲江湖》中任盈盈使用的水罐之法，我想很多人都会觉得非常神奇：竹筒在沸水中煮一段时间之后，捞起马上扣在皮肤上使之吸住，竟然收到起死回生之效。而《讲记》中记载李阳波先生就把此法传给了弟子胡存慧女士：首先用一大锅煮外用药及竹筒，水沸后，再慢火煮半小时以上，然后用刀片快速划割皮下穴位或阿是穴，趁热捞出竹筒扣在穴位上吸住，经过40分钟左右取下竹筒，有病灶的穴位就会吸出一大团黑色的血块，或带很多泡沫的血块，病情较轻则有极少量的鲜红血块。此法类似拔火罐，只是用水不用火，施用时皮肤不会感染，伤口愈合也极快，不仅治疗顽痒，凡血热妄行之热毒病症及诸多实证顽疾都可用。胡存慧只学得李阳波先生用竹筒拔水罐治疗血燥血热之顽痒，而治疗其他疾病则没有掌握，真是可惜！

5. 独创于秘方

李阳波先生曾自创了大龙虎散、小龙虎散，刘力红教授亦有提及这两张秘方，只可惜其传人皆不知秘方中之药物。胡存慧女士只是零星提到方中除一般中药外，还有广西草药，具有驳骨生肌、活血化瘀等功效，用于跌打损伤，常收奇效。《讲记》还收载了李阳波先生的一个养生秘方——大吐纳方。此方是李阳波先生根据“阳常有余，阴常不足”“虚损服温补，百无一生；服清补，百无不利”之说，体现了“上工治未病”。人在未病的情况下，用大吐纳方来调养身体，可以滋阴补心肾而达到心肾相交、水火既济的良好身体状态。其具体方药：党参20g，白术10g，茯苓10g，北芪20g，玉竹15g，天冬15g，熟地20g，肉苁蓉20g，淫羊藿10g，山萸肉10g，泽泻10g，生牡蛎10g，大枣8枚，甘草3g。寒者加附子3～5g，或肉桂3g；热者加川连3g，或菊花5g，桑叶5g。

李阳波先生的父母亲都是医务工作者，父亲是中医师，母亲是西医师。当初他学医时，父母都给予他指导。他父亲说：“学习中医有两种方法：第一种是由浅入深，第二种是深入浅出。由浅入深的做法是先读陈修园的《医学三字经》、江敦涵的《笔花医镜》这些显浅易懂的医籍，然后逆流而上阅读各朝代医家名著，最后穷及东汉张机的《伤寒论》、春秋战国扁鹊的《难经》、黄帝岐伯的《内经》。第二种方法是先学习作为中医渊源的经典著作，如《内经》《难经》《伤寒论》《金匮要略》，接着顺流而下，涉猎各朝代名医著作。”他母亲说：“学习中医的人最好能学点西医。但是边学中医边学西医这种方法可能出不了高级医学人才，如果你有志气，头十年要完全读中医，搞清中医理论以后才学点西医。”李阳波先生接受了母亲的提议，并按父亲所说的第二种方法去做，从读《黄帝内经》开始了他的医学生涯。母亲曾给了他 1300 元买房子，结果他竟拿出 500 元，买了满满一板车书！其中有《钦定古今图书集成医部全录》，共 60 册，950 万字，李阳波先生一字不漏地整整看了 15 个月。家人见他那如痴如醉的样子，都惊慌起来，生怕他疯了。这时，煤矿也以他“长期旷工，非法行医”为名，把他开除了。所以“读经典，做临床，成大医”在李阳波身上得到了真正的体现。

广东伤寒“四大金刚”的普及读本

——读《梦回伤寒四大金刚》有感

以章回体小说来解析《伤寒论》者，首推福建中医药大学的张喜奎教授，他写了一部二十二回的武侠小说《仲景临证传知录》，书中主人公的阅历及所见病案皆依《伤寒论》原书太阳、阳明、少阳、太阴、少阴、厥阴六经次序，以此来阐述伤寒之医理。而中国中医药出版社新近出版的《梦回伤寒四大金刚》亦是一部以章回体小说形式来解析《伤寒论》之力作。该书用小说的方式，生动讲述了被誉为广东伤寒“四大金刚”的陈伯坛、黎庇留、谭星缘、易巨荪的伤寒学说与临床应用，把读者带到“四大金刚”身边，身临其境般地跟随“四大金刚”看病、探讨。该书由黄仕沛先生及其徒弟何莉娜编著，广州中医药大学伤寒论教研室主任李赛美教授及广州市越秀区中医学会学术顾问陈建新先生作序，国医大师邓铁涛老亲笔题词。

书中主人公孟飞被其同学萧遥催眠后，使他的意识穿越到1893年的广州，从而开始了他在“四大金刚”身边的学徒生活。“通过他穿越到19世纪后的所见所闻，阐释医案，并借对医案的阐释，抒发黄师之经方观点。现代与近代贯通，回归医案之源本，再现当时临证之场景”（李赛美序），最终使孟飞成为经方的信徒，明白了经方是中医之光，决心把研究挖掘经方、传播发扬经方作为自己毕生从事的事业。书中“医案素材取自《集思医案》《黎庇留医案》及50年代出版的《广州近代名老中医医案医话选》中仅有的十几则陈伯坛医案。涉及陈伯坛的性格医德及其逸事则取自仅有的几篇回忆文章。至于书中出自各人口中的‘医理’则多是来自黄师个人观点，但尽量从仲景原文出发，且避免繁冗的中医理论，力求深入浅出”（李赛美序）。

中医界习惯称“南方无伤寒”，其实南方的广东岭南地区阐扬仲景《伤寒》《金匮》者亦不乏其人。清代有香山的麦乃求（著有《伤寒法眼》）、东莞的陈焕棠（著有《伤寒论归真》）；近代有台山的伍律宁（著有《伤寒论之研究》）、南海的赵雄驹（著有《伤寒论旁洲》）、番禺的陈庆保（著有《伤寒类编》），还有被称为广东伤寒“四大金刚”的新会的陈伯坛（著有《读过伤寒论》及《读过金匮卷十九》）、顺德的黎庇留（著有《伤寒论崇正编》及《黎庇留经方医案》）、鹤山的易巨荪（著有《集思医案》）和南海的谭星缘（著述情况不详）。当年“四大金刚”的名声虽然很响，但由于他们的相关著述存世不多，致世人知之者甚少，很多中医只闻其名，不知其文、其事。因此，如陈建新先生在序中所言：“在这个时候，对‘四大金刚’的医案进行整理、注释工作，使此岭南经方瑰宝不至在历史的长河中淹没，这对岭南中医文化的保存和传播，将起到非常积极的作用。”黄仕沛先生的这本《梦回伤寒四大金刚》生动记述、讲解了“四大金刚”的医事逸事及相关医案，“融知识性、趣味性、岭南地域风情与文化特色于一体，文笔酣畅淋漓，情节宕荡起伏，让人叫绝！”（李赛美序）对于我们认识、了解广东伤寒“四大金刚”起到了推广普及作用。可以说，本书是一本广东伤寒“四大金刚”的普及读本，也是一本研习《伤寒论》的普及读本，黄仕沛师徒对于经方的推广和普及亦功不可没！

张喜奎先生的《仲景临证传知录》是主人公直接跟随张仲景学习，而黄仕沛先生的《梦回伤寒四大金刚》则是主人公跟随仲景之门徒、广东伤寒“四大金刚”学习，两者皆借师徒之对话来阐述自己对于伤寒的见解和运用，由此可见，两位先生都非常重视中医师徒教育，也反映出他们对于中医师徒教育的隐隐担忧和急切期盼。

当年陈伯坛先生在香港创办伯坛中医专校，传授长沙之学。在此期间，香港一度痘疹流行，西医认为痘诊是疮科一类，要从外治，一见灌浆，即加洗刷，以此十不一生，而经陈氏用中药内服救治者多所全活，由此名噪香江。又因其治病所用经方，药量特重，如桂枝、生姜之属动辄以两计，大锅煎敖，药味奇辣，而服之奇效，故有“陈大剂”之美誉。黄仕沛先生是陈伯坛先生之传人，临床用药亦以大剂药重著称，著名经方学者黄煌教授曾写有《擅用麻黄大剂的黄仕沛》一文，可见广东伤寒“四大金刚”代有传人，薪火相续！《梦回伤寒四大金刚》亦是一部广东伤寒“四大金刚”相关医理及医案的总结之作！

脉学中的一枝奇葩
——《临证脉学十六讲》读后感

江西中医药大学姚荷生研究室主任姚梅龄先生所著的《临证脉学十六讲》出版了。当我收到本书的策划编辑陈东枢老师亲笔签名的赠书后认真拜读，感触颇深，江西“赣江姚氏”不愧是我们江西中医的骄傲。

《临证脉学十六讲》是姚梅龄先生根据以往的脉学培训班讲稿整理而成，系统总结了以姚国美先生、姚荷生先生、姚梅龄先生为代表的江西“赣江姚氏”中医世家在百年的临证实践中积累并逐步完善的极为珍贵的脉诊经验。全书分为脉诊总论、脉诊各论、临床特殊病脉转变三部分，以经典理论为纽带，以临床实用为指归，融思想性、学术性、实用性于一体，所论扎实具体，法度从容，特色鲜明，气象清新。中医脉学百花园中又多了一枝奇葩。

姚氏脉学认为，脉诊是中医关键的诊察手段：“①可以判断危重急症的病理本质，避免失误；②可以对判断疾病的基本性质以及预后起总把关作用；③脉象的最后把关作用在儿科中尤为重要；④通过脉诊可以断病因、病机、病所；⑤是了解人体体质的重要手段。”在国家级继续教育项目“名中医脉诊心法研习班”开办期间，恰巧一位学员的家人因腹泻、高热、昏迷数天而住进医院重症监护病房，由于患者已上人工呼吸机，不便问诊与望诊，故授课老师姚梅龄只有凭脉辨证，一剂药后患者热退神清，如此桴鼓之效让广大学员惊叹不已。

《临证脉学十六讲》对于学习者打好脉学基础要求颇高：

1. 脉诊操作规范是脉之要义

脉诊操作在一般教科书中都会讲到切脉的时间、体位、指法、举按寻、平息、五十动等，但对于指法的布指和运指往往描述简略，如“医生和病人侧向坐，用左手按诊病人的右手，用右手按诊病人的左手。诊脉下指时，首先用中指按在掌后高骨内侧关脉部位，接着用食指按关前的寸脉部位，无名指按关后的尺脉部位；三指应呈弓形，指头平齐，以指腹按触脉体，用指腹感觉较为灵敏。布指的疏密要和病人的身长相适应，身高臂长者，布指宜疏；身矮臂短者，布指宜密。部位取准之后，三指平布同时用力按脉，称为总按。为了重点地体会某一部脉象，也可用一指单按其中一部脉象，如诊寸脉时微微提起中指和无名指，诊关脉则微提食指和无名指，诊尺脉则微提食指和中指，临床上总按、单按常配合使用”。

对于如何具体“定关”这里只用“首先用中指按在掌后高骨内侧关脉部位”一句话带过，并未详细描述，而这个恰恰是脉之要义。布指和运指有误，则脉法的准确度可想可知。姚氏脉学对脉诊操作有严格规范，如《临证脉学十六讲》中对于中指定关就有两种方法，“一是中指循手背法，二是拇指对应三指法。找准关脉的中心点后，医生即将自己的中指指目的中点按照关脉的中点落下指头，此即完成了‘中指定关'"，每一步操作都有详细说明，书后还附有中指定关之彩图，足见姚氏脉学操作之严格、规范。

对于指法的运用次序，姚氏脉学亦有详细的操作流程。如用"浮取"法总按三部→用"中取"法总按三部→用"沉取"法总按三部→调整后（根据已感觉到的患者脉搏的浮取力度与沉取力度，来调整中取的力度与位置）；再用"中取"法总按三部→回到"浮取"法总按三部→再行"中取"法总按三部→再行"沉取"法总按三部→三指定格于"寻脉"（直至候清其总体脉象为止）→食指"浮取"寸脉→食指"中取"寸脉→食指"沉取"寸脉→食指定格于"寻脉"（直至候准寸脉为止）→中指同食指候寸脉法候关脉→无名指同食指候寸脉法候尺脉→结束。

2. 脉象分类分级是脉之要素

脉象的种类很多，中医文献通常从位、数、形、势四个方面加以分析归纳。它与脉搏的频率、节律，所呈现的部位、长度、宽度，脉管的充盈度、紧张度，血流的流畅度，心脏搏动的强弱等因素有关。

姚氏脉学则从脉率、脉律、脉位、脉体、脉力、脉势这六个要素来概括，并依据单要素分出三十一种脉象。如果上述脉象中有两种或两种以上的脉象同时出现，就是"相兼脉"，亦可谓是"复合脉"，而"复合脉"又有十二种，这样临床就可以把出四十三种脉象。这些脉象都是临床常见的，且非常实用，并没有什么玄妙和难以理解之处。姚梅龄先生在书中痛斥了时下脉不可凭的错误观念。

姚氏将每种脉象又分为四级，如虚脉分为虚、偏虚、略虚和微微虚四级。微微虚比较特殊，常常会描述成"脉不受按"。所谓"脉不受按"就是虚脉的最低级别的表现，是指下感觉很客观的反映，亦是姚氏祖孙三代家学传承的经验。

掌握脉象要素，对于理解各种脉象的特征及形成机理，可起到执简驭繁的作用。

3. 脉学形成机理是脉之要点

脉象主病古已有之，指的是某种脉象所见的主要病证。如浮脉主表证，数脉主热病，滑脉主痰、饮、食滞、实热或妊娠等。脉象可以反映疾病的所在部位、邪气的进退、正气的盛衰。因此，结合其他诊察手段来分析病人的脉象，对于辨析病情、判断预后及提供临床治疗依据等都很重要。姚氏认为“古代医家极其强调脉象在诊断上的重要性，但通过‘脉象主病’来阐明每种病脉的诊断意义，虽无重大错误，但是流弊不少。例如浮脉主风、主表，意为若摸到了浮脉就是风证或者表证，不如阐明每种病脉产生的原因和形成的机理来揭示其诊断意义更为科学。为此，我们采用‘形成机理’来取代‘脉象主病’”。这既是传承也是创新，可以使脉学更加科学化、规范化。例如涩脉，在讨论其诊断意义时，不但全面列述了导致涩脉的四种病因病机，而且按一湿滞、二停饮、三瘀血、四阴枯的顺序来列述，以明确临床上引起涩脉最常见的病因是湿邪，其次是饮邪，而后是瘀血，比较少见的是阴液枯竭。

姚梅龄先生是江西南昌人，江西中医药大学特聘教授，江西省名誉名中医，江西中医药大学姚荷生研究室主任。笔者在参加姚荷生研究室的脉诊培训时，有幸听其讲课。姚老说话抑扬顿挫，中气十足，说到中医之殇时痛心疾首，说到中医之效时喜上眉梢，是一个很风趣的老师。姚先生从事中医临床、教学和科研工作近 50 年，具有丰富的临床经验，用纯中药治愈了不少现代医学公认的“不治之症”和疑难疾病，对急性发热性及感染性疾病的疗效尤佳，多次到全国各地讲学。姚先生一直秉承父训，慎于著述，这本《临证脉学十六讲》堪称精品，足以指导后学。

《医门凿眼》凿出中医外科的一股清泉

——读《医门凿眼》有感

都说“金眼科，银外科，最不值钱是内科”，可目前的中医院基本都是最不值钱的内科发展还可以，而眼科和外科基本都被西医所取代。这不得不说是我们有金矿银矿不会挖掘，反而一个劲地哭穷。个体行医者只有内外妇儿皆通才行，但外科没有师承很难精通。

个体医生樊正阳先生所著的《医门凿眼》，正是把他家几代师传的外科秘法及自己长期行医实践所得的内外妇儿验方和盘托出，凿出了中医外科的一股清泉。书中全无空说泛论，内容通俗易懂，说理透彻，如面谈亲授，趣味浓厚，读书如听书。其中“习医学丹的故事”里有段家传师承外科的佳话，读来饶有趣味：

“先父师法古先生少年时即留心医学，广博群书，惜无师点拨，终不得门庭。至60年代，拜襄阳名医施映堂先祖为师，始得仲景之门庭，业妇科为业，旁及诸科，治病有奇验。虽内科有术，然外科为私授，终不得其要，遂有寻师学习之心。时襄阳外科名师唐玉山先祖师年八十有五，得中风之疾，半身不遂，仅存一息。子女不顾，援入家中，生养死葬，只有得外科奇术为愿。五亲六戚遂以为痴，不相往来。唐玉山先祖师乃襄阳名医，精研外科，终身在湖北大洪山区游方行医。先父忆谈：

40 年代有一土财主，家产万贯，山林千顷，家中只一小公子得白喉阻塞，旦夕存亡，闻唐祖师治喉有验，请来为诊。时堂下名医林立，措手无言。先祖师与冰片、月石、芒硝、枯矾、青黛、僵虫研细为吹喉药，呼吸立通，续以甘桔牛蒡子为治，旬日公子病愈。财主答谢先祖师，笑言游方至此有酒就好。为答谢救命之恩，土财八枪十牛至师家。惜唐先祖师子不成器，十牛变卖，置地纳妾，新中国成立后被打为地主，翻身无望。

时唐先祖师在先父师照顾药治之下，偏瘫见好。无奈老人八十五有余，神智不清，虽出囊中秘旨，终不得其要。又多年不炼丹，囊中羞涩，无出其秘。先祖师有一堂弟，名“唐大雾”，民国时有地痞欲得其术而不得，置襄阳护城河冻饿而死。其人寻花问柳，梅毒缠身，60 年代找先父师诊治而不得，溃烂而死。“唐大雾”有侄子名“九爷”，虽无文化，然炼丹术尽得其传，方圆百里，外疡多请其治。先父师乃结其义，后又拜我弟为其义子，佯称尽得唐先祖之传，欲合作炼丹，竟得应允。忆我儿时，随先父师多在九爷家中炼丹，至夜暴雨来临，九爷大呼完蛋，空气回潮，炼丹必败。缘炼丹必得秋高气爽，空气干燥，丹药始下。又几次炼丹毕，九爷针挑口尝丹药，麻辣刺口，言此药甚好。

先父师以此得炼丹之术，先施祖师爷赞口有嘉，云唐先生也为我欲师者，终不得其时。弟子学而有法，也为我师。”

从中可以看出，外科传承的重要性以及艰辛困苦，或许正是先辈们的艰难经历才成就了樊正阳先生外科秘法在《医门凿眼》中的披露。樊先生在“习医学丹的故事”结尾中说道：“ 慨医门无门庭之见，互补其术，不亦快哉！” 这抑或正是作者行医经历的真实写照！

脉诊探幽

脉诊妊娠是可以掌握的技术

现代医学技术发达，怀孕很快就可以通过抽血、B超、化验小便等方式检查出来，但这些检查不足以应对复杂多变的临床。如会遇见有的人感冒用了感冒药，之后月经推迟，这才知道当初吃感冒药时已经怀孕；或者去医院做体检，照了X光，之后月经推迟，这才知道当初体检时已经怀孕，但已悔之晚矣。

一般人在月经没有推迟之前是不会特意去查是否受孕，而我们作为医生，就很有必要在这方面引起足够的重视，有能力尽早判断是否受孕，也是对患者负责，对生命的尊重。而妊娠脉就是早期帮助判断妊娠的一种简单有效的手段。

1. 判断妊娠脉要点

判断妊娠脉要点有二：

一是肺脉和肝脉之间的比较。若肺脉大于肝脉，说明不是怀孕，是闭经；若肝脉大于肺脉，则是怀孕。

二是尺脉（肾脉）和寸关脉之间脉形的比较。尺脉比寸关脉脉形弱说明是怀孕，不弱即非孕。

这里所说的妊娠脉指的是 3 个月之内的脉象，3 个月之后很多人早孕反应已经很明显，而且脉象也已经发生很大的变化。

2. 肺脉和肝脉之间的比较

此法得之于民间中医梁知行先生。女子以肝为先天，故怀孕停经之初，正是胚胎之始，为足厥阴肝脉养胎之时，气血并无大动，唯女子以血为本，此时血归肝以养胎，故肝脉比肺脉大可断为有子。

对妊娠脉的论述，始于《内经》,《素问 · 阴阳别论》云:“阴搏阳别谓之有子。”《景岳全书 · 妇人规》进一步说明:“凡妇人怀孕者，其血留气聚，胞宫内实，故脉必滑数倍常，此当然也。然有中年受胎及气血羸弱之妇，则脉细小不数者亦有之，但于微弱之中亦必有隐隐滑动之象。此正阴搏阳别之谓，是即妊娠之脉有可辨也。”

女性性生活之后停经一两个月，其脉多滑数冲和，伴有低热、嗜睡、呕吐等早孕反应，多为受孕怀胎之候。

然闭经之脉也可出现滑数之象。此时即可采用比较肺脉和肝脉之大小的方式来加以鉴别。然而因脉象滑数，肺脉和肝脉之大小往往不容易比较，此时就必须结合判断妊娠脉要点之二来判断。

3. 尺脉（肾脉）和寸关脉间脉形的比较

此法来源于临床实践，其理论根据得之于《金匮要略·妇人妊娠病脉证并治第二十》："师曰：妇人得平脉，阴脉小弱，其人渴，不能食，无寒热，名妊娠，桂枝汤主之。"

徐可忠《金匮要略论注》云："小弱者，脉形小不大，软弱无力，而非细也。"尤在泾《金匮要略心典》云："阴脉小弱者，初时胎气未胜，而阴方受蚀，故阴脉比阳脉小弱，至三四月，经血久蓄，阴脉始强，《内经》所谓手少阴脉动者妊子，《千金》所谓三月尺脉数是也。"

所以这里的妊娠脉比较辨别是在前三个月，三个月之后妊娠脉已经发生很大的变化，《金匮要略心典》早已有明训。

黄元御《金匮悬解》云："妇人得和平之脉，而尺脉小弱……盖子宫者，少阴肾之位，故脉见于尺。胎之初结，气血凝塞，不见流溢，故脉形小弱。"

《金匮要略》中阴脉小弱当是指的尺脉（肾脉）小弱，是尺脉的脉形比寸关脉形要弱。胎儿所需营养来源于足少阴肾脉，而母体血脉开始潜注胞宫以养胎，由于受胎吸养而出现气血虚衰，阴分不足，故尺脉和其他寸关之脉显得小弱。

无独有偶，后在邹孟城的《三十年临证经验集》中也看到类似的论述："余早岁侍诊于业师吴竺天先生，曾请师示妊娠脉法。师诲余曰：'三部脉缓滑冲和，转展流利，寸关浮沉正等，尺部稍俯，即是妊娠早期之脉。若尺脉不俯，即有疑问，当须仔细辨察，以免鱼目混珠。尺脉何以稍俯盖受孕之初，男精女血凝于胞宫，肾气引全身之气血精华，集注至阴之地沉潜于里，以发育胎儿，是以尺脉当稍稍见沉。俯者略低之谓，亦即稍沉之意焉。’仲景《金匮要略·妇人妊娠病脉证并治》篇指出妊娠之诊断：‘妇人得平脉，阴脉小弱，其人渴，不能食，无寒热，名妊娠。’‘渴，不能食，无寒热’为妊妇之症状姑置不论，而其脉象‘得平脉，阴脉小弱’，余之理解为：此处所说之‘平脉’，并非常人脉法中之‘平脉’，而是妊娠妇女之‘平脉’，亦即缓滑冲和、转展流利之脉象。于此脉象基础之上，复见少阴肾脉较寸关略见‘小弱’，弱脉之体状为沉而细，故‘阴脉小弱’并非尺部见小脉与弱脉，当是滑利之妊娠脉至尺部略小而略俯，正与吴师数十年之经验相同。”

4. 方药试探

有的名老中医，在怀孕早期难以辨别是否受孕时，用小剂量桂枝汤试探，若腹中有动静即说明是怀孕。此处用桂枝汤诚如高学山在《高注〈金匮要略〉》中所云：“但当服药而不啜热粥为合，盖啜热粥是助桂枝辛甘之性以驱邪，不啜热粥则任芍药酸敛之性以养脏故也。”

5. 通过妊娠脉辨别男女

妊娠脉除了可以辨别是否受孕外，还可以辨别男女，这在古医籍中有很多相关的记载，如《素问·平人气象论》云：“妇人手少阴脉动甚者，妊子也。”注曰：“以妇人之两手尺部候之，若左手少阴肾脉动甚者，当妊男子，以左男而右女也。”

《脉经·平妊娠分别男女将产诸证第一》云：“妇人妊娠四月，欲知男女法，左疾为男，右疾为女，俱疾为生二子。”“又法：得太阴脉为男，得太阳脉为女。太阴脉沉，太阳脉浮。”“又法：左手沉实为男，右手浮大为女。左右手俱沉实，猥生二男；左右手俱浮大，猥生二女。”“又法：尺脉左偏大为男，右偏大为女，左右俱大产二子。大者如实状。”

《诊家枢要》云：“左手尺脉洪大为男，右手沉实为女。”

《医学心悟》云：“左手为太阳脉浮大知为男也，右手为太阴脉沉实知为女也。”

《妇人良方》云：“若妊娠其脉三部俱滑大而疾，在左则为男，在右则为女也。”

《脉理会参》云：“三部浮沉正等，无他病，而不月者，为有妊也。左手沉实为男，右手浮大为女。又尺脉左大滑实为男，右大滑实为女。左右俱大实为二，阴阳俱盛曰双躯。若少阴微紧者，血即凝浊，养胎不周，主偏夭。尺脉弱而涩，少腹冷、恶寒，年少得之为无子，年大为绝产。”

《诊宗三昧》云：“古人悉以左尺滑大为男，右尺滑大为女，两尺俱滑大为双胎。然往往有左寸动滑为男者，以经行血泻，阴常不满，故尺常不足，不可执于尺内滑大方为胎脉之例。”

平素运用这些方法来断男女有对有不对，但都不如用双管脉辨别来的真切。双管脉又叫二人脉，或曰双人脉，医家切脉之时感觉指下若有两人之脉象在一起跳动即是双管脉，双管脉见于左手为男，见于右手为女。

诊脉的高度在哪里

在张仲景的《伤寒杂病论》中经常可以见到“辨某某病脉证并治”，说明张仲景不但注重证，也注重脉，有些病凭证用药用方，而有些病需凭脉用药用方。如伤寒与中风，就主要是根据脉象。目前中医界很多人认为脉诊可有可无，其实脉诊在临床的重要性是不言而喻的，只不过是很多医家没有认识到脉诊的高度所在，体会不到脉诊在临床中能起到启明灯的作用。

那脉诊的高度在哪里呢？我觉得江西的“神脉”萧熙在《脉诊学的宝藏》中提到的“看脉知病”和“凭脉用药”就很好地回答了这个问题。

萧熙在书中举了一些看脉知病的例子：“我在江西看见三位老中医前辈，能够一看脉便知道是什么病证，不用人家讲，便知道十之八九了。一位是九江的蒋以莊老先生，生平看病，很少需要人讲，在群众中的威信很高。抗日战争期间，逃难到大后方，当地有位名医听见病家不断反映，说他看脉知病，觉得很怀疑，认为这不过是一种“开业术”，曾两次叫自己染病的亲戚去他那里就诊，试试他的脉诊本领。结果，病情证候都是未经自诉而被一一写在方笺的脉案上。这位名医于是备办了礼物亲自去拜候他，老先生也贲礼回看，两人成了学术上的朋友。另一位是南昌的姚国美先生，也常是不需要病人自己述说证候，而疗效却很高。有的老先生连起因和病的传变，都能给你全部说出，恍如他亲眼所见。我所见到的这几位老先生都已经死了，十余年来，群众们还传说着他们的神奇技术。我来到广东，也遇见过几位这样的老中医。记得在1955年的时候，我和蕉岭的一位徐老先生会诊，他也不待病人讲病，就能叙述患者的证候，如数家珍。我和他往诊各种各样的病例，他所指述的，大致都很准确。某地有一位黄老先生，看脉的经验非常丰富。由于这样，他倒不喜欢别人说病。据说，他的脉理比上述蒋老先生的还要深奥。黄老先生遇有病人对他说："医生，我头痛目花。"他便不高兴。今天我并不是提倡这种作风，而是想通过这些我所曾耳闻目见的生动的事例，来旁证中医学的脉诊方面所存在的精蕴是完全肯定的。西医张公让先生在一篇文章里说过，有一次他和一位老中医同乘火车，途中隔邻车厢有乘客患病，找医生往诊，于是张先生和那位老中医同去看他。那位老中医把脉一摸，即说：'你这是喉咙痛。'张先生大为惊奇，因此在文章里说：'中医的脉学确实是值得研究的。'据说张先生是五代祖传的中医，同时是协和医学院肄业、中山大学医科毕业的西医。从这许多事实证明，所谓把脉知病，绝不是什么臆测屡中、玄妙无稽的。凡是对脉诊有研究的人，他们言之凿凿的脉法，极大可能是说得出，做得到，兑得现。有关体现在脉诊事例的一些奇迹，若非亲身历验，似亦难怪其不易置信。"

据我所知，目前在江西能达到"诊脉知病、凭脉用药"这个脉诊高度的有江西"旴江医学"谢氏医家第六代传人谢庄泉。谢老行医时不大说话，只是将手指搭在病人的脉搏上，偶尔问一两句，再看看病人的舌苔，翻翻病人的眼皮，然后下笔开药方。他的诊所门口挂着一幅对联挺有趣的，"七代单传但愿人无病，三指生涯何妨我独贫"。此外，还有江西南昌的"赣江姚氏"脉学传人，如姚椿龄、姚梅龄、姚芷龄、伍炳彩等。他们诊察疾病重视望闻问切，尤擅脉诊，用药轻灵精当，治疗内、妇、儿科的常见病、多发病及疑难病均有丰富经验。

注：旴水，现为江西省抚州市（旧称临川县）抚河一带流域。千百年来，这里涌现出了数百位闻名于世的杰出医药学家，在江西境内形成了理论丰富、著作丰硕、临床诊疗技术独特、传承久远的医学流

派———盱江医学，它与安徽的“新安医派”、江苏的“孟河医派”、广东的“岭南医派”均为我国重要的地方医学。盱江医学具有名医多、医著多、理论渊源、专科特色鲜明、独创“建昌帮”特色炮制技术等特点。

脉诊与临床

自杀阶梯脉象

有一个患者来看脉，一来什么话都不说，把手一伸，我一摸，左寸脉浮弦，这个弦就像是刀在左寸刻了一下，划了一道痕一样，这种脉象往往是曾经自杀过，心有千千结，多数是失眠有梦，遂告知失眠有梦，患者喜形于色。其整体脉象是阶梯象。

“江湖医侠”徐汝奇老师定义阶梯脉象：双寸脉独见浮或弦，或左、右寸部单侧浮或弦者，或左右寸、关、尺三部六位脉象呈现阶梯状，即从寸、关、尺依次出现从高到底或由强到弱的脉象特征者。

当时我想整体脉象不在同一水平线上，阴阳失调，宜调其神，用调神汤，是据刘绍武先生的经验。调神汤是由《伤寒论》第107条的柴胡加龙骨牡蛎汤化裁而成。由于用石膏易龙骨并去了铅丹，故亦名曰柴膏汤。其组成为：柴胡15g，黄芩15g，党参30g，苏子30g，生石膏30g，牡蛎30g，桂枝10g，大黄10g，车前子30g，川椒10g，甘草10g，大枣10枚。

我用的是柴胡加龙骨牡蛎汤（柴胡15g，黄芩10g，党参15g，姜半夏15g，生姜5片，红枣5枚，炙甘草6g，桂枝10g，龙骨20g，牡蛎20g，茯苓15g，制大黄6g）原方，但是刘绍武先生对于调神汤的定义很生动。

我个人体会是左寸脉弦之失眠患者用调神汤效果好，失眠时间不管长短，用此方效果都不错。

阶梯脉象我认为可以用的处方有三：一是徐汝奇老师常说的葛根汤；二是调神汤；三是潜阳封髓丹（砂仁15g，甘草6g，黄柏12g，制黑附子30g，龟板24g）。

此外，精神抑郁患者见弦大脉不皆是肝郁，有些是虚劳，而阳虚患者用疏肝解郁往往取效甚微或只能取效一时。《金匮要略》有云："脉大为劳，极虚也为劳；劳之为病，其脉浮大，手足烦，春夏剧，秋冬瘥，阴寒精自出，酸削不能行。"不是解郁汤脉证，可用补中益气汤加肉桂、附子。

性格脉象

性格脉象最早可以追溯到《素女脉诀》，其中有"脉清者为贵人，浊者难为贵人"之说，这里将清浊指为脉象，虽未能说明其体象，但可以推测清脉脉体轻清细柔，浊脉脉体重浊而粗大。

《素女脉诀》即所谓"三世医书"之一。《礼记·曲礼》云："君有疾饮药，臣先尝之；亲有疾饮药，子先尝之。医不三世，不服其药。"三世者，一为《黄帝针灸》，二为《神农本草》，三为《素女脉诀》，乃三部中医古典著作，亦可谓三种医学流派源头。伏羲制九针流行于世而成《黄帝针灸》(又称《九灵针经》)；黄帝岐伯问答经脉病证而成《素女脉诀》；神农尝百草而成《神农本草经》。

目前，研究性格脉象卓有成效者当推寿小云先生，他著有《寿氏心理脉学与临床》一书。不要以为把脉很玄妙，把出性格不可能，其实完全可以。我个人觉得，什么人见什么脉这是有科学依据的。

脉诊玄，玄在哪里？其实就是玄在虚。虚这个东西并不是空无一物，而是“真传一句话，假传万卷书”的虚，是“祖师传下法，惜无传法人”的虚。凭的是直觉、是磨练、是经验、是阅历、是老江湖。

性格脉象案例

一病人要求切脉，我双手一搭他脉上，感觉不到一丝的紧迫感，那种感觉就像是水流进平原大地，毫无阻碍，虽然是一望无际的平原可以任水流淌，可脉缘跟周围组织接触的地方却是羞答答的，就像水银柱里面的水银一样，时上时下，虽起伏不大，但是来回之势很快。我说你是个慢性子的人，做什么事情都很慢。病人惊讶，说这个你都能把出来。我问把的对不对，他点点头，兴奋地说看看还有什么问题。我再切脉，说你嗓子最近不舒服，也得到他的首肯。到这里我就打住，他问还把到什么没有啊，我推说没什么了。

后得知患者有乙肝大三阳，患者知道自己有乙肝之后心情一直不好，没开心过。现在越来越孤僻，不喜欢和同事在一起玩。我问为何？他说怕传给别人，每次吃饭都很小心，现在性格越来越不好了。

直到此时我才明白，该病人的脉象感觉原来是渴望跟外界接触，但是因为自身疾病的缘故却又是那么遥不可及，这种矛盾的心态在心理脉象上暴露无遗。

太素脉

最初知道太素脉是在《黄帝外经浅释》一书中看到对于清浊之脉的解释："中医对脉象的论述中，有二十四脉（《脉经》）、二十七脉（《濒湖脉学》）、二十八脉（《诊家正眼》）的记载，但均无浊脉的称呼，唯有《素女脉诀》中有'脉清者为贵人，浊者难为贵人'的说法。这里虽然将浊指为脉象，但未能说明其体象，但可以推测清脉脉体轻清细柔，浊脉之脉体重浊而粗大。"其中的《素女脉诀》吸引了我的目光，觉得这个跟传统脉象不同，值得去一探究竟。

后来看到陶御风先生所著的《笔记杂著医事别录》中有关太素脉的内容才知道，其实太素脉是有传承的，查阅《古今图书集成·医部全录·医术名流列传》中提及精通太素脉者有：

1. 杨上善

按《古今医统》记载：杨上善，不知何郡人。大业中为太医侍御，名著当代，称神，诊疗出奇，能起沉痾笃疾，不拘局方，述《内经》为《太素》，知休咎，今世之云太素脉皆宗之，鲜有得其妙者。

2. 刘开

按《南康府志》记载：刘开，字立之，习释老学，常游庐山，遇异人授以太素脉行世。元帝召赴阙，赐号复真先生，卒葬于西古山，著有

《方脉举要》。

3. 杨用安

按《崇仁县志》记载：杨用安，字存心，武昌路医学教授，治病多神效，尤善诊太素脉，预定前程休咎，年数修短。草庐公赠诗有：期君还旧里，共启《内经》元之句。

4. 张扩

按《歙县志》记载：张扩，字子充，少好医，从蕲水庞安时游，同学六十人，安时独喜扩。后闻蜀有王朴，善脉，又能以太素知人贵贱祸福，从之期年，得衣领中所藏素书，尽其诀，乃辞去。南陵有富人子伤寒不知人，气息仅存，扩视之曰：此嗜卧证也。后三日当苏，苏则欲饮，欲饮与此药，必熟睡，觉当得汗。已而果然。当涂郭详正子患嗽，肌骨如削，医多以为劳。扩曰：是不足忧。就坐饮以药，忽大吐，使视涎沫中得鱼骨，宿疾皆愈。在建业，有妇人叩门求医者，扩不在，其弟挥为诊之。及归，挥俱言其状。扩曰：弟与药如是且瘳矣。此其脉当嫠居三年，左乳下有痣也。验之信然。尝有调官都下者，扩诊之谓曰：鰕游脉见，不出七日当死。后五日，得通判齐州，喜曰：张扩妄言耳。我适得官何谓死哉！又二日，晨起进盥，卧地即死。建中靖国初，范纯仁方召而疾作，问曰：吾此去几何？扩曰：公脉气不出半年。范曰：使某得生至京师，则子之赐也。遂与偕行至京师，奏补扩假承务郎。未几，公以不起。闻崇宁中黄诰待淮西提刑，扩谓曰：大夫食禄不在淮西，行且还朝矣。然非今日宰相，所谓宰相者，尤未起，起则有召命，不满岁当三迁。又曰：大夫不病而细君病忧在九月。及蔡京当国，诰被召还，岁中自户部吏部迁左司郎中而妻刘亦适以九月卒。尚书蹇序辰知应天府，扩谓曰：尚书无官脉，旦夕当有谪。俄被旨放归田里。复见之曰：当得州。果得杭州。汪丞相微时，祁门宰陈孺使遍视在学诸生，次至公曰：君位至宰相，然南人得北脉，名宦当由北方起。未几登第，调北京大名主簿，不出北京，积官至中奉大夫，中兴遂为上相。扩后以罪谪永州，至洪州，晨起见帅曰：扩今日时加午当死，后事以累公。帅曰：何至是？扩曰：吾察之，血已入心矣。煺使人伺之，及期卒。

5. 胡重礼

按《仪真县志》记载：胡重礼，明初以医名，尤妙太素脉。有久疟不止者，求视其脉，曰：此疟母也，须百剂方愈。病者服至半中止，而病未瘳。他日，就孙医脉之，曰：此须五十剂乃可。如言而病已。盖孙即重礼婿，传业于重礼者。聊举一端，以见其艺精如此。

6. 吴伯参

按《处州府志》记载：吴伯参，颖慧缜密，信实不欺，尤精太素脉，指晰人祸福修短，无弗验。有脉宜死者，为定其时，至期无爽。

7. 杨文德

按《饶州府志》记载：杨文德，乐平万全乡人。攻医，精《内经》太素脉。明初征诣太医院，洪武戊寅乞归田里，明祖御书种德二字赐之。舟抵饶城，医者刘宗玉延之，文德为讲岐黄心法，以太素授之。紫极宫道士朱姓者疾，文德诊之曰：不数剂愈。朱以银饮器谢之，文德却不受，中途长啸。时宗玉子烈，因问其啸之故。文德曰：明年春肝木旺，脾土受克。至期果死。黄复昌疾，文德诊之曰：一剂即瘥。官贵脉旺，秋当入仕，寻以荐授丹阳令。余皆类此。所著有《太素脉诀》一卷。

8. 姚旸（孙蒙　沈元吉）

按《松江府志》记载：姚旸，字启明，华亭人。父润祖，元医学教授，好古博雅，著称吴越。旸少孤，事母孝，世其家学。洪武中，以人才试行人，宣德间，除莆田知县，有声。未几辞归，号柳隐。孙蒙，字以正，沉静博学，善医，尤精太素脉，定人休咎若符契。巡抚邹来学常使视脉，蒙既叙病源，因曰：公根器别有一窍出污水。来学大惊曰：此隐疾何由知？蒙曰：以脉得之。左关滑而缓，肝第四叶有漏洞下，相通既久。来学改容谢。请药弗予，屈指计曰：但还留台，五日可到。来学解其意，即治行，果抵会同馆而卒。蒙屡征不起，临终作谢世辞，惊悟超脱，盖有所见云。同时有沈元吉者，切脉不逮蒙，而明断善用药，屡起危疾，与蒙并称。

9. 赵铨

按《庐陵县志》记载：赵铨，字仲衡，与罗文庄善，赠以古风，称为石亭子是也。高唐里人。精岐黄家言，虽为制举业不废，以诸生入监贡。仕灵寿、霍山两邑夏贵溪，大拜入京，取道吴城，夜泊，更阑人静，忽拥驺传呼，声出空中，杂以丝竹金革，满驿交喧，俱以为宰相天人当有异，乃明下隐隐有宣言药王爷爷到。闻于贵溪，使人询：药王何人？曰：姓赵者，已而寂然。乃铨舟至，贵溪有心物色之，问来舟为谁？曰：秀才姓赵者。相国即月下索赵生见，倒屣与语，大加赏异，即携与入京。会世庙不豫，大医束手，贵溪及大臣公卿咸举铨入诊视，不终剂而龙体大安。上既龙性，加不豫，益稍不受婴拂，太医待诏者入，未诊视，而得罪杖杀者再三。铨入见，龙袍垂地，跽不得前。上曰：可前？铨曰：龙袍在地上。上乃喜笑曰：会讲话，便知医。乃手举起龙袍以前。乃知前待诏对以龙袍在地下，是以触上忌耳。铨既称旨，朝廷官之而就令焉。铨意不欲久仕，解组归，惟著书修真而已。有乞医者即赴之，不责人金帛，而施药不怠。铨诊太素有神。清江萧公须山病笃，铨往，适病者假寐，铨先诊其长子，诊毕，取酒相欢曰：子脉无忧，何妨乎父寿？投一剂而愈。方出都门时，见一死者已含敛，方入棺，铨下马启其衣衾，令取沸水下刀圭灌之，死者立苏。或以问铨，铨曰：吾过其旁，知其无死气。若有死气，十丈内可决，忍妄启其衣衾耶？其神类若此。铨临终无病，腹中阁阁作声，笑曰：龙吟虎啸，风云庆会，吾当赴之。有顷，异香满室，见顶上一道光彩，冉冉而上，而铨坐逝矣。经日如生，举棺时，异者觉轻虚若无七尺身者，或传以为尸解云。铨所著有《春风堂集》《石亭医案》《岐黄奥旨》《诸家医断》《太素脉诀》《体仁汇编》。

10. 李守钦

按《汜水县志》记载：李守钦，号肃菴。聪明善悟，读书损神，病将危，得蜀医医而愈之，即北面受其业。走峨眉，邂逅异人，授岐伯要旨。归从黄冠游，尤精太素脉理，又能预知人事远近，活者不可胜数。诸王台省，咸敬礼之。徙居荣泽观中，有客自河北来，星冠羽扇，守钦识其非常人，即谨遇之。数日谈论，皆世外事。守钦善对，客甚敬之，曰：先生我师也。又曰：三日后，罗主事过此，我当去也。因题诗于壁而别。越三日，果罗主事自南而北，经于荣泽，为黄河泛涨所阻，栖迟观中，偶见所题，惊曰：此吾世父之笔，缘何题此哉？始知客为罗念菴也。人由是谓守钦能识仙客，号为洞元真人，寿九十有八。所著有《方书一得》《太素精要》诸书行于世。

11. 何銮（何如曾）

按《松江府志》记载：何銮，字廷音，华亭人，宋何沧十二世孙也。四世祖将仕郎侃善医，銮习其业，精太素脉。龙华张宪副以雏僧，腕带金钏试之诊，銮曰：此脉清如入水珠，乃方外孤子，不应在公府中。宪副叹为神人。又常视督学冯侍御疾，知其父以暮年举子及病所由起皆隐中云。其四世从孙如曾，字希鲁，亦善察脉，与孝廉张省廉交厚，计偕走别，如曾知其病已深，谓曰：礼闱尚远，缓行若何？省廉不悟，行次毘陵，疾作还，不旬日而殂。常游苏州某太夫人有危疾，六脉俱沉，群医束手。如曾往视曰：此经所谓双伏，乃阳回吉兆也。以一剂投之，得汗而愈。

12. 郭福顺

按《福建通志》记载：郭福顺，大田人。世名医，少贫贱，挟艺糊口汀邵间，应手皆愈；切脉多，精《太素》，为人言数年后事皆验，人皆异之。

13. 张康忠

按《苏州府志》记载：张康忠，字孝资，号别廉。专精脉理，时以切脉决人休咎，或悬断数年后事，皆不爽。吴兴一贵人病，致聘百金，康忠方服亲丧，强之行，至则要以更衣，康忠愠曰：此岂可易哉？汝金具在。遽取还之，趣櫂归，贵人不得已，听其麻衣入视。时贵人不寐已四十日，康忠投一剂即安寝，更数剂而愈。嘉兴大家妇病腹痛，康忠治之，下一蛇。其奇效多类此，性不治生，有所得，即以施道观，或济贫者，及卒，家无余财。子允积亦能医。

14. 聂宠

按《六安州志》记载：聂宠，六安人。自少习医，得《太素》真诀。父卒事叔如其父，叔病刺股，血和药进之而愈。乐施与重，然诺有乡人遗孤女，宠收养之，及长为治谲奁以嫁。贫者有丧，则施之棺。或病不能就医，辄往治之，不责其报。世称高义。

15. 张汝霖

按《平阳府志》记载：张汝霖，号济川，猗氏杜村人。初业儒，后谢帖括，专心岐黄之术，为名医。僧冥渊尝患暑，汲井水沃囟，济川见之，曰：一月之后将患头痛，不可忍，当亟服药。僧不听，月余果头痛，坐卧无措，乃求方于济川。济川曰：今始求药，迟矣。头痛及年，当自止，但虑汝牙早落矣。逾年齿陨而头痛愈。又邑绅陈起登为诸生时，患疾经年，延济川诊视，曰：若得变证，伤寒则大愈。无几陈果变证，患热疾增剧，家人惶遽，求济川。济川备问寝息唾嗽状，曰：可勿药，有喜也。家人以不下药为疑，济川乃出一方示之曰：但令发汗，疾即愈矣。家人持归，人争谓自济川所得奇方，阅视之，止数味无异寻常，疑信者半。及服之汗出，遂痊。济川尤精太素脉，每决人死生寿夭无不中。然不肯轻言，有求疗治者，必尽心调理之，卒不计利，人以此益重之。年九十三尝隔岁预知死期，谓其子孙曰：吾于某年月必死。凡吾书未就者，当速为补辑之。于是口诵若干卷，令其子日录之。至藏书盈箱，凡有残缺者，悉语其子曰：某卷某叶失几字，讹几字，校订殆无遗漏。其学之邃博如此，亲友闻而骇之，争来观。济川曰：某年某月吾必死，亲友爱我者，当期前一日共至，剧饮以尽平生欢。及期，亲友果聚，济川黄发童颜，扶杖徐步无恙也。相与笑语竟夕。至次日，令其子视棺衾设丧次，因正衣冠瞑目而逝，卒年九十有四。人争异之，相传为仙去。

16. 林时

按《合肥县志》记载：林时，字惟中，合肥人。精太素脉，活人甚众。有方氏妇求治疾，诊其脉，不药，语其家人曰：速为治殓具，夏得秋脉，必死。死在庚申辛酉日。后果于庚申日死。他类此。

17. 汪梧

按《婺源县志》记载：汪梧，字济凤，大畈人。闻衢之开化有林氏，善岐黄术，往从学焉，尽得其传以归。治疾投剂即效，四方求疗者，车马填门。尤精于太素脉，断人终身休咎，无爽。

18. 吴庆龙

按《婺源县志》记载：吴庆龙，字潜初，玉川人。业儒工诗，后习医，于《内经》《素问》诸书，尽抉其秘。尤精于色脉，卜人休咎，往往妙中。每遇危证，诸医敛手不能起者，龙辄起之。性颇介，人遗之，却不受。尝慕董奉种杏庐山，因结舍屏山之阴，植梅满谷，吟啸其间。汪大参尚谊，雅重其人，书其楣曰罗浮清隐。北游辽蓟，适朝鲜，随征将士，屡赖奏效，总督尚书邢授以把总职衔，宠异之。后游南粤，益以医鸣。博罗韩太史日缵海南兵备姚履素暨诸缙绅，各有题赠，诗卷成帙云。

19. 彭用光

按《江西通志》记载：彭用光，庐陵人。善太素脉，言多奇验。所著有《体仁汇编》，医术家多循守之。

20. 陈得祥

按《章丘县志》记载：陈得祥，东锦之普济人。少好元学，尝遇一黄冠双鬟方瞳，倾盖语合，得祥邀至家，因尽授《太素脉诀》，复语之曰：世所传《脉经》《脉诀》大谬，汝持此游人世，可无两手，后数十年当遇我。而里中人沿习高阳生说，不肯信，乃北走燕，始落落难合，后其医益奇验，名暴起，遂倾诸国手，缙绅迎之无虚日。后归里董复亨试其脉应如响，恨相遇之晚，颜其门曰长桑真脉。

21. 洪魁八

按《饶州府志》记载：洪魁八，乐平人。世业岐黄，初得异授，精于太素脉，八法神针。邑人黎澄叶瑞，当未遇时，以疾延其诊视，辄预定其科第，与历任地方，卒之时日。断休咎死生，百不失一。年八十余，无疾而坐化。盖神于医者，时莫得而匹云。

22. 张琦

按《朔方志》记载：张琦，精太素脉，断病逾二十年，生死卒如所许。

23. 丘可封

按《贵溪县志》记载：丘可封，字汝礼。由岁贡历官国子监典簿，博览群书，通天文，尤精《黄帝素问》，与人切太素脉，谈休咎，终身不爽。著有医书及经验奇方，多出自创。可封，三仕学官，皆砥节立名，有贤声，迁国学，三疏致仕，以故未究其用。

24. 赵律

按《畿辅通志》记载：赵律，雄县人。性恬静慈爱，居家孝友，幼嗜问学，长厌举子业，遂精诗学，前后有司校，咸以隐君子礼遇之。后感母疾，乃学医术，洞究轩岐之秘，以济人为念，略不责报，尤精太素脉。易州守某诖误失官，嘱诊其脉。律曰：来春可辨明。后如其言得白，除上蔡令。过雄，复请诊之，律惊惶不敢对，阴谓其子曰：此斩首分骸脉也，凶莫甚焉！后遭流贼之变，夫与妇俱死节。

25. 张景皋

按《朔方志》记载：张景皋，精太素脉，可生则药，不可生断以日时，百无一失。穷通寿夭，以脉推之，亦无不验。所著有《难经直解》。

26. 刘邦永

按《广东通志》记载：刘邦永，从化水东人，宋翰林权直刘裒然之后。生有异质，少孤贫，樵于山中，遇异人唿与俱去，授以岐黄之术及上池刀圭之法，久之尽其秘，归遂以医行世，一时号称国手。视病多望形察色，或以一指按脉即知吉凶，可治者辄喜用药，不问资财；不治者不与药，泣问之，则以指数示曰某日去矣，无不如言。其用药不拘古方，率以己意变通，人多莫测。尤精太素脉，以断修短，无不中者，人皆以为神，迎治殆无虚日。尝为一陈妪治病，妪请其数，永以竹为筹，封置缶中，与之曰：岁取一筹，尽之年某月某日，是其数也。已而果然。又为当道某愈危疾，谢以百金，辞不受，因问之，永曰：予未有子，见公侍女，意欲得之。公笑曰：君何不早言？即与二婢。后邑令王嘉猷得瘀证，永诊脉视色，危之，欲就医于广，永劝弗行，令怒，因之，曰：返时治汝罪。既而卒于舟中，乃遗命释永。永哭曰：我固忧其不返也。永虽以术名，然为人狂脱，恒垢衣敝履，笑嚯自喜，或侧弁蓬首，袒裼扪虱，见尊贵人弗恤。尤好谈仙家上升事，人以为颠废，因自号废翁。卒著药方甚富，人得其方者辄取效。今所传《惠济方》四卷。

富贵脉和贫穷脉

对于中医的脉诊，人们往往走两个极端：一个是神话，妖魔化；一个就是贬低，认为是招摇撞骗的江湖郎中招式。我对待中医脉诊的态度是：不是脉诊太神、太深，而是自己学的不够神、不够深入；否定之前先自我实践，看是否一定就是虚假的东西、不科学的东西。

在湖北中医药高等专科学校读书时，喜欢王光宇老师的精准脉学，学习之后，在临床确实可以通过切脉诊断出西医所说的胃病、前列腺炎等疾病，可信、可实践之；后来又学习寿小云先生的心理脉学，主要是看他的脉案，因为读他写的心理脉学书，总觉得不够生动，还不如看他的脉案好。经过一段时间的学习研究，觉得寿小云先生的心理脉学其实也是可以重复的，不是假的，实践中完全可以通过切脉知道对方的心理，只是要看你切脉人的技术如何。

对于太素脉，从知道的那一天起就被其深深吸引，觉得非常神奇，太不可思议了，把脉能到这个程度，真了不起。买了一本《太素脉秘诀》来读，但看不下去，总觉得跟传统的脉学有相冲突的地方，这样看太过杂乱，得打好传统脉学的基础之后再去研习。不过这种脉还是有可能把出来的。

某男，因为尿频来要求切脉开方，同学先切其脉，说他的脉比较韧，断为肾虚，很早就有性生活或者手淫的情况，患者反馈准确无误；接着我切脉，觉得尺脉跟关脉之间感觉距离比其他两个部位之间的脉象都要长，于是问："你小时候家里是不是生活条件很不好，很穷，而且你现在的成就基本都是靠你自己打拼出来的？”得到患者首肯。

后来同学在门诊切到一个患者有两条脉之后问我，你怎么看，我说这个是双管脉，如果是女性的话首先要排除怀孕的可能，排除这一情况之后，见此脉者，非富即贵。同学问：“你怎么知道的，这个人确实很有钱。”我嘿嘿地笑着说：“另外这个人很有可能是肝有问题，肝主筋，能见两条脉象，而又不是怀孕者，肝很有可能已经出现问题。”同学说：“何止啊，这个病人浑身是病，基本没有一处是好的。”《素女脉诀》中有云：“脉清者为贵人，浊者难为贵人。”信不巫也！

辨治咳嗽不可忽略脉象

患者，女，41岁，2013年7月12日就诊。面色黄暗，有乳腺增生病史，有恐高症。

主诉：咳嗽十来天。

十多天前声音嘶哑，咽痛，用药后痊愈，之后咳嗽。现夜间咳嗽甚，咽痒则咳，干咳无痰，恶寒无汗，腰痛（近来感冒才有），无口干口苦，小便正常，大便稍稀，咽部淡红，舌淡苔白稍腻润。

问诊至此，从发病情况来看是一个外寒内饮证，此患者乃是十多天前受寒之后表未解清，故而恶寒无汗、腰痛的麻黄证候依旧存在；咽痒则咳说明有外邪存在，故而虽然是夜间咳嗽甚，干咳无痰，但是无口干等津伤之证，因此不考虑是阴虚咳嗽。虽然病起十多天，但其实还是一个外感咳嗽，小青龙汤看起来很适合。

再一摸患者的脉象，脉软细，左寸稍浮滑，完全没有浮紧之象，故而辨证为肺气失宣，风寒入里未解，小青龙汤证退一步求之，用半夏厚朴汤加重祛风解表、宣肺止咳药。

姜半夏 15g，厚朴 10g，紫苏叶 15g，茯苓 10g，炙甘草 6g，桔梗 3g，杏仁 10g，前胡 10g，荆芥 6g，防风 6g，陈皮 6g，生姜 2 片，2 剂。

医嘱：一天 1 剂，一日 4 次，水煎温服。

次日，患者带小孩来贴天灸，问起她咳嗽情况怎么样，患者说咳嗽已经好了很多，感觉不到怎么咳嗽，你不问起我都忘记了。

我对这个患者的第一印象是小青龙汤证，但综合分析后，还是觉得小青龙汤不保险，因为其面色黄暗，有乳腺增生病史，脉象却未见弦之象，说明患者的乳腺增生亦是因为气血不足所致，而非肝气郁结。也是考虑患者本身气血不足，小青龙攻伐之力比半夏厚朴汤加味会更霸道，故退而求其稳。

从《伤寒论》条文看小青龙汤是可以不重脉象，但是我记得刘渡舟先生对于小青龙汤的禁忌证却是参考了大青龙汤条文，那么小青龙汤的脉象是否也可以参考大青龙汤的条文呢？值得我们临床思考。如："伤寒脉浮缓，身不疼，但重，乍有轻时，无少阴证，大青龙汤发之。""太阳中风，脉浮紧，发热恶寒，身疼痛，不汗出而烦躁者，大青龙汤主之；若脉微弱，汗出恶风者，不可服之，服之则厥逆，筋惕肉瞤，此为逆也。""病溢饮者，当发其汗，大青龙汤主之，小青龙汤亦主之。""肺胀，咳而上气，烦躁而喘，脉浮者，心下有水，小青龙汤加石膏汤主之。"由此我个人觉得，小青龙汤的脉象严格来讲是应该浮脉，或者浮紧，或者浮缓，如果不是此脉象，那小青龙汤原方下去可能会产生变证，或者病瘥不全，需继续改方调理乃安。如果脉象微弱，那此方就会谨慎考虑。我在临床中曾经遇到过用小青龙汤治疗咳嗽之后，咳嗽虽愈，但出现吐血的病例，后来用甘草干姜汤获愈。

治疗小儿咳嗽期间，很多患儿开始吃中药后咳嗽反而加重，对此家长往往手足无措，其实很多时候这是好现象，无需慌张。江西民间俗称“排寒气”，此时正是身体借助药物的力量驱邪外出，邪正交锋故而症状加重，等到邪净后病亦就自然痊愈。

思考求索

中医真的有那么难学吗

记得当年大学刚毕业去江西省抚州市找工作时，当时的抚州市对于中医药非常重视，每个乡镇卫生院都配有中药，每个乡镇都有中医生，不管是年轻的还是年老的，只是年轻人很少会用中药。

记得当年一位乡镇卫生院的负责人对我说过的话，至今让我还记忆犹新。他当时说的是："现在在乡镇卫生院上班的中医毕业生会开中药的太少了，我们刚新招的两个中医学院毕业的学生都不会开中药，一律用西药，反而是我们这些搞了几十年西医的老医生不得不帮患者开点中药"。当时听了真是五味杂陈，难道中医真的有那么难学吗？

中医界对于中医是否难学有两种观念，一种是中医实在易，一种是中医太难。中医难不难学，我个人觉得一个看学习的兴趣，一个看学习的环境。

学中医的兴趣非常重要，伤寒门径中有个俗语叫“仲景之门，人人可入”，意思是学习伤寒，学习中医这一门学问，其实不设门槛，三教九流，社会各层，不管你是否有基础和经验，只要有兴趣都可以学。可是没有门槛比有门槛更加艰难，因为很多学中医多年或许连门都没有摸到，而自己竟然浑然不觉，就像盲人摸象一样，觉得自己摸到的就是事实的全部，那真是一种悲哀！所以中医难就难在这里，可是黄天也怕有心人，只要你有足够的兴趣，能够一门心思地扎进中医的知识海洋里，不断吸取各种经验，充实自己的中医眼界，这样你的中医临床就会变得游刃有余。问渠哪得清如许，为有源头活水来，中医的源头就是中医几千年的经验沉淀，而中医的活水就是你对于中医的兴趣和悟性。

记得在学校学中医基础理论时，由于教学的老师不会脉诊，她直言不讳地说自己不会切脉，现在临床医生真正会切脉的也很少，大家作为兴趣了解一下即可。我们学校的老师可真够坦诚的，但正当在我们接受中医知识的时候，自己的老师都这样说，对于学生来讲就会有一个误解：哦，原来中医把脉就是一个噱头，做做样子而已，还不是要依靠西医的仪器来检查，病人如果一来不张口，直接伸出手来，那这不会把脉的中医会极其尴尬。

我很庆幸遇到了我的脉学开窍人王光宇先生，当时他在我们学校举办脉学培训班。正是他彻底改变了我对脉诊的看法。他告诫我们，把脉之前先不要问诊，要把望闻问切改为望闻切问，要把切放在问的前面，先通过把脉说出患者的病症、不适等和病人一一核实，如果有不对之处再去脉里面找，这样你的脉诊功夫才能进步。王光宇先生是西学中，浸润中医脉学几十年，其微观脉学让西医都叹为观止，特别是对于妇科肿瘤的诊断，很多时候当小肌瘤连B超都诊断不出来的时候，王光宇先生已经通过脉象诊断出来了，故而王光宇先生出版有《王光宇脉诊带教录（一）》及《王光宇脉诊带教录（二）》。所以你所认识的带教老师对于你的影响是足够深远的，故而不光要有好的学习兴趣，还要有足够好的学习环境。

医学院校流行一句话，“在校学几年不如在医院实习一年”，因为学校学习都是课本上呆板的知识，但是临床却是千变万化的，病人才是最好的老师，临床的案例比看书所记忆的内容要深刻何止百倍？但是看看中医学子的实习环境，很多中医院都西化了。如果临床中你的带教老师都觉得中医药只是安慰剂，那言传身教之下，跟着实习的学生又会如何作想？这样实习出来的学生走向临床岗位，你觉得能有多少会相信中医的神奇疗效，有多少能独立运用中医药的基础理论来指导临床，只怕是很多学生心有余而力不足，因为实习是很重要的一个学习过程，这个时候可以学习你带教老师的中医诊疗模式、中医诊疗思维、中医悟性，这才是学习中医真正开窍的时候。

台球桌上的中医之道

几个同事吃完饭去打台球，我跟霞姐一组，霞姐是广州中医药大学的本科生，她人很好。霞姐说她不会打台球，我说我也不是很会，就权当玩耍，当然我这个不是很会的人就得充当指导霞姐的角色，教霞姐怎么切球、如何运杆、如何三点一线、如何瞄准等。霞姐打的是风生水起，超过了我这个三脚猫，不得不佩服霞姐有慧根，若是此点用来学中医，又加之有人在旁指点的话定是个可造之才。

后来霞姐说还是跟小裕好，打台球学得快，跟大发打球的时候大发不怎么教，打球后还是不知道怎么打。听到这话，让我想起卖化妆品时曾有主管跟我说："我发现你最大的优点就是你知道的东西喜欢跟别人分享，毫无保留地教给别人。"或许正是如此，我把自己对中医所学所悟都是毫无保留地和盘托出。对我来说，我学到的中医本来就不是我的，取之于人，还之于人，我没有必要藏起来，秘不示人。

其实我从高中就开始打台球了，但是断断续续的，都在没有人指点的情况下瞎玩，偶尔也有一杆两球等情况出现，拿大发的话来说就是：你虽然不会打球，但你有时候打出来的球不得不说很精彩。

后来大学实习时，跟伟子同住，那时娱乐活动比大学里面少很多，只能时不时去台球室打台球消遣一下，如何握杆，怎么固定等这些都是伟子教的。伟子是在大学时学的，他虽然起步晚，但打得很漂亮。大学的时候他经常跟别人玩球，经常一边跟别人玩球，一边在新华书店看书学习如何打球，从基础学起，逐渐掌握打球的技术及技巧，慢慢地输的机会在降低，赢的机会在增大，他这个可以说是无师自通或是自学成才，因为打球基本是没有人在旁边指点的，只是看书后在球场上练习找感觉。他学打台球的方法跟学中医的"白天临床，夜间读书"又何尝不是有异曲同工之妙。

学中医如同打台球，其打球风格是可以反映出我们的中医思维。伟子是那种实战型的，基础牢固，稳扎稳打，知道怎么去学习和掌握打球技术。同样地，他学习中医也是有自己的一套方法，虽然我跟他是同专业同班，但我们所学及所看的书却在实习之前有很大的不同，他喜欢研究心理学，古今中外的有关心理学的书籍都有所涉及。

曾有同学问我，连续几天做梦都梦到自己原本是坐着的，但是后来想站却站不起来，觉得双腿没有知觉。给我的第一感觉是运动太少，导致的气滞血瘀。于是拿这个问题请教伟子，他只是问了一下有没有梦到其他的，我说没有。他回短信说："一是考虑运动太少，导致了这个情况发生；二是心里有事，压得他喘不过气来，已经在身体有所体现；三是性功能方面可能出现了问题；并说资料太少，不是很好推断。"同学回短信说："前两条都对，现在心里确实有事，压的自己都快承受不了。"具体怎么推断的，伟子没有告诉我，但从这一点可以看出，他学的扎实，我靠的是直觉，而且我喜欢的东西很宽泛，心理学、算命测字、手相面相、风水地理等方面的书籍都喜欢拿来看看，打球也是如此。我虽不会打球，但有时觉得这样打就进去了，还真是进去了；更有时觉得随便打算了，不管结果如何，反而结果比自己瞄准又瞄准好很多。拿伟子的话说是"我的直觉很好，这是第六感，这个对学习中医很有帮助，或许这就是人们常说学中医的悟性。

也正是和打台球一样，我学习中医从未系统学习过，都是东看看西瞅瞅。对我来说，其实是属于那种需要通过师带徒的方法来学习中医的，虽然我看书可以知道很多的东西，但却不知道如何去运用，需要别人在旁边指点才能醍醐灌顶。

我对中医界造神的看法

很多人觉得中医喜欢造神运动。的确，中医队伍鱼龙混杂，反对造神是希望人们实事求是地对待中医学，避免更多的人上当受骗，也是要还回中医临床一片蔚蓝的天空。

其实任何事情都有正反两方面，有时反过来想想并不是坏事。造神亦是如此，需客观辩证对待。

你造“神”了，别人信了，信心增加了，中医学子往那个方向努力，又何尝不是一件好事情呢？广州中医药大学的彭万年老师说的好：“信心比学习《伤寒论》更重要，你学了《伤寒论》没信心，不敢用《伤寒论》方又有什么用呢？只有自己有信心了，努力去学习，学习后努力去用，这样你就容易进步。”记得刘力红教授也谈过类似的看法，很多教授学《伤寒》、教《伤寒》一辈子，但是真正临床开方用《伤寒》的却寥寥无几，更不用说开麻黄汤等方剂了。中医界现在缺乏的就是对中医疗效的信心，所以造几个“神”，我觉得没什么，坦然处之。就像中医的正邪一样，正邪是可以转化的，并非一定是你死我活。如果你觉得正邪必定是势不两立的，那或许就是没有得到中医的精髓。

此外，如果你觉得那些名中医就是应该什么都懂的，不可能有比自己还不懂的方面，那其实无形中你自己就在神化名中医。我认为中医是学不完的，再厉害的中医师也都有自己不会的地方，张仲景时代很多的不治之症，现在不就可以治愈了吗?！所以说，学中医就是你造你的“神”，我学的我的东西，学别人的优势。

命运在阳光处拐了一个弯

那一年医学专业的录取分数线出奇高，很多人因此栽了跟头，她却幸运地考进了一所医学院校，而且刚好被录取到自己喜欢的专业——中医学。

毕业实习时，她被分配到一所中医院，那所中医院凭治风湿病而出名，在有关风湿病方面的研究走在全国同行的前列。

等到她出来找工作时，由于那几年的医学院校很热门，结果医学院校毕业生大幅度地增加，她的很多同学工作没有着落，而她却因为市妇联的照顾被分配到一家县级医院，一个月工资虽不是很多，但足以养家糊口。

她在那里没干两个月就辞职了，跑回她实习的医院，在风湿门诊进修了两年。因为聪明伶俐，她的老师把治风湿病的秘方传给了她。

进修结束，她进了一家市级医院，待遇很不错，后来还考取了主治医师。可是她还是不知足，在那干了几年又辞职了，这次是跑到了武汉。

她在武汉开了一个小门诊，专治风湿病和脾胃病，其余的病她从不治疗。她在病人中的口碑很好，每天来看病的患者很多，因为她只看她能看好的病。

看到此，读者或许都会认为她的命好，殊不知她一生下来双腿就有残疾，这对一个爱美的女孩子来说简直是生不如死。正因为这样，她从小就很自卑，也促使她发奋读书，最终却考进了一所专科学校。很长一段时间，她在怀疑自己是不是天生命不好，曾一度想自杀。好在命运在阳光处拐了一个弯，她挺过来了，并且最终成就了一番连很多医学生都求之不得的事业。

此文送给即将踏入或已踏入医学院校的莘莘学子，如果你的学校不够理想，不要紧，只要不抛弃，不放弃，树立远大的理想，一样可以实现自己的梦想。因为很多时候，命运只是在阳光处拐了一个弯而已。

朱砂治病≠致命

作者“网易另一面”发了一篇文章《朱砂不能治病，只能致命》，文中因为同仁堂“健体五补丸”被检出汞含量超标，遭香港卫生署公告召回后，又被曝旗下另外两款产品——牛黄千金散及小儿至宝丸的朱砂成分含量分别是 17.3% 及 0.72% 的事件，进而认为朱砂的主要成分硫化汞可导致人体汞中毒，对神经系统及肝肾损伤严重，并提到同仁堂接近 40 种声称能“定心安神、清热解毒”的药品都含朱砂成分，在儿童用药中也有三成左右含有此种成分。此外，文中还列举美、日、德、加等多国都禁止使用朱砂。动物实验也表明，硫化汞在大鼠体内不能被吸收，被吸收的汞来自朱砂中的游离汞和可溶性汞盐，说明重金属汞才是真正的活性成分，由此认为朱砂产生的所谓药效正是汞中毒的表现，比如少动、萎靡、反应迟钝等，这就是“安神”和“镇静”的真相。

作者“朱砂不能治病，只能致命”的观点我是不赞同的。因为从古至今，朱砂在中医临床中一直都有其身影，只是因为其毒性比较大，用的比较少而已。由于临床医家使用此药都比较慎重，故极少听到因为朱砂导致中毒乃至致命的事件。

古今很多本草书籍及方剂书籍对于朱砂的功效和配伍等都有详细的记载。如《本草害利》云："甘凉，体阳性阴。泻心经热邪，镇心定惊，辟邪，清肝明目，祛风解毒，胎毒痘毒。色赤属火，性反凉者，离中虚有阴也。味甘者，火中有土也。"《医学衷中参西录》曰："朱砂，味微甘性凉，为汞五硫一化合而成。性凉体重，故能养精神、安魂魄、镇惊悸、息肝风；为其色赤入心，能清心热，使不耗血，故能治心虚怔忡及不眠；能消除毒菌，故能治暴病传染、霍乱吐泻；能入肾导引肾气上达于心，则阴阳调和，水火既济，目得水火之精气以养其瞳子，故能明目；外用之，又能敷疮疡疥癞诸毒。"《千金方》载有明目的神曲丸："光明砂（丹砂中之最上者）一两，神曲四两，磁石二两。上三味末之，炼蜜为丸，如梧子大。饮服三丸，日三，不禁，常服益眼力。"《医宗金鉴》的朱砂安神丸则能治疗心神昏乱、惊悸怔忡、寝寐不安等："朱砂、黄连各半两，当归二钱，生地黄三钱，甘草二钱。上为细末，酒泡蒸饼，丸如麻子大，朱砂为衣。每服三十丸，卧时津液下。"

《本草纲目》提到朱砂的配伍："其气不热而寒，离中有阴也。其味不苦而甘，火中有土也。是以同远志、龙骨之类，则养心气；同当归、丹参之类，则养心血；同枸杞、地黄之类，则养肾；同厚朴、川椒之类，则养脾；同南星、川乌之类，则祛风。可以明目，可以安胎，可以解毒，可以发汗，随佐使而见功，无所往而不可。"《景岳全书·本草正》则指出，朱砂"味微甘，性寒，有大毒……其入心可以安神而走血脉，入肺可以降气而走皮毛，入脾可逐痰涎而走肌肉，入肝可行血滞而走筋膜，入肾可逐水邪而走骨髓，或上或下，无处不到，故可以镇心逐痰，祛邪降火，治惊痫，杀虫毒，祛蛊毒鬼魅中恶及疮疡疥癣之属。但其体重性急，善走善降，变化莫测，用治有余，乃其所长。用补不足，及长生久视之说，则皆荒谬，妄不可信也。若同参、芪、归、术兼朱砂以治小儿，亦可取效，此必其虚中夹实者乃宜之，否则不可概用”。由此可见，朱砂治病也不是什么情况下都可以使用，必须随证配伍，而且虚中夹实者乃宜之。

中医对于朱砂的认识也是渐进的，最初认为其无毒，后来逐渐认识到有大毒，不能久服、多服，并指出恶磁石，畏咸水，忌用火煅。而且还记载了其毒副反应的表现，如《本草从新》云："独用多用，令人呆闷。"

现代研究表明，朱砂在临床上的主要中毒表现为：

（1）神经系统：失眠多梦，记忆力减退，头痛头晕，手脚麻木等。

（2）消化系统：初期表现为恶心，呕吐，咽喉肿痛，食欲不振；重者可出现消化道出血。

（3）泌尿系统：常表现在中毒后期，血压下降，心率紊乱或中毒性心肌炎等。汞吸收入血后，通过生物膜进入红细胞与血红蛋白的巯基（-SH）结合，可侵害脑细胞、胎儿、精子、卵子、心、肝、肾等，还可抑制多种酶的活性。严重时，发生急性肾功能衰竭而死亡。

朱砂的功效是功效，中毒表现是中毒表现，这是两回事，是不能混淆的，汞中毒的帽子不能随便扣在朱砂药物功效的头上。中医药针对失眠或狂躁患者所采用的安神、镇静治法，绝不是使患者达到少动、萎靡、反应迟钝的状态，而是使患者恢复正常的睡眠或没有狂躁的表现，这才是中医安神和镇静的真相。朱砂中毒的原因有很多，如本身药物炮制不当、服用剂量过大、服用时间过长、服用方法不当、药物配伍不当等，故而先贤强调朱砂配伍之法、炮制之法、使用之法、禁忌之法等，为的就是安全驾驭这个大毒之品而为我们临床所用。

以前治疗失眠的处方中常可看到朱砂拌茯苓、朱砂拌连翘等，其目的就是为了加强其宁心安神的功效。而在目前谈毒色变的社会大环境下，这些用法都逐渐失传了，故而同仁堂的“健体五补丸”被检出汞含量超标之后，民众对于有毒中成药的反应之大亦是可以理解的，但是不能由此就因噎废食。毒药致病亦可以治病，凡事都有正反两面，毒药若使用恰当亦可以成为治病的良药。药物这个东西有病则病挡之，无病则人挡之。如砒霜在武侠小说里常扮演害人毒药的角色，因为这个是剧毒之药，稍微用一点就可以致人死亡。可是砒霜又是治疗白血病的良药，如黑龙江的张亭栋就运用民间偏方——砒霜治白血病。他带领的科研团队研制出的三氧化二砷注射液对急性早幼粒白血病（APL）的临床治愈率达 91%，20 世纪 90 年代所发表的相关论文轰动世界，其医学成就给全球白血病患者带来了福音。

《黄帝内经》中早就提出“大毒去病，十去其六；常毒治病，十去其七；小毒治病，十去其八；无毒治病，十去其九。谷肉果菜，食养尽之。无使过之，伤其正也。必先岁气，无伐天和。”民间亦有“是药三分毒”，所以不管是中药还是西药，不管是无毒的药物还是有大毒的药物，没事不要服用；即使有病需要用药，亦不能滥用，当慎之又慎。当然，就算是大毒之药，诚如《黄帝内经》所说“无使过之，伤其正也”，也可达到治病的效果而不会出现毒副作用。

为什么男性也可以用妇科药

一天早上，一个男痛风患者到医院诉苦，说医生给他开了女性用的妇科药。详细询问得知，他是痛风所致的关节红肿疼痛，有发热感，夜间尤甚，舌暗瘀，舌底静脉怒张，脉沉细涩略弦，医生给他开了归芍地黄丸和桂枝茯苓丸这两种中成药，帮他养血活血、滋阴清热。

很多男性患者不解，为什么男性也可以用妇科药呢？其实这个是由于人们不明医生的用药机理和医患沟通不到位所致。临床很多看似女性专用的药，男性也是可以用的，对此中西医各有自己的观点。

中医治病，虽然两个人（不管是男性还是女性、老人或是小孩）得的是不同病，但若两个人机体出现的病因、病机、病证相同，那医生开出的药物也往往相同；而西医一般是根据药物的作用机制来用药的，比如临床常用的促排卵药——克罗米芬，既可诱发女性的排卵，也可以促进男性精子的生成，而男女内分泌的作用机制其实是一样的，只不过男性生成的是精子，女性生成的是卵子而已。所以促排卵的妇科专用药也可以用来治疗少精、弱精、无精等男科疾病。

临床男性可用的妇科药其实有不少，这里列举几个：

1. 乌鸡白凤丸

乌鸡白凤丸是补气养血、调经止带的妇科常用药，在妇科中的使用频率非常高，但它并非是妇科的专用药。乌鸡白凤丸主要由乌鸡、鹿角胶、桑螵蛸、山药、人参、黄芪、白芍、当归、熟地等药物组成，有类似“雄激素样作用”，是一个阴阳双补的中成药，还有补肾壮阳、养精生精的功效，因此对于男性不育、男性性功能减退、精液不液化以及前列腺炎等男科疾病也有很好的治疗效果。

2. 逍遥丸

逍遥丸也是妇科常用药，其主要成分是柴胡、当归、白芍、白术、茯苓、炙甘草、薄荷、生姜，具有疏肝健脾、养血调经的功效。临床常用于肝郁脾虚所致的郁闷不舒、胸胁胀痛、头晕目眩、食欲减退、月经不调等。男性肝气郁结所致的心情郁闷，头晕目眩，口苦咽干，阳痿早泄等都可以用逍遥丸来治疗。

3. 桂枝茯苓丸

桂枝茯苓丸主要用于瘀血证，说明书上写的是用于妇人宿有癥块、或血瘀经闭、行经腹痛、产后恶露不尽，所以男性患者会觉得此药完全和他的病不相关。其实瘀血证男女都有，在女性常常表现为痛经、闭经、子宫肌瘤等，而男性就表现为睾丸肿痛、会阴部疼痛、前列腺炎或是增生等。虽然两者性别和症状各异，但都是因瘀血所致，所以都可以用桂枝茯苓丸来治疗。

4. 黄体酮胶囊

黄体酮是女性的卵巢黄体分泌的一种孕激素，临床常用于先兆流产、习惯性流产、无排卵型功血等。与雌激素联合使用，还可以治疗女性更年期综合征。其实这个药男性也可以服用，目前临床常用它来治疗肾结石，可以预防和治疗肾绞痛，还可以预防骨质疏松症。

为什么女性也可以用男科药

临床中也经常有女性患者抱怨：怎么给我开的是男科药，你这个药根本就不对症。其实女性也可以用男科药，其机理与前面所讲的男性用妇科药一样。这里主要列举几个常见的女性也可以运用的男科药：

1. 龟龄集

龟龄集是我国传统中成药，源于宫廷，已有四百多年的历史。龟龄集主要由人参、鹿茸、肉苁蓉、海马、淫羊藿等大补气血、温阳益精之品组成，具有强身补脑、固肾补气、增进食欲的功效，常被用于阳虚气弱所致的阳痿、早泄、遗精等，素有男科“圣药”的美称。其实这个药不仅用于男科，临床也常用于多种由于肾阳虚衰所致妇科病的治疗，如习惯性流产、月经不调、原发性痛经、崩漏带下和更年期综合征等。

2. 六味地黄丸

“治肾亏，就用六味地黄丸”的广告词深入人心，让很多患者误以为六味地黄丸专治男性肾亏，其实女性也会肾亏。当女性出现腰膝酸软、头晕目眩、耳鸣耳聋、潮热汗出等肾阴亏虚的主要症状时，也可以服用六味地黄丸来滋补肾阴。对于女性由于肾阴不足引起的更年期综合征、黄褐斑、功能性子宫出血等，六味地黄丸也具有很好的治疗效果。

3. 可多华

可多华，通用名叫甲磺酸多沙唑嗪控释片，它是选择性 α 受体阻滞剂，可以选择性、竞争性地阻断神经节后 α_1 肾上腺素能受体，降低外周血管阻力的同时也可以松弛基质、被膜和膀胱颈部平滑肌。其适应证为良性前列腺增生和高血压，临床常用于降血压和治疗男性的前列腺增生，所以让很多人误以为是男科药。其实这个药也可以治疗女性尿失禁等，还有调节血脂的功效。

因此，如果男性患者需要使用妇科常用药或者是女性患者需要使用男科常用药时，要做好解释工作，征得患者的同意，避免不必要的误会。医生在临床中也要做好这方面的科普工作，让患者改变约定俗成的看法，去掉性别用药色彩，不要受锢于药品说明书。真正用药是不分男女的，关键是用对药，用好药。

基层应大力推广小儿推拿技术

中医适宜技术通常是指安全有效、成本低廉、简便易学的临床技术，是中医学的重要组成部分。目前国家提倡通过推广中医适宜技术，让中医在基层遍地开花，造福民众。而小儿推拿就具备了中医适宜技术的特点——简、便、效、廉，笔者觉得应作为中医适宜技术的一个项目大力推广。

小儿推拿古已有之，可在北方较流行，南方比较少见。其实很多患有腹泻、发热或者腹泻、便秘等常见病的小朋友，采用小儿推拿再结合食疗的话，往往效果很好。很多病例都可达到推拿一次效，二次愈的奇效。而且小儿服药较难配合，治疗小儿疾病，推拿就更显出优势来。所以小儿推拿市场空间是很广阔的，在基层是完全大有作为的。

小儿推拿重在手法，轻在穴位。小儿皮肤娇嫩，推拿手法得当，往往可以达到事半功倍的效果。小儿推拿有不同流派，其奥妙就在手法上的差别，其中手法就有重派和轻派之分：重派即是使用雷霆之势，截断扭转病情，比较适用于重症患者，如高烧、腹泻、抽筋等；轻派手法轻灵和缓，以调理为主，多用于慢性病，比如过敏性鼻炎、哮喘、体虚易感冒、小儿消化不良、慢性腹泻、便秘等情况。

小儿推拿可以绕过小儿不喜欢吃药这一难题，而变成一种深受儿童欢迎的治疗方式。但目前乡镇医院甚至是县级医院，开展针灸推拿的科室较少，更不用说小儿推拿了，就是市级医院开展小儿推拿的也不普遍。

由于经济大潮的影响，乡镇基层留守的基本都是儿童和老人，据统计，全国青少年中有百分之二十七左右的为留守儿童，即每五个儿童中就有一个是留守儿童，随着人们对于药物副反应的担忧及对儿童健康的重视。没有毒副作用、无需打针吃药的小儿推拿方式，一定会越来越受到家长的青睐。小儿推拿前景广阔，在乡镇基层大有可为。

希望基层医院管理者能够认识到小儿推拿技术的优势，加大对这项技术的宣传推广，改变民众对于小儿推拿的认识，主动接受这种治疗方式，使得这项中医适宜技术能在基层发挥应有的作用，服务民众。

基层糖尿病患者的现状

1. 不重视与过于重视

在珠海市中西医结合医院莲花路门诊部坐诊时间越久，看的糖尿病病人也越多，从中发现基层糖尿病患者对自己病情的态度很多时候呈现两个极端：一个是不重视，很多糖尿病患者发现这个疾病七八年甚至是十几年，出现了严重的并发症才来就诊，虽然很早以前就发现了糖尿病，但是一直未用药物来干预，采取“不管不睬”的方式，直到身体严重不适时才来用药干预，这样预后往往不良。还有一种病人就是过于重视，自发现糖尿病后每天总是心事重重，只要糖尿病的指标稍微有变化就着急上火，来门诊也经常是反复询问，为什么吃了药血糖还降不下来？血糖为什么还是有波动？这些患者每天工作的重点就变成了测血糖，关注血糖的变化。

糖尿病患者的这两种态度都是不理想的状态。血糖的波动往往和情绪、睡眠、饮食、运动等有很大的关系，只要遵医嘱、节饮食、多运动，血糖是可以慢慢降下来趋于稳定的。

2. 选择中医与选择西医

基层糖尿病患者的现状之二是中西医的抉择问题。西医、中医、中西医结合，三种治疗方式各有优势。比如西医降糖确实比中医快，并发症处理手段也比中医多，但在改善症状方面，西医往往不如中医；中医通过整体调节，改善内环境，可以让患者的症状得到很大的缓解。西医的治疗目标是降糖，控制指标，而不是治愈；中医的治疗目标是治愈，然后逐渐停药。

基层糖尿病患者在发现自己患病后，往往是第一时间先找西医，用西药治疗，直到西药越吃越多，效果越来越不好的时候才考虑找中医，只有极少部分患者在第一时间先找中医治疗。而且对于西医治疗，即使是终身服药患者亦是认可的，可是找中医治疗的患者却往往要来一句：医生，什么时候可以治好？我什么时候才可以停药？

对于疗效期望的差异，其实是来源于对于中西医两个医疗体系认知的不对等，这方面中医还有很多科普工作要做。

3. 饮食与运动

基层糖尿病患者的现状之三是饮食与运动。

糖尿病患者，除了遵医嘱以外，自己的饮食控制和运动调节也是非常重要的，这需要患者主动去做。因为糖尿病患者往往形体偏胖，善食易饥，当血糖稳定时常常就会饮食松懈，导致血糖上升。此外，运动也很重要，一天最少要运动 2 个小时才行。给患者开药后，一定要嘱咐注意饮食和运动，提高患者在这方面的认识。

在纽约东北部的撒拉纳克湖畔长眠着一位名不见经传的特鲁多医生，他的墓志铭久久流传于人间，激励着一代又一代的行医人。“To Cure Sometimes, To Relieve Often, To Comfort Always.” 中文翻译简洁而富有哲理：“有时，去治愈；常常，去帮助；总是，去安慰。”很多时候医疗本身很无奈，所以患者其实是自己最好的医生。

九问基层中医

中医是在中国古代的唯物论和辩证法思想的影响和指导下，通过长期的医疗实践，不断积累，反复总结而逐渐形成的，是中国人民长期同疾病作斗争的极为丰富的经验总结，具有数千年的悠久历史，是中国传统文化的重要组成部分。中医具有广泛的需求人群，尤其在基层更受欢迎。因为无论是“治未病”理念对养生保健、防病治病的早期干预，还是对临床常见病、多发病的诊疗，中医在基层的简、效、廉优势都是其他诊疗手段所无法代替的。

中国科学技术信息研究所中医药战略研究课题组的调查数据显示，新中国成立之前，我国有中医 80 万人，1949 年为 50 万人，而现在只有 27 万人。在对一些地区和县级中医院的调研后估计，其中只有 10% 的中医开汤药处方，换句话说，真正能用中医思路看病的不过 3 万人。这期间，我国人口从 4 亿增加到 13 亿，中医人数却锐减到如此地步，而西医则从 1949 年的约 8.7 万人增加到今天的 175 万人。由此可见，中医的阵地在不断萎缩，中医正面临后继无人的尴尬处境。在这样的大背景下，基层中医的发展更是举步维艰，困难重重。

虽然新型农村合作医疗制度的建立为广大农民提供了广覆盖、保基本的医疗保障制度，但在基层想看中医依旧是遥不可及的事情，即使是县级中医院，很多的科室设置也基本都是效仿西医院，没有体现出中医专科的特色优势，中医院严重西化。目前县级中医院中能够把中医理论应用于临床的中医越来越少，而基层的乡镇卫生院或者是村卫生室更是有废中药存医或是废中药废中医的情况出现。

我将自己对基层卫生系统的所见、所闻、所思、所想用《九问基层中医》的形式呈现出来，虽然是一孔之见，但也可见微知著，希望藉此促进大家对基层中医及基层医生的认识，了解基层医生的心声和困境。基层医生很少发出声音，并不是基层医生麻木，而是他们发出的声音往往得不到回应，时间久了就变成了集体失声。这是一个很可怕的事情！

一问基层的中医药为什么越来越少

基层医疗专业人员的匮乏，特别是中医药人才与技术方法的匮乏是我们不得不面对的残酷现实。本该在基层最常见的中医药，现在却变得遥不可及。其原因是多方面的：

1. 中医药太复杂

其一是中药复杂。开设一个中医科，需要中药药剂人员和中药鉴定人员。中药不像西药，西药每个药都是有固定的剂型，药房的人员只要按照医生的处方发药即可；中药很复杂，很多中药饮片非常相似，很容易混淆，即使是中医师本人都很难分辨。所以管理中药房，对于专业技术人员要求高，而且中药利润小，储存麻烦，容易霉变，这个也是很多基层医院不愿意建立中医科的原因之一，甚至原有的中医科都在萎缩。

目前中药的造假也很厉害，特别是伪品代替的情况比较严重，这就需要专业的中药鉴定人员来把关，而中药鉴定人员的传承比中医传承的断层更厉害。会鉴定中药的技术人员在县级中医院都是凤毛麟角，更不用说乡镇卫生院。

其二是中医复杂。西医往往是辨病和对症治疗即可，而中医不是，中医必须辨证施治，不能“头痛医头，脚痛医脚”。

比如一个普通的感冒，对于中医来讲就很复杂。首先要分风寒感冒还是风热感冒，其次还要区分是否夹杂有暑、湿、燥、火，还要结合患者的体质、年龄、性别、气候等来处方。同样一个感冒，可能患者不同但处方相同；也可能症状相同，但处方却不同。

2. 不能满足社会的需求

西医比较简便，不用每天小火慢炖去熬药，节省了时间，而且西药很多是胶囊或是片剂、丸剂，药味不苦，人们容易接受。很多民众希望中医也能达到这个简便的程度，不用自己熬药，可以直接吃，而且服用简便，起效要快，药味口感好。这个对于目前中医来说，是一个技术难关。

目前虽然有中药颗粒剂，可以免去煎煮之烦恼，但是不少中医师都觉得颗粒剂的药效不如中药汤剂好，因为中药汤剂在煎煮过程中所发生的化学变化，目前谁也说不清楚。何况还有一些处方需要特殊的煎药方法，如医圣张仲景《伤寒杂病论》中的很多方子就需要除去药渣之后再复煎。虽然目前不少医院都有代煎药服务，用煎药机煎药，然后真空包装，省时省力，但很多民众反映代煎费用稍贵，有时甚至超过药费。

3. 政府重视不够

中医药能否得到顺利健康的发展与政府的支持有莫大的关系。当年毛泽东主席对卫生部党组“关于举办西医离职学习中医学习班”的报告作出批示：“中国医药学是一个伟大的宝库，应当努力发掘，加以提高。”号召“西学中”，结果在全国掀起了一股学习运用中医药的热潮，很多乡镇基层医生就是在这个号召下学习中医的，不少在当地还有了一定的名望。目前来讲，就是需要把中医相关诊疗项目纳入农村医保统筹，而且报销比例要比西医诊疗项目高，这样才能促使民众更愿意选择中医药，让中医药在基层得到长足的发展。

二问民众为什么不信任中医

民众为什么不信任中医？这个其实是一个伪命题，因为民众当中很多老一辈的还是相信中医的，他们年轻的时候基层中医很多，大都享受过中医技术的神奇，并且对此印象深刻。比如在我的家乡，很多老人来就诊，提及中医的时候，都说中医好啊，中医治本，对于调理身体是很好的，还回忆一大堆自己被中医治疗好的往事，最后还要感叹一句：可惜现在这边都没有中药了，想要调理也只能去很远的地方抓中药。

随着基层中医的萎缩，慢慢地中医看不到了，中药抓不着了，去基层卫生院只能看西医，中医也逐渐淡出了民众的视线，这也导致了现在的很多年轻人对中医缺乏了解，缺乏认识，甚至是不相信中医。

中医不被民众信任，和中医本身的技术水平也有很大关系。在基层，中医药专业人才较少，缺乏知名的中医临床专家，少部分中医药人员知识层次跟不上时代的需求，知识更新速度慢，致使诊疗水平低，不能满足患者需求。而且中医不同于西医，中医的治疗效果一旦不好，可能就会是一竿子打着一船人，因为中医很多时候依靠的是口口相传，如果一个中医师的诊疗效果不好，患者常常就会说我吃了某某的中药，一点效果都没有，结果可能就变成了中医不行，中药是安慰剂。

中医不被民众信任还与中医普及不够有很大关系。中医的病症描述不像西医那么简单明了，深入人心，西医的糖尿病、高血压、高血脂等很多民众都知道得一清二楚，可以和你说得头头是道。而中医的气虚、血虚、阴虚、阳虚等多数民众听的是一头雾水，似懂非懂。中医的宣传、普及工作不做好，中医药想要在基层推广的难度会大很多，而政府在这方面的作用就显得尤为重要和突出。

三问基层中医的水平为什么上不去

中医的疗效和中医自身的诊疗水平有莫大的关系。西医可以依靠专科专病的药物来治疗，而中医专科专病的药物极少，基本全靠中医师辨证论治的水平。基层中医临床诊疗水平为什么上不去呢？其原因主要有：

1. 再学习机会少

基层医院的医生外出学习的机会非常少，即使有，单位也很少会放行。因为基层单位大都人手紧缺，你一离岗可能这个科室就没有人值班，难以正常运行，加之很多基层卫生院担心自己的员工再学习之后会辞职，另谋高就，导致人才流失，所以，往往不鼓励自己员工外出学习或进修。

这就需要政府有关部门将基层在岗中医药人员的继续教育和职业培训落实到位，只有这样，才能真正提高基层中医师的业务水平和诊疗能力。此外，还要加强基层中医师对中医药适宜技术的学习，着重培养他们的临床能力，从而让基层中医师看到上升的空间，增强自信和学习的动力。

2. 跟师学习缺失

跟师学习、师徒传承是成就高明中医的必经之路。而现在的基层中医师往往从学校毕业后就一直在临床一线工作，根本没有机会跟名老中医专家侍诊、抄方、学习，也很少有机会去认识名老中医，无法和名老中医取得联系，向他们请教临床中遇到的难题。

因此，政府主管部门需要探索不同层次、不同类型的师承教育模式，丰富基层中医人才的培养方式和途径，落实名老中医的传、帮、带，确保基层中医业务能力、诊疗水平的提高。

3. 自我充电积极性不高

自我充电，就意味着要花很多的时间和金钱，临床所遇见的病症是千奇百怪的，想要疗效好，就要不断提高自己的诊疗水平，除了多实践、跟师学习之外，还要多读书，一个好的中医师应该要有一个自己的书库，其最佳的自我充电方式就是白天临证，夜间看书。而书库的建立需要资金。这对于待遇本身就差的基层中医来说，往往会觉得得不偿失，故没有什么积极性。

比如某些地方去基层支医的工资是 1500 元，这是由财政直接拨款的固定工资，逢年过节也没有什么额外的补助。靠这点工资，还要养家糊口，困难可想而知。这样的待遇，对于中医这个活到老学到老的行当，显得尤为捉襟见肘。

四问基层为什么留不住中医人才

据笔者家乡的《寻乌县志（1986 ～ 2000）》记载："1986 年，县内有中医人员 76 人，占卫生技术人员总数的 20.1%；2000 年有中医人员 38 人，占卫技人员总数的 8.9%。中医人员数量锐减，中医队伍青黄不接，后继乏人。"中医在基层流失之严重，可见一斑。

目前基层中医的中医药服务能力和水平与民众需求存在着很大差距，特别是乡村的中医药普及和应用情况很不乐观，而在乡镇基层医院工作的中医药大学毕业生却不断在流失。

基层为什么留不住中医人才？主要还是因为基层的待遇问题。同样的中医，在大城市就被重视，挂号费可以收到几十块，甚至是几百块；

而在基层，中医的挂号费和西医相差无几，体现不出中医的真正价值。其实，一名好的中医并不依赖医院的检查，这里已经帮患者节省了很多费用。中医讲究的是望闻问切、辨证论治，西医的检查指标只是一种辅助手段，不是指导临床的金标准，中医的诊疗水平主要取决于其辨证论治的能力。

中医的诊疗项目收费标准也因为要体现中医简、效、廉特色而保持了几十年不变，明显偏低，这也深深地伤害了中医。对技术和经验都有较高要求的中医传统诊疗项目，如针灸推拿、小夹板固定、整脊等，目前收费都偏低，根本体现不出其自身的价值，使得很多中医不愿意应用这些诊疗技术。因此，从保护和扶持中医的角度出发，应适当提高中医传统诊疗项目的收费标准。

此外，政府应该建立中医药人才激励机制，多给有临床功底、有科研水平、有科普能力的中医施展才能的机会；制定相关政策，为基层中医药人才“留得住、用得牢”提供保障，切实提高基层中医药人员的待遇和社会地位，解决基层中医医疗和社会保障问题，稳定基层中医队伍。如去基层支医的大学生虽然已经在单位上班，但却没有三险一金，这就让他们很受伤。基层医疗单位在为患者提供廉价、有效的医疗服务的同时，要切实考虑提高基层中医从业人员的生活水准和工资待遇，使他们在中医岗位上能够安心工作，这样才能确保基层中医药服务的质量和水平。

说到底，要想留住基层中医人才，待遇上不去，一切都是空谈！

五问什么样的中医才是厉害的中医

民众说西医疗效快，很多基层中医自己也跟着说西医疗效快，中医起效慢，这是中医对于自己没有信心的表现。其实中医治病，只要是辨证准确，技术到家，根本不会慢，甚至比西医还快。比如普通的感冒发烧，去医院输液，用西药治疗，很多人都知道可能要一个星期左右才能好，而中医若是处方得当，一副药，患者只要喝一次，一两个小时就可以汗出热退，感冒症状全消。

那如何才能辨别一个中医师临床水平的高低呢？

1. 看中医的脉诊水平

中医看病讲究的是望闻问切，其中切是中医的特色，也是很难学的一项。古人云："望而知之谓之神，闻而知之谓之圣，问而知之谓之工，切而知之谓之巧。"

现在的很多伪中医，根本不会切脉，或是切脉只是装模作样而已。虽然我们不主张患者以脉试医，但会把脉的中医师水平一定不会差。临床很多时候，在问诊详细了解了患者的具体情况之后，就要以脉来定虚实，决定处方的方向。因为症状有时会骗人，病人的描述也有一定的主观倾向性，而脉象是客观不变的。

2. 看治疗感冒发烧的能力

感冒发烧临床很常见，而这恰恰是检验中医基本功最严厉的考试，特别是小儿感冒高烧。由于小儿脏腑柔弱，不仅发病容易，而且变化迅速，邪正之间、寒热虚实之间易于消长转化，呈现易虚易实的病理特点，所以只要用药稍微不对症，则易出现变证、坏证。治疗感冒发烧敢依赖纯中药的中医师，肯定厉害。

目前很多中医师对于治疗感冒发烧，特别是发烧，没有信心，如果没有西医的退烧药，根本不敢用中药来退烧，这样的中医师只能说是中皮西骨或者是伪中医，并没有形成真正的中医思维。

看一个中医师是否厉害，一看其是否会切脉，一看其治疗感冒的能力，虽然不是十分全面、准确，但也八九不离十。

六问中西医结合效果好吗

在基层医疗单位，中成药或者是中药经常和西药一起用，效果却很一般，很多人此时都会怀疑中西医结合的效果到底好不好。其实中西医结合效果是很好的，但并不是中药和西药的简单叠加，那不是真正的中西医结合。比如清热解毒中药和西药抗生素的作用类似，一起用就重复了，反而是浪费。

湖北中医药高等专科学校教中西医结合外科学的王兴老师无论是中医还是西医都在行，他说的最多的就是你一个现代中医若是没有中西医两手看家的本领，人家西医是不会瞧得上你的。王老师在课上讲了很多中西医的异同，并分析各自的道理和优劣。比如中医认为烧烫伤的伤口越湿润越好，而西医则认为烧烫伤的伤口越干燥越好；再如中医认为“风为百病之长”，而西医则认为“细菌和病毒是致病的主要因素”。他的言传身教让我们知道了中西医是可以结合的，而且运用得好，其诊疗效果是相辅相成的。

我们实习的时候，带教的儿科学老师也是经常讲他临床运用中西医结合的方式治疗小儿常见病、多发病的实例。他说在同一个疾病的某个阶段可能用中药效果好，某个阶段可能用西药效果好，而某些阶段则需要中西药结合来用效果才好，这就要求医者中西两种医学基础和技能都很扎实，才能综合运用两种医学的理论体系与诊疗方法，达到好的疗效。

七问为什么基层中医最后变成了西医

目前，基层的中医最后大都变成了西医，说到底是环境造成的：

1. 学校的环境

中医院校的课程设置西化比较严重，没有合理配置中医药教育资源，西医课程甚至比中医课程还要多，中医的经典课程很多都变成了选修科目。

中医院校没有调整教育结构，教学改革不够深化，没有构建适应基层需求的人才培养模式，实用性和全科性不突出。中医院校的毕业生望闻问切没有学会，西医的视触叩听反倒是熟练得很。

2. 实习的环境

中医院校学生实习所在的中医院很多也是西化了，中医药只不过是点缀而已。如果临床带教老师都觉得中医药只是安慰剂，那跟着实习的学生又会作何感想？这样实习出来的学生走向临床岗位，有多少会真正相信中医？又有多少能独立运用中医药理论来指导临床？

实习是中医学生很重要的一个学习过程，可以跟带教老师学习中医的诊疗模式、中医的诊疗思维，以此训练学生的中医诊疗技能。

3. 工作的环境

很多基层卫生院根本没有中医药，中医院校毕业的学生到了基层，所从事的基本都是西医的工作，即使是有中医药的基层卫生院，也因中医师的工资待遇普遍低，而慢慢转变为西医了。

以上诸多原因导致很多中医师不会用中医思维看病，脱离了中医辨证施治的根本原则，只会对症处理，“头痛医头，脚痛医脚”，中医学术不能得到有效继承。

八问中西医眼中的中医为什么不一样

同样是医疗行业的从业人员，中医和西医对于中医的认识、态度大不相同，这是因为对于人体医学的认识和观念不同造成的。

我有一个高中同学，毕业于江西中医药大学西医临床专业，对于中医所知甚少，而我是中西医结合专业毕业，对于中西医都比较了解。跟他交流之后就感到西医对中医的误解还是很多的。有一次他来我这边时，我正在吃中药，他对我说还是少吃中药，会导致肾衰竭的，还说这是一个权威教授跟他讲的。我知道他的这个认识是之前关木通等含有马兜铃成分的中药引起不良反应事件而留下的后遗症。

这位同学曾经问了我一个很典型的问题，让我至今记忆深刻。他说，中医认为“脾为生痰之源，肺为贮痰之器”，肺和痰有关系，这个我能理解，但是脾怎么会和痰有关系呢？这个实在想不通。其实这就是因为他不了解中医理论所致。

中医所谓“脾为生痰之源”，是指脾的运化功能如果失常，运化水湿的功能就会减弱，津液不能输布，聚而生痰；或是失于运化水谷，不能化生精微，而成痰湿，故称“脾为生痰之源”。而“肺为贮痰之器”，则主要是指肺是痰液易停滞之所，或因肺失宣发肃降，津液停聚而成痰，或因脾不散精，而将痰液上输于肺，故称“肺为贮痰之器”。

再比如，同样是肿瘤，西医认为如果不手术、不化疗，单纯依靠药物治疗是无法治愈的，而中医则往往依靠口服药来治疗肿瘤，具有毒副作用小、费用低廉等优点，这一点不少西医无法理解和相信。

中医认为肿瘤的产生是因为人的机体处于阴阳失衡，气血、五脏失调，外来邪气乘机而入，破坏了五脏的正常生理功能，从而引起了气滞、血瘀、痰凝、毒聚等病理变化，产生了气、血、痰、毒等病理产物，日久成为肿瘤。通俗来说，就是什么土壤生什么东西，如果改变这个土壤环境，那生长在这里面的东西自然就会萎缩凋零，直至死亡，借用佛家的一句话就是“从哪来，回哪去”。同样地，不改变这样的生长环境，就算把肿瘤割除，还是一样会再长出肿瘤来。这就是为什么那么多手术治疗肿瘤当时效果很好、很成功，没过多久又复发或者是转移。

九问中医药的好处在哪里

要想了解中医药的好处在哪里，首先要了解西医输液的危害是什么。输液，特别是过度输液危害非常大。一是降低人体免疫力，如果什么病都依赖输液可能干扰人体的正常防御功能。二是损伤人体肝肾等器官，输入的药液进入人体后大部分都要经过肝脏代谢，最终由肾脏排出体外，长期输液就可能对肝肾等器官的功能造成损伤。三是存在较大风险，静脉输液发生不良反应的比例非常高，是最不安全的给药方式。四是导致人体菌群失调，过度输液会导致人体固有的细菌菌群失调，增加细菌的耐药性，为今后的治疗带来难以想象的不良后果。

据调查，现在中国平均每年每人要挂 8 瓶水，远远高于国际上 2.5 ～ 3.3 瓶的水平，我国俨然已成“吊瓶大国”。一项来自中国安全注射联盟的统计数据显示，我国每年因不安全注射导致死亡的人数在 39 万以上，其中每年约有 20 万人死于药物不良反应，保守估计每年最少有 10 万人在输液后丧命。所以选择用药治疗，能口服用药就不要肌肉注射，能肌肉注射就不要输液。不管大病小病都要求医生输液治疗的患者，最终是害了自己。

而中医药临床疗效确切、预防保健作用独特，随着健康观念变化和医学模式转变，中医药越来越显示出其独特优势。比如针灸推拿、小夹板固定、整脊、食疗等中医常用疗法，无需昂贵机器检查，无需手术创伤，临床疗效明显，技术简便易行，具有简、效、廉的特点。

中医药在治疗常见病、调理慢性病及亚健康人群方面的优势也是西医所望尘莫及的。中药的好处就在于大都是口服用药，选择的是最佳安全模式，副作用小，过敏少。中药大多是天然的动植物，人工合成的少，通过人体代谢，不容易增加肝肾功能的负担，不会降低人体的免疫力，相反地通过中药调理可以增强人的免疫力。中药的治疗也很少导致人体菌群的失调，而且当菌群失调时可以通过中药的调理加以纠正，恢复原有的菌群。

中医需要力排众议的勇气

曾在一本杂志上看到这样一段话：一人干银行，全家跟着忙；一人干保险，全家拉下脸；一人玩股票，全家跟着跳；一人玩电脑，全家没头脑……少数不但没有服从多数，相反影响着多数。

当年美国在日本的广岛和长崎各投了一颗原子弹，但谁又能想到这里面却藏着一个少数影响多数的小插曲。最初美国选的投放地点并不是广岛和长崎，而是另外两个人口比较密集的地方，其中一个就是今天日本的著名旅游景点奈良。梁思成知道后，强烈要求美国政府改投其他地方。因为作为建筑学家的他清楚地知道，良奈那里有大量木质结构的古建筑，那是世界的文化遗产，一旦被炸那就永远在地球上消失。最终美国政府采纳了他的意见，改投广岛和长崎。奈良因梁思成的努力而幸存下来。

而在企业，多数服从少数更多见，听多数人的意见，与少数人商量，最后一人说了算，这一开明的专制比民主的成本低得多，而民主制度又比独断专行的风险低得多。

中医古籍中就有不少名医力排众议，果断处方用药后患者转危为安的案例。刘力红教授在《思考中医》中举过一个例子："有一老干部发烧四十多天不退，请过权威的西医会诊，用过各种抗生素，但体温始终不降；服过不少中药，病情仍没改善。后来请了中医学院的名老中医去大会诊，各名老中医当然是各抒己见，其中有名老中医叫林沛湘，当他看到老干部在大热天把热水瓶的热开水倒入杯中后，片刻未停就喝下去了。大热天喝这么烫的水，如果不是体内大寒绝不可能。于是，林老力排众议，以少阴病阴寒内盛格阳于外论治，处大剂四逆汤加味，药用大辛大热的附子、干姜、肉桂，服汤一剂，体温大降；几剂药后体温复常。”明代著名医学家张景岳曾说过：“三人有疑从其二者……其于医也亦不可，谓愚智寡多之非类。”三人有不同意见，不能因为有二人意见相似而另一个就要服从那两个人，因为愚蠢聪明与多少不是一回事。

真理往往掌握在少数人手中，公理往往掌握在多数人手中，如果要少数必须服从多数，那很有可能真理被埋没，正因为那些坚持真理的少数人没有服从多数人，才使得很多真理得以保存下来变成了公理。

客家与中医

5

笔者是江西省赣州市寻乌客家人，所以一直致力于客家中医药和经方医学的研究。据《寻乌县志（1986—2000）》记载，寻乌位于江西省东南边陲、武夷山与九连山余脉相交处，是闽粤赣三省近邻烟火相连的三角地，是闽粤赣客家的聚居地、集散地，也是维系客家情谊的纽带和桥梁。客家由于历史原因保留了很多古代的中原文化，其方言就被称为古汉语的“活化石”，客家人对中医药的认识和运用经验都有不少独特之处。本篇章通过对江西省赣州市客家地区，特别是寻乌客家地区的中医药相关史料进一步的挖掘、整理、研究，使读者对于客家中医药有个更加全面的认识，并藉此希望大家重视民间中医药的整理研究及对民间特色疗法经验的总结，以造福更多的民众。

走方的郎中

客家地区很多民众都认识草头药（客家称谓，即中草药，多指鲜品），平时有个头疼脑热，一般都是自己先采把草药治疗，或者诊疗效果不佳时，往往都会在早晨河边洗衣或是平日闲聊的时候向大家讨要偏方，只要听说有什么偏方可以治疗，基本都会去试试，更有甚者是采用走方郎中的办法来治疗。

走方的郎中古已有之，盛行于宋元时期。《夷坚丙志 · 韩太尉》记载：“迁御医王继先诊之，曰：‘疾不可为也，时气息已绝。’适草泽医过门，针其四体至再三，鼻息拂拂，微能呻吟。”这里的“草泽医”就是指走方的郎中，又称“走方医”。但在客家，走方的郎中往往并不是职业的走方医，对于他们来说行医治病只是副业，而主业一般多为卖货郎

（指的是卖针线、卖儿童玩具等）、卖粄子的、收破烂的、告糖子的（指的是卖麦芽糖，那时客家儿童没什么零用钱，但可以用鸡毛、鸭毛、破铜烂铁、旧鞋子去换）等。这些人所掌握的药方可能并不多，但大都是一用就灵的偏方、秘方，正所谓“单方一味，气死名医”，若你有缘遇上，往往有起死回生之效。所以在客家民间又有“看中医，有时候看的就是你们之间的缘分”之说。

当地有户人家，家中有两个活泼可爱的女儿。大女儿得了一种怪病，到处治疗都没有效果，住院也住了很久，反而越来越严重，最后只剩得皮包骨，看起来很吓人，医院让她出院，说没有办法治了。一天姐妹俩在自家门口，大女儿懒洋洋地晒着太阳，小女儿则在“搞泥沙”。一个卖货郎经过这里，看到她俩，就问在“搞泥沙”的小女儿晒太阳的女孩是谁，小女儿说是自己的姐姐，得了不治之症。卖货郎说你去喊你阿爸来，我有办法治。家里的男主人中午就请卖货郎在家吃了一顿饭，卖货郎告诉他这个病叫无名肿毒，病情比较严重，但还是有办法治疗：挖些凤尾草，然后放在黄牛屎堆里煨，记住这个黄牛屎一定要是黄牛刚拉下的，还是热的，煨后再用带有凤尾草的黄牛粪涂病孩的全身，慢慢就会好起来。于是，男主人每天按照卖货郎的方法来做，没过多久，大女儿的病情就渐渐缓解，直至痊愈。几年后，当那个卖货郎再次经过这家门前时，家里人一眼就认了出来，又请卖货郎在家里吃了一顿午饭，还煎了一条“太鲤麻”（客家语，指的是大鲤鱼），并包了个 30 元的红包送给他，对他是千恩万谢。在那个年代，30 元钱已经是很多了。后来，大女儿直到结婚生子都未再发过病。

凤尾草功效清热利湿、凉血止血、消肿解毒，中医一般把它当作清热燥湿、凉血止血的药物来使用，而用于无名肿毒的外敷治疗少之又少。其实何谏所著的《生草药性备要》（本书收载《本草纲目》未载之药 315 种，这些药多产于我国东南客家数省）中早就提到："凤尾草味辛，性平，洗疳、疔、痔，散毒，敷疮。治蛇咬诸毒、刀伤，能止血生肌，舂汁调酒服，渣敷患处。研末收贮治气痛。"可见凤尾草是可以外用的，外洗或者外敷，而那个走访郎中用的就是外敷法。从凤尾草的功效看，也是可以治疗皮肤病的，有散毒生肌作用，对于消瘦体型的无名肿毒确实是一味对剂的良药。而清 · 李文炳所辑的《仙拈集》（又名《李氏经验广集良方》）卷四引《碎金》的牛粪散可治"一切痈疽毒肿，湿热诸疮，毒水淋漓，久不收口，并小儿痘疮破烂，百药不效者"，说明牛粪也有治疗肿毒的作用。同时，牛粪的保温效果很好，利用牛粪的余热可以促进药物的功效。

问君能否识藠头

赣南客家地区是全国重点有色金属基地之一，素有"世界钨都""稀土王国"之美誉，已发现矿产 62 种。赣南一客家小县城有处稀土矿，矿上由于工人多，故而不少周边农民去矿上卖自家种的蔬菜。一日，矿上负责采购的人买菜记账，其他的菜都好记，唯独有一种气味如大葱，根如小蒜头，叶子如韭菜的菜不知道怎么写，只知道客家话叫"藠头"。卖菜的农妇见其猴急状笑道："这个菜不知道怎么记吧？！你没有学过这个字的，我来教你，三个白字叠一起，上面加个草字头，你看长的像不像这个藠头啊？"这个采购员顿时对这个农妇肃然起敬。以前一直以为乡下农妇没有什么文化，瞧不起她们，结果自己这个自认为有文化的人在此摔了一个大跟头。从此以后，这个采购员对卖菜的农妇们都以礼相待，再没有了之前的傲慢之态。

藠头，又名薤、薤头、小蒜、薤白头、野蒜、野韭等，种子植物门，被子植物亚门，单子叶植物纲百合目葱，属一年生草本植物。它的干燥鳞茎作为薤白的药用来源之一，先后被《中华人民共和国药典》1963、2000、2005年版收载。所以藠头其实就是我们平时处方用的薤白。

薤白的临床应用由来已久，如东汉著名医学家张仲景所著的《金匮要略》载："胸痹之病，喘息咳唾，胸背痛、短气，寸口脉沉而迟，关上小紧数，栝楼薤白白酒汤主之。""胸痹不得卧，心痛彻背者，栝楼薤白半夏汤主之。""胸痹心中痞，留气结在胸，胸满，胁下逆抢心，枳实薤白桂枝汤主之。"《伤寒论》中的四逆散加减条云："泄利下重者，先以水五升煮薤白三升。"薤白，性味辛、苦，温，入肺、胃、大肠经，有通阳散结、行气导滞之功。其辛散行滞，苦泄痰浊，温通滑利，善散阴寒之凝滞，目前临床多用于胸痹疼痛、痰饮咳喘、泄痢后重等病证。

藠头在我国栽培已有三四千年历史。据汉书《龚遂传》记载："遂为渤海太守，劝民务农桑，令口种百本薤。"宋代朱长文《墨池编》记载："殷汤时仙人务光植薤而食，清风时至……作薤叶菜。"元代农学家王祯云："薤生则气辛，熟则甘美，种之不蠹，食之有益。"

江西的新建县是中国藠头之乡，藠头也是江西客家餐桌上的常见菜，所以客家民间对于薤白的运用主要也是在食疗方面。由于客家人主要居住在赣粤闽三省交界处，属南方湿热之地，山岚瘴气比较厉害，每到夏季湿热之候，人们易出现胸闷乏力，食不知味，而藠头就成了常见的开胃菜，清炒或者是用白醋（客家人称之为“酸酒”）浸泡，可以开胃消食、祛暑辟疫。《本草图经》记载薤白有补虚、解毒之功;《岭南采药录》则云薤白能发散解表，健胃开膈。

客家民间亦常用藠头作为心脏病的食疗之方。用白醋浸泡藠头半个月之后即可食用，每天晨起食用四五个藠头，对于心脏病有一定的治疗、养护作用。《千金翼方》亦云:“薤白，心病宜食之，利产妇。”而《唐本草》则有醋浸薤白的记载:“薤，释名薤子，生鲁山平泽，八月栽根，正月分莳，宜肥壤，五月叶青掘之，其根煮食、糟藏、醋浸皆宜。”

鲜为人知的客家脉学

客家脉学鲜为人知，其实客家脉学和中医传统脉学一脉相传，只是某些说法可能有些不一样，融合了客家地方色彩，从而形成了客家脉学的特色。客家脉学对于脉型的分类比较简单，主要是以脉之有力与否来分虚实，为总纲；浮沉、迟数、弦细、硬软分表里寒热、气血强弱，为基础。

江西省赣南客家地区称切脉为“定脉”，这个“定”字意义深远，远比切脉来的有趣，比切脉更加有深意。一个“定”字传神地表达了客家地区看中医时医患双方所应呈现的状态：一个是说明患者要“安定”，不能风尘仆仆一来即开始让医生切脉，那样会对脉象产生干扰，出现切脉不准的情况，需静等十来分钟，安定下来之后再让医生切脉。二是说明医者切脉要“定心”，如佛家老僧入定般，如入无人之境，静下心来切脉，方才“定”的真切。

客家地区的中医在临床中时有遇见患者在诊室门口探个头进来问：医生，能帮我定一下脉来吗？看我的身体有什么毛病？不用说，这个患者精明得很，他是在考你脉学的水平，看你是否能从他的脉象里面定出个“子丑寅卯”（赣南客家语，是指东西的意思，这里代指疾病或者症状）来，如果能说出个“一二三”来，那就证明你中医学的还可以，是有料的，这样的话在你没处方之前他就已经相信你一半了，会叫你“开药单子”（赣南客家语，开方的意思）。所以客家地区对于中医的要求其实是比较高的，以脉试医是常有的事情。虽然我们不提倡患者如此，但这也确实有助于医生提高脉诊的水平。

据江西省赣南客家地区的《寻乌县志》（1996年版）记载，客家名医刘淑士（1891—1974）诊病的特点就是定脉准确，不经询问，一定便知；一般疾病，一方即愈，因而闻名于寻乌、安远、会昌、瑞金等县。刘淑士原名维鉴，字淑士，笔名憨，清光绪十七年九月生于晨光乡龙图下村。刘淑士是跟其叔父刘玉田（前清秀才、中医师）学的医。民国时期一边宣传革命，一边为贫苦农民治病。他知识广博，临床经验丰富，尤其精于中医内科及妇科，在寻乌县有“中医翘首”之称。有一次，定南县有一位30多岁妇女，患肺病大咯血，被人用轿子抬到淑士家求医。淑士家人见如此危重病人难以得救，劝淑士勿收留。淑士念其远道而来，责无旁贷，定过脉后，断言可救，因而将其留下。经服方药，很快转危为安。刘淑士以定脉决断生死，被传为寻乌医林佳话。刘淑士退休后居家整理其医著，计有《刘氏脉诀》《崔氏脉解》《中医药学概论》《中医方行简集》等。

客家脉学中最为人们津津乐道的是定脉辨男女。客家脉学定男女，和中医传统脉学以左右或者是分部来定男女有别，客家脉学是以总体脉势来断定的，如果客家中医师跟你说你的孕脉比较雄，那就说明是男孩。雄有雄厚之意，脉来有力浑厚，绵绵不绝；雄亦有雄性之意，故而一语双关。如果判断怀孕则以寸口三部脉浮沉均等，脉滑、和平，无他病而月经停止者；或者是月经断而似病多，但六脉不病者（即人似有病，而脉无病者）为有孕。此外，客家脉学诊断妊娠将产亦有独特经验，和传统脉学在寸口部位辨别离经之脉有别。客家脉学一般是以中冲脉穴来定，如果一指中冲脉动，则说明有预产之兆；如果是两指中冲脉鼓指，则在 24 小时内当分娩。中冲穴在手中指之端，即中指尖端中央，属心包络经穴位。中医经典著作《黄帝内经》曰："心脉出于中冲。"故而只要孕妇平时气血充足，在临产将近时，就会有中冲脉动先兆，且无小产或者是难产之虞。

客家小儿疗法集锦

1. 小儿感受风寒，用"擦惊风"治之

具体操作方法：鸡蛋煮熟，剥壳去蛋黄留下蛋白备用，把银戒子（即袁大头）放进蛋白内包住，然后用布包浸泡姜汤水，趁温擦额头、太阳穴周围、脐周、背部，谓之"擦惊风"，也就是传统中医的"鸡子搜惊"法。

2. 小儿夏季热，用西瓜汁治之

夏季热是婴幼儿时期偶发的一种疾病，多见于中南及东南地区。它不同于一般暑症，主要特征是持续性发热，往往缠绵达两三个月之久，并出现口渴、多饮、多尿等症状。客家人治疗此疾，轻者一般是以西瓜为主，或日夜啖之，或搅汁当茶饮。《本经逢原》云：“西瓜能引心包之热，从小肠、膀胱下泻。以其得西方金气于三伏中，故能解太阳、阳明中暍及热病大渴，故有天生白虎汤之称。”客家有“夏日吃西瓜，药物不用抓”的民谣。当然重者还需用中医药调治。

3. 小儿疳积，用猪肝汤治之

此证初来不知不觉，惟饮食日渐减少，四肢消瘦，面色枯黄，毛发不润，腹满硬大，大便稀溏，小便短赤，善哭善怒，此时已成疳积。客家民间一般是用猪肝炖汤作为食疗，早晚服用；如果疳积影响及目，则纳决明子或者是龙胆草一起炖服，效更佳。此外，还可用“刺疳积”法治之，即用针挑刺小儿的四缝，挤出里面的黄色脓水。

4. 小儿跌打损伤，用黄烟丝治之

跌打损伤导致出血不止，伤口深但未伤及内脏或骨骼，则以黄水烟丝填塞伤口，可止血止痛、消炎生肌，同时饮食注意清淡，一般半个月到一个月左右即可痊愈。对于黄烟丝之药用早在《景岳全书·本草正》中有详细记载：“烟，味辛气温，性微热，升也，阳也。烧烟吸之，大能醉人，用时惟吸一口或二口，若多吸之，令人醉倒，久而后苏，甚者以冷水一口解之即醒；若见烦闷，但用白糖解之即安，亦奇物也。吸时须开喉长吸咽下，令其直达下焦。其气上行则能温心肺，下行则能温肝脾肾，服后能使通身温暖微汗，元阳陡壮。用以治表，善逐一切阴邪寒毒，山岚瘴气，风湿邪闭腠理，筋骨疼痛，诚顷刻取效之神剂也。用以治里，善壮胃气，进饮食，祛阴浊寒滞，消膨胀宿食，止呕哕霍乱，除积聚诸虫，解郁结，止疼痛，行气停血瘀，举下陷后坠，通达三焦，立刻见效。此物自古未闻也，近自我明万历时始出于闽广之间，自后吴楚间皆种植之矣，然总不若闽中者，色微黄，质细，名为金丝烟者，力强气胜为优也。求其习服之始，则向以征滇之役，师旅深入瘴地，无不染病，独一营安然无恙，问其所以，则众皆服烟，由是遍传，而今则西南一方，无分老幼，朝夕不能间矣。予初得此物，亦甚疑贰，及习服数次，乃悉其功用之捷有如是者，因着性于此。然此物性属纯阳，善行善散，惟阴滞者用之如神；若阳盛气越而多躁多火，及气虚短而多汗者，皆不宜用。或疑其能顷刻醉人，性必有毒，今彼处习服既久，初未闻其妨人者，抑又何耶？盖其阳气强猛，人不能胜，故下咽即醉，既能散邪，亦必耗气，理固然也。然烟气易散，而人气随复，阳性留中，旋亦生气，此其耗中有补，故人多喜服而未见其损者以此。后槟榔条中有说，当与此参阅。"

5. 小儿受惊吓，用"叫魂"法治之

在夜深人静的时候，母亲到屋门口呼喊小孩的名字："某某某，夜了，好归了，归来乖乖了！"然后捋着孩子的头发给他吟唱"安魂曲"。此即类似《内经》所说的祝由之术，乃属现代医学的心理疗法。

6. 清除小儿胎毒，用食疗治之

小儿胎毒要在孕妇妊娠 37 周时开始清。

方法一：用莲子须水煮鸡蛋食用。把鸡蛋带壳一起煮，煮熟后剥开壳，放回药水中再煮 10 分钟，喝药水、吃鸡蛋即可，一个星期食用 2 次。此方法对于妊娠小便黄亦有较好疗效，如无莲子须，亦可用莲蓬代替。

方法二：食用水煮鸭蛋，一个星期食用 2 次。

方法三：鹅蛋带壳用水煮熟，什么酱料也不放，就光吃鹅蛋，一个星期食用2次。清除小儿胎毒，尽量用食疗，不建议吃药。

7. 新生儿脐烂，用鸡内金治之

以鸡内金烧灰，撒满脐周，一般一两天即可痊愈。此法还可预防小儿肚脐进风。

客家治疗烫伤偏方四则

1. 烫伤之后马上用小便淋洗伤口，虽然淋洗当时非常难受，但是之后伤口不容易起泡，不容易留下疤痕。

注解： 当人体遭受烫伤之毒时，热盛伤阴，故宜急用清热解毒止痛之药。“汤泼火烧，此患原无内证，皆从外来也。有汤火热极，逼毒内攻”（《外科正宗》）。如治疗不当，往往火毒攻里，以致化脓溃烂。小便治疗烫伤，书中虽无记载，但为客家民间所常用，翻阅历代本草著作也可以找到其用药依据。如《本草纲目》载：“又吴球《诸证辨疑》云：诸虚吐衄咯血，须用童子小便；其效甚速。盖溲溺滋阴降火，消瘀血，止吐衄诸血。但取十二岁以下童子，绝其烹炮咸酸，多与米饮，以助水道，每用一盏，入姜汁或韭汁二三点，徐徐服之，日进二三服，寒天则重汤温服，久自有效也。”《神农本草经疏》云：“人溺乃津液之浊者，渗入膀胱而出，其味咸，气寒，无毒，为除劳热骨蒸、咳嗽吐血及妇人产后血晕闷绝之圣药……故其味咸而走血，咸寒能伏虚热，使火不上炎而血不妄溢，是以能疗诸血证也。苏恭主久嗽上气失声，及《日华子》止劳渴、润心肺……悉由此故。《本经》主寒热头疼温气者，咸寒能除邪热故耳。法当热饮，热则于中尚有真气存在，其行自速，冷则惟存咸味寒性矣。”《本草思辨录》认为小便“良以咸寒入血，还兼走气，能益阴清热消瘀而不能利水。不能利水，故于益阴清热消瘀愈显其用，寇宗奭谓此物性寒，不宜多服”。《本草备要》则指出，小便“咸寒，能引肺火下行从膀胱出……降火滋阴甚速，润肺散瘀（咸走血），治肺痿失音，吐衄损伤，胞胎不下。凡产后血晕，败血入肺，阴虚久嗽，火蒸如燎者，惟此可以治之”。《劳极论》云，小便“降火甚速，降血甚神，饮溲溺百无一死，非真不死，其言功力之优胜也。”可见小便性寒，具有凉血、滋阴降火、止血消瘀等功效，其对烫伤有治疗之效完全在情理之中。

2. 人参煎汤和茶油兑在一起，然后用鸡毛蘸药汁涂抹烫伤伤口，伤口一般不留疤痕。

注解：人参煎汤是取其补益的作用，因人参具有大补元气、补脾益肺、生津止渴等功效，如《脏腑药式补正》云：“人参最富脂液，喜阴恶阳，故专补五脏之阴，不可谓其独益脾胃。且向来以为大补元气者，正以阴液旺而气自充。其实味厚气薄，万不可误认为气药。自明以来，几有作为补气阳分之药者，最不可解。人参滋阴生津，诚是大补脾胃之健将，然补五脏之阴，绝非阳分之药，而洁古且列于补气之首者，则六朝以后，甘温助阳之说误之也。”《医学启源·药类法象》认为人参“补中缓中，泻肺脾胃中火邪，善治短气。非升麻为引用，不能补上升之气。升麻一分，人参三分，可为相得也。若补下焦元气，泻肾中之火邪，茯苓为之使”。《本草汇言》曰：“人参补气生血，助精养神之药也……又若汗下过多，津液失守，用之可以生津而止渴。”《景岳全书·本草正》

指出，人参“气虚血虚俱能补。阳气虚竭者，此能回之于无何有之乡；阴血崩溃者，此能障之于已决裂之后。惟其气壮而不辛，所以能固气；惟其味甘而纯正，所以能补血。故凡虚而发热，虚而自汗，虚而眩运，虚而困倦，虚而惊惧，虚而短气，虚而遗泄，虚而泻利，虚而头疼，虚而腹痛，虚而饮食不运，虚而痰涎壅滞，虚而嗽血吐血，虚而淋沥便闭，虚而呕逆躁烦，虚而下血失气等证，是皆必不可缺者”。而茶油治疗烫伤，《岭南草药志》有记载："治汤火伤，茶油、鸡蛋清、百草霜，共擂细，搽伤处。"其依据仍然是《素问·至真要大论》提出的“寒者热之，热者寒之”治则。如《农政全书》云："茶油性寒，疗疮疥，退湿热。"《本草纲目拾遗》云："茶油味甘，性凉；润肠清胃，杀虫解毒。"《随息居饮食谱》记载："茶油润燥，清热，息风，利头目。此偏方功补兼施，亦可获得良效。"

3. 开水烫伤，用新鲜芦荟外搽烫伤处，愈后不留疤痕。

注解：芦荟为花叶兼备的观赏植物，颇受大众喜爱，而且又具药用价值，可用于治疗热结便秘、肝火头痛、目赤惊风、虫积腹痛、疥癣等病证，有着“家庭急救药箱”之美誉，芦荟肥儿丸、当归龙荟丸等都是临床常用之名方。现代研究表明，芦荟的主要成分为芦荟大黄素苷，具有泄热、杀虫、止痒、抗炎止痛的功效。芦荟治疗烫伤亦与其性味、功效有关。如《本草再新》云芦荟："治肝火，镇肝风，清心热，解心烦，止渴生津，聪耳明目，消牙肿，解火毒。"《神农本草经疏》云："芦荟禀天地阴寒之气，故其味苦，其气寒，其性无毒，寒能除热，苦能泄热燥湿，苦能杀虫，至苦至寒，故为除热杀虫之要药。"《本经逢原》曰："芦荟入厥阴肝经及冲脉。其功专于杀虫清热……但大苦大寒，且气甚秽恶，若胃虚少食人得之，入口便大吐逆，每致夺食泄泻，而成羸瘦怯弱者多矣。”《要药分剂》指出：“近世以芦荟为更衣药，盖以其清燥涤热之功也。”

4. 挖捻子树的根削成薄片，贴在未破的伤口上。

注解： 捻子为桃金娘科植物桃金娘的果实，别名山棯、岗棯、山棯子。《岭南草药志》记载：“治汤火伤，山棯根烧灰，研细末，用牛油调涂患处。”“治外伤出血，山棯叶捣烂敷伤口。”《闽南民间草药》亦载：“治烫伤，山棯子干煅存性，研细末和茶油抹患处，日一次。”捻子是客家经常食用的野果，其植物桃金娘浑身都是宝：根可祛风活络、收敛止泻，用于急慢性肠胃炎、胃痛、消化不良、肝炎、痢疾、风湿性关节炎、腰肌劳损、功能性子宫出血、脱肛等治疗；外用可治烧烫伤。叶可收敛止泻、止血、用于急性胃肠炎、消化不良、痢疾等治疗；外用治外伤出血。果可补血安胎、滋补肝肾，用于体虚贫血、神经衰弱、头晕耳鸣、遗精滑精等治疗。

客家治疗失眠方两则

1. 小儿失眠方

樟树种子做成枕头，给小儿枕即可。

注解： 樟树多生长于较为湿润的平地或者是河旁，主要分布于广东、广西、福建、台湾、江西、四川等客家地区。樟树子为樟树的成熟果实。一般于 11 ～ 12 月间采摘，晒干。果实呈圆球形，直径为 5 ～ 8mm，棕黑色或紫黑色，表面皱缩不平，或有光泽，基部有时有宿存的花被管，果皮呈肉质而薄，内含大而黑色的种子一粒，气极香，味辛辣。樟树子性味辛温，具有祛风散寒、温胃和中、理气止痛的功效。临床常用于治疗脘腹冷痛、寒湿吐泻、气滞腹胀、脚气等。樟树子治疗失眠的方法未见书籍记载，却是客家民间所常用。樟树有十几种，只有"香樟"的种子才有治疗失眠之功效。做枕头时，要把种子包裹在棉胎或丝棉胎内，因为小儿头骨未长结实，不能因种子的颗粒较大而影响儿童的发育。种子不能被打碎，否则打碎的樟子气味浓烈，不利于儿童身体健康。

2. 老人失眠方

灵芝草炖瘦肉，吃肉喝汤即可。

注解：客家人对于年老体弱者，喜欢用食疗方来调理，此方亦是佐证。客家人喜欢称灵芝为灵芝草。其实灵芝草的称呼早已有之，如《楚辞·九歌》云："采三秀兮于山门。"其注曰："三秀，芝草。"《本草纲目》云："芝本作之，篆文象草生地上之形。后人借之字为语辞，遂加草以别之也。"《滇南本草》则直称灵芝草："灵芝草，此草生山中，分五色，俗呼菌子。赤芝味甘无毒，治胸中有积，补中，强智慧，服之轻身。白芝味辣无毒，治一切肺痿痨咳，力能延年。黑芝味咸，性平无毒，补肾通窍，利水黑发。黄芝味甘辛，性平无毒，熬膏久服，轻身延年。青芝味咸无毒，治眼目不明。"灵芝为多孔菌科真菌赤芝或紫芝的干燥子实体。现在研究表明，灵芝主要含有氨基酸、多肽、蛋白质、真菌溶菌酶以及糖类、麦角甾醇、三萜类、香豆精苷、挥发油、硬脂酸、苯甲酸、生物碱、维生素 B_2 及维生素 C 等。灵芝性味甘平，归心、肺、肝、肾经，具有补气安神、止咳平喘的功效。临床用于眩晕不眠、心悸气短、虚劳咳喘等证。目前临床常用的灵芝片、灵芝北芪片等中成药都有治疗失眠的功效。

客家曾君所传临床效验方

曾君，名祥辉，出生于1987年，江西省赣州客家人，毕业于山西大同大学医学院中西医结合专业。毕业回家乡后，虚心向赣南客家民间中医学习，并将自己所学、所悟及师传之验方加以整理，以“民间出名医”之网名，在“华夏中医论坛”上发表了《师传白癜风方》《感冒咳嗽通用方》等几十篇帖子。我和曾君相识于“华夏中医论坛”，虽未曾谋面，但神交已久，偶有电话交流，曾君总是倾囊相授，使我受益匪浅。前几日他来电说已远离临床，但临证所用顺手的一些验方却无法释怀，这些方子常可达一剂知、二剂已之效。曾君将他自己所整理之验方和盘交给我，希望我在临床不断实践、运用，弘扬我客家中医之美名，免时日长久湮没在记忆中。真是可敬可叹，敬其无私奉献，叹客家中医又少一人才！

这些验方我大都已在临床试用，只要对路，确可效如桴鼓。下面就是曾君所传临床效验方，不敢私藏，摘录于此，仅供大家临证处方时参考：

1. 疏肝解郁活血汤

组成：柴胡10g，生白芍15g，当归10g，桔梗6g，紫菀6g，青皮10g，郁金10g，川楝子10g，元胡10g。

功效：疏肝解郁，活血止痛。

主治：肝郁血滞所致的左右胁痛。胆囊炎、肝炎、胆结石见此种证型者可运用。

加减：①胆结石加茵陈30g，海金沙15g，金钱草30g，鸡内金10g；②肝胆湿热加茵陈20g，土茯苓30g，金钱草30g，白茅根30g，蒲公英30g；③肝硬化加土元6g，丹参15g，醋鳖甲30g；④乳腺增生加玄参15g，牡蛎30g，贝母10g，夏枯草30g。

2. 水泻方

组成：苍术10g，厚朴10g，陈皮10g，甘草5g，茯苓10g，白术10g，泽泻10g，桂枝6g，车前子10g。

功效：利小便，实大便。

主治：水泻。常可收一剂知、二剂已之效。

3. 腰腿痛药酒

组成：黄芪90g，白参30g，威灵仙30g，当归30g，川芎15g，熟地60g，生白芍90g，炙甘草30g，杜仲60g，续断45g，牛膝30g，独活30g，秦艽30g，鸡血藤60g，乌梢蛇30g，三七20g。

制用法：客家烧酒10斤，密封，浸泡15天即可饮用，每次25～50毫升，一日2～3次。

功效：补肝肾，益气血，祛风湿，止痹痛。

主治：体虚而外感风寒湿邪，合而为痹的腰腿痛。症见精神乏力，腰腿疼痛，四肢麻木。腰椎间盘突出或者腰肌劳损、骨质增生、坐骨神经痛见上述症状者也可加减使用。

加减：顽固性痹痛可在原方加全蝎10g，蜈蚣3条。

此药酒常在汤药治疗腰腿痛症状缓解后，作为巩固之用，临床疗效满意。

4. 肝硬化经验方

组成：党参 20g，白术 15g，生白芍 30g，炙甘草 10g，川楝子 10g，元胡 10g，青皮 10g，郁金 10g，土元 6g，丹参 15g，醋鳖甲 30g。

功效：疏肝健脾，活血软坚。

主治：肝硬化，症见乏力、胁痛、胁下硬块固定不移者。

加减：①湿热而见舌苔黄腻加茵陈 20g，土茯苓 30g，金钱草 30g，白茅根 30g，蒲公英 30g；②肝癌加白花蛇舌草 30g，半枝莲 30g。

5. 上吐下泻方

组成：藿香 6g，厚朴 9g，制半夏 9g，茯苓 9g，白术 9g，扁豆 9g，木瓜 9g，车前子 9g。

功效：芳香止呕，化湿止泻。

主治：湿浊困脾所致的恶心、呕吐、腹泻等。

加减：①鼻塞流涕加荆芥 6g，防风 6g；②胸闷头痛加苏叶 9g，白芷 9g；③口苦加栀子 9g，黄芩 9g；④头晕、头胀痛加天麻 9g，钩藤 9g；⑤脾虚腹泻加党参 15g。

6. 白带方

组成：茯苓 15g，白术 15g，扁豆 10g，车前子 10g，金樱子 10g，芡实 10g。

功效：健脾化湿，佐以收涩。

主治：白带清稀量多，无臭，连绵不断。

7. 颈椎病专用方

组成：天麻 9g，钩藤 9g，桂枝 9g，生白芍 30g，炙甘草 10g，葛根

30g，桑枝 9g，木瓜 9g，威灵仙 9g，鸡血藤 30g，乌梢蛇 6g。

功效：祛风定眩，缓急解痉。

主治：颈椎病引起的头晕，颈椎拘挛疼痛，甚至不能转侧，手麻木。

加减：①恶心呕吐加制半夏 9g，陈皮 9g；②口苦者加栀子 9g，黄芩 9g。

8. 肩周炎专用方

组成：黄芪 30g，桂枝 10g，生白芍 30g，炙甘草 10g，生姜 3 片，大枣 4 枚，鸡血藤 30g，木瓜 10g，威灵仙 10g，乌梢蛇 6g。

功效：祛风除湿，活血止痛。

主治：肩周炎引起的疼痛、手麻。

9. 无名肿毒外用方

组成：七叶一枝花 50g，地胆草 50g（或金银花 50g），蜈蚣（大者）3 条。

制用法：客家白酒 1 斤，浸泡密封。用棉签涂患处。

功效：清热解毒，消肿止痛。

主治：带状疱疹，无名肿毒，痈疖疮疡，毒蜂蜇伤，毒蛇咬伤。

加减：带状疱疹或者毒蛇咬伤时，可酌加雄黄，或用季德胜蛇药片，研末调温开水外涂患处，同时内服蛇药片。

10. 水火烫伤外用方

组成：黄柏 100g，山栀子 100g，红花 50g。

制用法：75% 酒精 1000mL，浸泡 10 天，取药液装喷雾器罐子内备用。发生意外水烫火伤，伤口有污物可以用生理盐水清洗伤口，药棉拭干水，用药液喷雾患处，每天3次，喷湿即可。一般3～10天可以治愈。

功效：清热解毒，凉血散瘀。

主治：水火烫伤所致的Ⅰ度或浅Ⅱ度烧伤。

11. 鼻衄方

组成：桑叶10g，菊花10g，黄芩10g，白茅根30g，藕节15g，牛膝10g。

功效：清热降火，凉血止血。

主治：因肝火、肺火、胃火过旺引起的鼻衄。

12. 牙痛方

组成：玄参30g，骨碎补10g，刺蒺藜10g，细辛3g。

功效：滋阴降火，祛风止痛。

主治：各种原因引起的牙痛。

加减：风火虫牙痛，肿胀厉害，可酌加银花20g，连翘10g，生石膏20g。

13. 咳喘固本方

组成：紫河车1具，蛤蚧2对，西洋参50g，川贝100g。经济条件好者，可加冬虫夏草20g。

用法：研成粉末装胶囊，每次2～4粒，一日1～2次。

功效：纳气平喘，益气化痰。

主治：支气管炎后遗症、哮喘，有很好的固本效果。

14. 风湿跌打外洗方

组成：伸筋草15g，透骨草15g，红花10g，苏木15g，三棱10g，莪术10g。

用法：水煎外洗患处，每剂药可洗 2 天。

功效：活血化瘀，祛风除湿。

加减：①上肢损伤加羌活 10g，木瓜 10g，威灵仙 10g；②下肢损伤加独活 15g，秦艽 10g，威灵仙 10g；③腰部损伤加五加皮 15g，牛膝 10g，木瓜 10g；④肿胀加防己 15g，木瓜 10g，五加皮 15g；⑤患处红肿疼痛加黄柏 15g，忍冬藤 30g，蒲公英 30g。

15. 外洗止痒方

组成：苦参 20g，黄柏 15g，百部 15g，土茯苓 30g，白鲜皮 20g，蛇床子 15g，地肤子 15g，川椒 10g。

用法：水煎，外洗患处，一副药可洗 2 天。

功效：清热燥湿，止痒润肤。

主治：皮肤病或者妇科炎症引起的瘙痒。

16. 五味解毒饮

组成：茵陈 20g，金钱草 30g，土茯苓 30g，白茅根 30g，蒲公英 30g。

功效：清热解毒利湿。

主治：阳黄，以及尿路感染或肾炎引起的水肿，尿频、尿急、尿不尽以及血尿等。

17. 感冒咳嗽通用方

组成：荆芥 6g，防风 6g，杏仁 9g，甘草 6g。

用法：水煎服，一日 3 次。

功效：祛风解表，止咳化痰。

主治：感冒轻证。

加减：①恶寒、身疼痛加羌活9g，独活9g，葛根9g；②咳嗽而痰湿偏重者加半夏9g，陈皮9g，茯苓9g；③素体气虚加党参15g；④风热感冒加银花9g，连翘9g，黄芩9g；⑤痰热偏重加黄芩9g，前胡9g，川贝6g；⑥久咳加乌梅6g，五味子6g，诃子6g；⑦喘盛加苏子9g，桑白皮9g；⑧燥热咳嗽加沙参15g，麦冬9g；⑨舌苔白腻、湿气偏重者加藿香6g，半夏9g。

18. 凉血固崩汤

组成：丹皮10g，栀子10g，生白芍15g，当归10g，柴胡10g，茯苓10g，白术10g，炮姜6g，甘草5g，仙鹤草30g，藕节10g，生地榆20g。

功效：疏肝泄热，凉血固崩。

主治：血热引起的崩漏。

19. 六味安神饮

组成：酸枣仁10g，远志10g，茯神10g，夜交藤20g，龙骨20g，牡蛎20g。

功效：养心安神。

主治：顽固性失眠。

加减：①心火偏旺加栀子10g，黄芩10g；②痰火偏旺加黄连6g，制半夏10g，竹茹15g；③气血偏虚加党参15g，白术10g，当归10g，龙眼肉10g；④肝火偏旺加龙胆草6g，黄芩10g，栀子10g。

赣南客家民间食疗方

赣南客家地区中医之风浓厚，连没读过书的老太太都知道几个中药方。这些食疗方由客家中医曾祥辉先生整理提供。

1. 急性尿道炎方（客家民间称之为“发尿淋”）：①新鲜车前草 50g 煎汤，加白糖，当茶饮；②桃仁适量，研末，嚼服。

2. 腰腿痛方：杜仲 20g，大伸筋 15g（客家民间称之为伸根），千斤拔（客家民间称之为健根）15g，这三种药用纱布包，炖猪脚，吃肉喝汤。

3. 胃寒痛方或者孕妇保胎方：胡椒炖猪肚，吃肉喝汤。

4. 奶水过少方：带甲猪蹄，加通草（纱布包好）炖，吃肉喝汤。

5. 夹阴伤寒方（客家民间称之为水夹阴或旱夹阴皆可运用）：①槐角 15g，北沙参（客家民间称之为扎参）15g，细辛 3g，水煎服。②墨旱莲（客家民间称之为墨线草）30g，水煎服。

6. 促进小儿长高方：田七研粉。与公鸡共炖，吃肉喝汤。此方一般适用于男孩，12 岁之后服用，普遍认为有增高作用。

7. 白带偏多方：金樱子炖排骨，吃肉喝汤。

8. 小儿遗尿方：①胡椒与猪膀胱合炖。喝汤。②金樱子炖排骨，吃肉喝汤。

9. 痢疾：新鲜马齿苋适量，水煎当茶饮。白痢加红糖，红痢加白糖。

客家水柿可治疗小儿麻疹

小儿麻疹被中医称之为“痧子”“疹子”等，冬春季节是其高发期，中医治疗小儿麻疹的方药很多，其中亦有食疗方，客家用水柿治疗就是其中之一。

柿子是日常食用之品，北宋·孔平仲《咏无核柿饼》曾写诗赞曰：“林中有丹果，压枝一何稠！为柿已软美，嗟尔骨亦柔。风霜变颜色，雨露如膏油。大哉造化心，干尔何绸缪。荆筐载趋市，价贱良易求。剖心无所有，入口颇相投。为栗外倔强，老者所不收。为枣中亦刚，饲儿戟其喉。众言咀嚼快，惟尔无所忧。排罗置前列，园熟当高秋。”水柿是柿子的一种晚熟品种，具有果大、个头均匀、果皮光滑、肉质松脆、汁多味甜、含糖量高等特点。

客家地区盛产水柿，其中赣南客家地区的水柿以寻乌县岑峰乡所产者尤佳。据《寻乌县志》(1996年版)记载:“岑峰水柿果大肉厚，汁甜籽少，可鲜果销售，亦适于加工柿饼，有清热解毒、安神润肺功能，为小儿麻疹常用药物。”

水柿治疗小儿麻疹早已有之，不过一般不用新鲜的水柿，而是用加工后的柿饼，因为新鲜水柿有季节性，而柿饼则可长期存放，随时取用。如清·吴砚丞在《麻疹备要方论》中就记载了一则用“通神散”治疗小儿麻疹的病例，即以白菊花、绿豆皮、谷精草，等分为粗末，同柿饼用粟米泔慢火熬干，去药渣，食柿饼，不过十余个立效。寻乌客家地区亦有用柿饼3个，加冰糖50g一起炖服，作为小儿麻疹期间的食疗方；还有用柿饼6个，谷精草25g，加水适量煎汤，饮汤吃柿饼，每日3次，连用数日，治疗出麻疹后眼生云翳者。

识得柿子有五宝，浑身治病真功夫

江西省赣州市寻乌客家地区盛产柿子。

水柿除了被客家人广泛用来治疗小儿麻疹、秋燥咽痛外，其实还有更广泛的药用价值。概言之：柿子有五宝，浑身都可以治病。

一宝：鲜柿子

鲜柿子以自然黄熟者为佳，其味甘涩，性寒，具有清热润肺、生津止渴、健脾益胃的功效。如《随息居饮食谱》云："鲜柿，甘寒养肺胃之阴，宜于火燥津枯之体。以大而无核，熟透不涩者良。或采青柿，以石灰水浸透，涩味尽去，削皮啖之，甘脆如梨，名曰绿柿。"《本草纲目》则云其"乃脾肺血分之果也。其味甘而气平，性涩而能收，故有健脾、涩肠、治嗽、止血之功"。《中草药学》(江西药科学校革委会编，下同)记载，鲜柿子还可以治疗地方性甲状腺肿，具体用法是：柿子未成熟时，捣取汁，冲服。

二宝：柿子饼

取成熟的柿子，削去外皮，日晒夜露，约经一月后，放置席圈内，再经一月左右，即成柿饼。其味甘，性凉，具有润肺、涩肠、止血等功效，主治吐血、咯血、血淋、肠风、痔漏、痢疾等病症。秋冬季节，气候干燥，人们容易嘴唇干裂，咽干口燥；客家地区常用柿饼3个，冰糖50g一起炖服，喝汤吃柿饼。

三宝：柿子霜

柿饼上都生有白色粉霜，用竹刷子刷下，即为柿子霜。将柿霜放入锅内加热熔化，至呈饴状时，倒入特制的模子中晾至七成干，用刀铲下，再晾干即成柿霜饼。柿子霜容易潮解，宜置阴凉干燥处。柿子霜味甘、微涩，气平，无毒，具有清热、润燥、化痰之功，主要用于治疗肺热燥咳、咽干喉痛、口舌生疮、消渴等病证。如《本草汇言》记载，治疗伤酒所致内热、多痰、多嗽、多喘，及老人痰火为患，可以用柿霜、黄芩、天冬、橘红、瓜蒌霜各30g，海浮石、桔梗、青黛各15g，风化硝9g，除天门冬捣膏外，其他药都为细末，和入天门冬膏，炼蜜为丸如弹子大，食后含化一丸，效果特别好。

四宝：柿子蒂

平时吃完柿子丢弃的果蒂其实也是一味良药，其味苦涩，气温，无毒，善降逆气，止呃逆、呕哕。如治呃逆不止方：柿蒂（烧灰存性）为末，黄酒调服，或用姜汁、砂糖等分和匀，炖热徐服。《江西中医药》记载，其还可以治百日咳，具体用法是：柿蒂12g（阴干），乌梅核中之白仁10个（切细），加白糖9g，用水2杯，煎至1杯。一日分数次服，连服数日。

五宝：柿子叶

柿子叶专入肺经，味苦，性寒，无毒，对于肺胀及各种内出血有良好的功效。《中草药学》记载，取干柿叶和阿胶、侧柏叶等水煎内服，可以有效治疗血小板减少症。如果有吐血、呕血等症，可用新鲜或干的柿子叶煎水当茶喝，亦有良好的功效。

柿子虽好，可也不能贪吃，临床就有不少因多吃柿子而致急性肠胃炎前来就诊者。柿子性寒，故脾胃虚寒、脾虚泄泻以及患疟疾者均不宜食用。此外，柿子亦不可与蟹同时服用，有书记载：一人食蟹，多食红柿，至夜大吐，继之以血，昏不省人，后以木香磨汁灌服，方解之。

客家民间中医谚语三则

1. 男人血最珍贵

注：夫男子以肾为先天，故治肾多补少泻；女子以肝为先天，故治肝多舒少折。肾藏精，肝藏血，肝肾乃乙癸同源，故男女亦同源，男女实乃一也。一也，无他，惟气耳。然男子相火易动，其精易泻、易耗、易损，则精虽贵而难守，故男子最贵之物非精乃血也；而女子每月月事以时而下，其肝所藏之血易换，去旧以生新矣。

2. 男强女弱，多生男；女强男弱，多生女

注：男，阳也；女，阴也。夫阴阳者，生杀之本始。胎者，男女媾精，翕合而成者也。两精并至，若阳强而阴弱，阳先冲而阴包之，则阳居中为主而生男；若阴强而阳弱，阴先冲而阳包之，则阴居中为主而成女。

3. 农村无物最补，唯土鸡蛋耳

注：盖鸡卵一物，其混沌未分，阴阳未明，万物抱阴而负阳，冲气以为和，和而为贵，故今人称其为“理想的营养库”，而营养学家则称之为“完全蛋白质模式”。如《本草纲目》云：“卵白象天，其气清，其性微寒；卵黄象地，其气浑，其性温；卵则兼黄、白而用之，其性平。精不足者，补之以气，故卵白能清气，治伏热、目赤、咽痛诸疾；形不

足者，补之以味，故卵黄能补血，治下痢、胎产诸疾；卵则兼理气血，故治上列诸疾也。”可见，鸡蛋既可以补之以气，也可以补之以味，乃精形不足皆可补之品。《本草便读》云：“鸡子生凉熟温，内黄外白，入心肺，宁神定魄。和合熟食，亦能补益脾胃。生冲服之，可以养心营，可以退虚热。”《长沙药解》则云，鸡蛋“味甘，微温，入足太阴脾、足阳明胃经。补脾精而益胃液，止泄利而断呕吐……鸡子黄温润醇浓，体备土德，滋脾胃之精液，泽中脘之枯槁，降浊阴而止呕吐，升清阳而断泄利，补中之良药也”。《本草求原》曰：“卵白象天，甘，微寒，无毒。得巽木清阳上浮之气，以包举浮火下降，为从治之法……卵黄象地，甘温无毒。得风木出地之初气，以生化阴血，补中益气，养肺肾之阴以交心。”

感冒奇方“神仙粥”

周末和几个同事去韶关丹霞山疯玩了两天。

由于舟车劳顿，加上爬山汗出招风，一回到广州就感到身体不适，出现了鼻音重、头晕头重、乏力、低热等症状。我知道自己是伤风感冒了，当晚就用了客家民间治疗感冒风寒的良方——姜葱粥。第二天醒后诸症顿失，照常上班。

关于姜葱粥，客家有个歌诀非常生动：“二两白米煮成汤，七根葱白七片姜，熬粥兑入半杯醋，伤风感冒保安康。”此粥治疗由风寒引起的鼻塞、头痛、乏力、发热等感冒轻证效果非常好，特别是感冒初起服用，往往有“粥到病除”的奇效，故又有“神仙粥”的美誉。

“神仙粥”的具体做法和服法：将平时食用的白米 60 ～ 120g，加适量清水煮成白粥，再加入葱头 7 根（葱白或葱身都行，数量不必拘泥，随自己意愿）、生姜 7 片（数量不必拘泥，随自己意愿），共煮 5 分钟，然后加入优质白醋 50mL 调匀起锅。趁热服下，上床盖被睡卧，使浑身微热并微微出汗益佳。

捻子

出一个江西省赣州市寻乌客家地区的谜语让大家猜猜：“一只猪仔五只耳，卯怕风来卯怕雨，就怕放牛野卵屎。”谜底当然就是本文的主角：捻子。成熟的捻子红得发紫，有大拇指一个指节那么大，肚子圆圆的、胖墩墩的，很像一头“猪仔”。在捻子成熟时节，放牛人基本是每天饱餐而归。

客家民间还有一首《稔哩歌》的歌谣：“捻哩目目娘撒谷，捻哩开花娘莳田；捻哩好食禾好割，样得有闲到姐边。”通过对捻子的生长发育成熟过程的详细描述，反映了客家先民一年辛苦劳作忙碌的情景。歌谣语言平实、韵味悠长，颇有《诗经》之遗韵。

捻子虽然好吃，但却不能多吃，《台湾药用植物志》有云：“儿童食之，或大便难下。”宋・朱翌的《猗觉寮杂记》卷下对此亦有记载：“岭外有果名捻子，三月花开，花如芍药，七八月（果）实成可食。结肠胃，小儿食多则大便难。东坡改名海漆，言捣其叶，可代柿蒂用。《岭南录异》云：倒捻子窠丛生，叶如苦李，花似蜀葵，小而深紫，南方妇女，多以染色。子如软柿，上有四叶，如柿蒂。食者必捻其蒂，故谓倒捻子，或呼之‘都念子’，语讹也。其子外紫内赤，无核，食之甜软，暖脏益肌肉。古讹‘捻’为‘念’，今又讹‘念’为‘捻’”。其实不止是儿童，大人吃多了也会导致大便秘结，只不过儿童脾胃比较弱，更容易导致“膨屎”（赣南客家语，大便秘结的意思）。预防这种情况出现，客家人有三个妙招：一是一次性不要吃太多；二是尽量在早晨摘，这个时候太阳还不够毒辣，捻子受太阳的照射比较少，不容易造成食后产生内热而引起大便秘结；三是捻子采回来之后，用稀释的盐水洗过或者是用刚打上来的井水浸泡一段时间再食用，通过盐水的泻热功效或是井水的自然冷冻效果以避免大便秘结的情况出现，此法颇符合中医之医理，对于中医药治疗便秘亦有启迪作用。

在吃捻子的时候，把它的一圈“耳朵”揪掉，再用两个指头一挤捏，挤出它肚子里的那根芯，就可以直接放到嘴里吃了。甜甜的，瓤多核少，汁水也多，但却嚼的瑟瑟有声。

一般人都只知道捻子好吃，但却不知道捻子其实浑身都是药。根可以祛风活络、收敛止泻，多用于急、慢性肠胃炎、胃痛、消化不良、肝炎、痢疾、风湿性关节炎、腰肌劳损、功能性子宫出血、脱肛等；外用可治烧烫伤。叶可以收敛止泻、止血，用于急性胃肠炎、消化不良、痢疾；外用治外伤出血。寻乌客家就有一则治疗野外受伤止血的偏方：取鲜捻子叶嚼烂敷在伤口上，能止血，并促使伤口的愈合。此外，捻子叶还有治疗白浊的功效。宋·朱弁在《曲洧旧闻》卷五中提到：“倒粘子，花也。结子如马乳，烂紫可食，殊甘美，中有细核，并嚼之瑟瑟有声，亦颇涩，童儿食之或大便难。叶背如石韦状。野人秋夏病痢，食其叶辄已……吾久苦小便白浊，近又大府滑，百药不瘥。取倒粘子叶蒸之，焙燥为末，以酒糊丸，日吞百余，二府皆平复，然后知其奇药也。”（此倒粘子就是捻子）果实可以补血安胎、滋补肝肾，用于体虚贫血、神经衰弱、头晕耳鸣、遗精滑精等。

捻子酒

江西省赣州客家地区喜欢用捻子浸酒，称作捻子酒，有“东方的葡萄酒”之美誉。捻子酒具有活血补血、舒筋活络等功效，治疗风湿痹痛效果特别好。为什么客家人喜欢用捻子来浸酒呢？其实这个跟捻子本身的特性有关。

捻子是一味滋补的中药材，乃药食两用之佳品。清·赵学敏在《本草纲目拾遗》卷八果部下对捻子的功效有着详细的记载：“《纲目》都捻子，即倒捻子，仅言其治痰嗽哕气，暖腹脏，益肌肉而已。时珍曰：食之必倒捻其蒂，故谓之倒捻子，讹为都捻子也。味甚甘软。粤语：都捻子窠丛生，花如芍药而小，春时开有红、白二种。子如软柿，外紫内赤，亦小，有四叶承之；子汁可染，若胭脂。花可为酒，叶可曲，皮渍之得胶以代柿。苏子瞻名为海漆，非漆而曰漆，以其得乙木之液，凝而为血，可补人之血，与漆同功，功逾青粘，故名。以其为用甚众，食治皆需，故名都念。产罗浮者，高丈许，子尤美。岭南酒有以花为酿而杂以诸果者，花则以槟榔花为最，果则以倒捻子为最。倒捻子，又名粘子，花于暮春，实于盛夏。谚曰：六月六，粘子熟。熟以为酒，色红味甘，人与猿猴争食之，所在皆然。东坡杂记：吾谪居南海，以五月出陆至滕州，自滕至儋，野花夹道，如芍药而小，红鲜可爱，窠丛生，土人云，倒粘子花也，至儋则已结子，烂紫可食，殊甘美，中有细核，嚼之瑟瑟有声，亦颇苦沁。儿童食之，使大便难。野人夏秋下痢，食叶辄已。子活血、补血，研滤为膏饵之，又止肠滑。”由此可知，捻子为天然野生活血补血之珍品果，而且在很早以前就有“熟以为酒”的习俗。所以捻子浸酒其实已有悠久的历史。

寻乌客家地区有歌谣曰：“七月节，捻子红一节；八月半，捻子红一半；重阳九月九，捻子好浸酒。”“七月节”是指农历的七月十四，在客家人的习俗里是一个节日；“捻子红一节”是针对单个的捻子而言，即其成熟早些的捻子已经成熟了一大节，甚至全红或呈紫红色。“八月半”就是农历的八月十五中秋节；“捻子红一半”是针对于满树的捻子而言，指满树的捻子有一半已经全熟。而“重阳九月九，捻子好浸酒”是指重阳节时的捻子已被人们采摘的差不多，或者成熟后脱落的差不多，剩下的是迟熟的捻子此时还挂在树上，自身已经发酵有酒味，而这种捻子最适合浸酒。客家其他地区有关捻子的说法虽不尽相同，但大意还是一样，比如：“七月七，捻子滴啊滴；八月八，捻子哒啊哒；九月九，捻子甜过酒。”“八月半，捻子乌一半；九月九，捻子乌溜溜；十月燥，捻子甜过酒酿糟。”说的其实都是捻子本身发酵后就有酒味。

一般来说，民间用于浸泡药酒的药材多是药食两用，且有滋补气血、调补阴阳之功效。而捻子刚好可以补血安胎、滋补肝肾，故是浸酒用药的佳选。加上捻子本身发酵后就有酒味，再拿来浸酒可以增加其在体内活血补血的功效。如果再加入金樱子、大生地、全当归等药，则效果就更好。由李时珍的“暖腹脏”和苏东坡的“儿童食之，使大便难”可以推知，捻子性温，如果是单纯用捻子来泡酒的话一次最好少喝点，以免上火；也可以加枸杞子、大生地、粉丹皮、浙玄参、麦门冬等性凉平和之品来中和捻子的温热之性。捻子酒泡出味之后，其颜色深红、味道甘甜、酒味醇厚，毫不逊色于红酒，少少饮之可以消除疲劳、强身健体、活血补血、滋补肝肾、舒筋活络，治疗风湿痹痛效果特别好，客家民间多用此酒治疗风湿痹痛，外擦或者是内服，效果均佳。

客家消暑食疗佳品

客家人多居住在山区，交通不便，其夏暑季节的消暑食品往往是就地取材，简便易行，而且不伤肠胃。

1. 仙人粄

仙人粄又名仙人冻、凉粉、凉水，是用仙人草加米粉熬制而成，然后用井水浸泡，直至色黑透明，再加上蜂蜜或者是白糖，吃起来有一股特有的清香和甜蜜。仙人粄是客家人消暑之佳品。条件艰苦时，村民在稻谷忙期或者是下雨不能干农活的时候熬制仙人粄，一家熬好后，往往会给左邻右舍送去一碗，让邻居分享夏日的这份清凉，后来生活条件稍好了，就有农妇在路边卖仙人粄，仙人粄放在蒙了布的桶里，卖的时候用小刀切几大块到茶盅里，用小刀搅烂，淋上蜂蜜或者是白糖，然后倒入青花瓷碗。记得当年是五毛钱一碗，蜂蜜越多越香甜，故每次买时总是希望农妇多加点蜂蜜。后来我去广东，发现那里称呼仙人粄更是神奇，叫做烧仙草，甚至还有店铺特地在旁边放一盆翠绿鲜活的仙人草，只可惜虽然草还是那个仙人草，但是味道却不是我们家乡客家地区仙人粄的味道，广东地区的仙人粄很多是加了金钱草等清热解毒之品，有苦味，再加上冰冻，虽然加强了消暑的作用，却也易伤肠胃。

2. 西瓜和香瓜

西瓜和香瓜在儿时的记忆中属于稀有的消暑之品，因为那时候客家地区很少有人种植。我却非常幸运，可以不花钱就享受到这一稀罕之物，当年每到暑假父亲都会把我送到外婆家，而以种菜卖菜为生的外婆家的房前屋后或者是菜园子里就种有西瓜或者香瓜，每次我来了，外婆总是把本该拿出去卖的西瓜或香瓜给我吃了，真是美妙无比，成了我暑假最美好的回忆。儿时的我顽皮得很，总是和舅舅家的哥哥姐姐吵架，每当我败了就在那里哭鼻子的时候，外婆会对我说：客家，客家，以客为家；客人来家里做客，那客人就大过主人，主人要好好招待客人，但是客人却不能欺负主人，不能撒娇顽皮捣蛋。话犹在耳旁，可惜外婆却已在天的另外一头。思念外婆，思念外婆家的消暑佳品———西瓜和香瓜。

3. 杨梅

杨梅之酸，可以让人终身难忘，曹操的“望梅止渴”即是千古佳话。客家地区有杨梅树，大都躲在深山老林，儿时的我们虽难得一见其真容，但却可以享受到它带给我们的清凉。在炎热的夏日，我们总是期待父亲中午砍柴回来，柴火上面放着一串串红得发紫、鲜的诱人的杨梅，父亲将这些杨梅用井水浸泡，捞起晾干，然后加上白糖腌制至稍软，即可食用。我们都是迫不及待地往嘴里塞，往往酸得连牙都要掉了，可肚中馋虫依旧。

4. 酿苦瓜

酿苦瓜是客家人夏季喜爱之食品，价廉，清香，营养丰富。《随息居饮食谱》记载："苦瓜青则苦寒，涤热、明目、清心。可酱可腌，鲜时烧肉，先瀹去苦味，虽盛夏肉汁能凝，中寒者勿食。熟则色赤，味甘性平，养血滋甘，润脾补肾。"每逢夏季，几乎每家无论贫富，都要做一些酿苦瓜食用。制作方法：苦瓜对半切，或者是切成几段，把里面的子和瓤挖掉，然后把苕子酿进去，放入锅内加汤水用文火炆软。苕子一般是用猪肉、香菇、虾皮、竹笋、蒜等剁碎制成。

5. 井水

据《寻乌县志（1986—2000）》记载，寻乌客家民居一般"依山傍水，山上水边有果树、竹、木，村庄客家建筑最明显的结构为方形围屋和圆形围屋，大多数为半月形敞开式的'龙衣屋'，一般村前有鱼塘，村后有菜园，村中有水井"。井中之水，除了日常生活使用外，还是消暑之品。夏暑季节，村民干完农活回来，打上井水来洗手、洗脚、擦身子，或者直接用一桶水从头浇到脚，那叫一个透心凉。若是比较深的井水，直接大口牛饮，直至皮紧肚圆，凉得直打嗝。

丝瓜可治无名肿毒

一老人，80岁，2013年10月30日来诊。其腿部近足三里处有一无名肿毒如一分钱钱币大小，局部发红，根底坚固，肿块突出，上有黄色脓液。患者体弱，平时肠胃不适，胃纳一般。我琢磨该用什么药比较平和，又不会苦寒败胃呢？忽然想起客家地区的常用菜肴丝瓜，即嘱咐患者每日摘丝瓜一个，连皮带籽煮水当茶喝，或者煮水浇饭服用。后回访，患者肿毒已结痂，无不适。

丝瓜属葫芦科植物，原产印度，据《本草纲目》记载："（丝瓜）唐宋以前无闻，今南北皆有之，以为常蔬。二月下种，生苗引蔓延树竹，或作棚架。其叶大如蜀葵而多丫尖，有细毛刺，取汁，可染绿。其茎有棱，六七月开黄花五出，微似胡瓜花，蕊瓣俱黄。其瓜大寸许，长一二尺，甚则三四尺，深绿色，有皱点，瓜头如鳖首。嫩时去皮，可烹可曝，点茶充蔬。老则大如杵，筋络缠纽如织成，经霜乃枯，涤釜器，故村人呼为洗锅罗瓜。内有隔，子在隔中，状如瓜蒌子，黑色而扁。其花苞及嫩叶卷须，皆可食也。"

丝瓜性味甘平，清香甘甜，《本草求真》云其入肠胃经，具有清热、化痰、凉血、解毒的功效。常用于治疗热病身热烦渴，痰喘咳嗽，肠风痔漏，崩带，血淋，疔疮，乳汁不通，痈肿。

关于丝瓜治疗无名肿毒，古医籍中早有记载，如《本草求真》谓："丝瓜性属寒物，味甘体滑。凡人风痰湿热，蛊毒血积，留滞经络，发为痈疽疮疡、崩漏肠风、水肿等症者，服之有效，以其通经达络，无处不至。但过服亦能滑肠作泄，故书有言，此属菜中不足，食之当视脏气以为可否也。朱震亨治痘疮不快，枯者烧存性，入朱砂研末，蜜水调服。"《本草蒙筌》载："治痘疮脚痛，烧灰，敷上。"《医学入门》云："治男妇一切恶疮，小儿痘疹余毒，并乳疽、疔疮。"《仁斋直指方》载："治痈疽不敛，疮口太深，丝瓜捣汁频抹之。"

其实，日常食用的丝瓜一身皆宝，其络、子、藤、叶均可入药，只不过一般人不识其性，唯有丝瓜络用于临床而已。

天热食“苦”，胜似进补

客家民间很注重食疗，且食疗之材多取之于日常食品，如酿苦瓜、酿辣椒、酿茄子、酿豆腐等。客家民间有把酿苦瓜、酿辣椒、酿茄子称为“酿三宝”。其中，酿苦瓜为典型代表，其甘香可口，回味绵长。苦瓜因其味苦而得名，而“苦”字不好听，故广东人又称其为凉瓜，这样听起来就比较顺耳。苦瓜因瓜面起皱纹，似荔枝，遂又有锦荔枝之名。《本经逢原》曰：“锦荔枝，有长短二种，生青熟赤。生则性寒，熟则性温。闽粤人以长者去子，但取青皮煮肉充蔬，为除热解烦清心明目之品。短者性温，其子苦甘，内藏真火，故能壮阳益气。然须熟赤，方有殊功。”这里的锦荔枝指的就是苦瓜，客家人日常食用的是长条的苦瓜。

酿菜是客家菜系中最为常见的一种烹饪方法。所谓酿，就是将苕子塞入另一种食材内，再经清蒸、或油炸、或红烧、或煎制而成。客家先民早期多居住在山高水冷的山区，气候潮湿多雾，所以饮食上形成了宜温热、忌苦寒的特点。

蒸好的酿苦瓜，咸鲜脆嫩，清淡爽口，汤纯肉鲜无杂味，吃时加入胡椒粉，清香四溢，别有风味。而且胡椒粉还可以中和苦瓜的苦寒之性。此外，酿苦瓜一般都是通过蒸熟，其苦寒之性也已大大减弱，成了微苦鲜香的夏季开胃菜，既可以消暑又不会败胃。

虽然如今有了大棚菜，四季都能吃到苦瓜，但是本人始终认为酿苦瓜只适合夏秋季节食用，这是大自然赐给我们的一份夏季解暑降温、开胃消食的美味佳肴，诚如民间谚语所说：“天热食‘苦’，胜似进补。”

酿苦瓜有当餐食用的，也有过餐食用的，其中最好吃的是过餐后煲得很绵的那种，又称隔夜酿苦瓜，因隔夜后的酿苦瓜更加入味。酿苦瓜所用的苕子也是多种多样的，不过还是以猪肉做馅，加入香菇、蒜苗的较为多见，这样的酿苦瓜外因苦瓜苦寒解暑散热，内因肉馅暖胃益气，食之可以很好地预防暑热的耗气伤津，体现了客家人未病先防的传统特色。

客家养生三字经

客家民间除了把说谜语、猜谜语作为一种教育子孙后代认知事物的好方法外，还常常采用通俗易懂的歌诀来教人礼仪、待人接物，以及宣传健康养生方面的知识。下面就是笔者根据客家民间流传的养生歌诀整理而成的“客家养生三字经”。

谈养生，源流多，辨真假，不盲从。
养生观，适自然，强身体，健体魄。
多做饭，少快餐，适消费，不浪费。
三餐饮，荤素配，不过饱，不过饥。
细粗粮，鱼豆蛋，鲜蔬果，不可缺。
少放盐，少放油，不高压，不高脂。
少饮酒，少抽烟，少零食，少浓茶。
少熬夜，少看屏，多看报，多交流。
注春捂，注秋冻，注四时，注寒温。
冬不泳，夏不冰，秋不燥，春不急。

不可懒，适锻炼，不过汗，衣增减。
偶调侃，偶打牌，重养生，不过执。
工作累，伸懒腰，眼睛疲，观绿色。
对上司，注尊重，对下属，多体谅。
少说话，多做事，少是非，常自省。
放宽心，广胸怀，常乐观，贵知足。
外出游，避节日，游山川，畅气机。
有规划，计划成，思周全，不添乱。
多读书，多写作，寄情思，自得乐。
夫妻和，少拌嘴，退一步，感情深。
病先防，治未病，体有疾，早用药。
养生经，三字观，常对照，少忧愁。

跋

夫医道方兴，必有奇才出世；古法当宏，必有专才问津。癸巳之岁，友崇裕递文本见示，篇名《一个青年中医之路》也。子遍涉医学，幸为我阅后读而跋之，予幸而染心。是编博涉医药，先展各师擅长之学，后出本族客家之术，宏论伤寒之道，编采灵验之法，是学习之笔记、读书之心得。

脏腑阴阳，各有其经；四肢百骸，各有所主。明部定经，循流探源，必可以知病之所生，疾之所变。夫医学之圣道，岐黄已教，仲景撰用，各家补之。哀呼！当世之状，自命大师者云云，通达医道者寥寥，非眼明无以鉴之，非开悟无以别之，可怪者多欲求一法一术而速成，少内求内证而远志。崇裕好学，又兼慎思，实眼明之才，奇专之士，若然对鉴返观，定入真镜，广发经纶。

予不敏于学，蓼事私语，以为跋！

陈嘉彬

2014 年 3 月 12 日

注：陈嘉彬，本名陈余粮，字嘉彬，号无山居士，又号拾芥草堂主人，《圆运动的古中医学》执行主编，另参与编辑《伤寒论坛丛书》《针灸临床家丛书》《胡希恕讲伤寒论》《胡希恕讲金匮要略》等书。先后跟随王光宇等老师学习，发现古中医脉法研究为当今脉学研究所缺失，故尔潜心于此，总结出脉学八论、原机古法针灸学。

主要参考文献

1. 吴谦．医宗金鉴［M］．北京：人民卫生出版社，1963.

2. 赖良蒲．蒲园医案［M］．南昌：江西人民出版社，1979.

3. 张仲景．伤寒论［M］．上海：上海科学技术出版社，1983.

4. 江西省卫生厅．杏林医选［M］．南昌：江西科学技术出版社，1987.

5. 钱超尘．伤寒论文献通考［M］．北京：学苑出版社，1993.

6. 苏颂．本草图经［M］．合肥：安徽科学技术出版社，1994.

7. 江西省寻乌县志编纂委员会．寻乌县志（1996 年版）［M］．北京：新华出版社，1996.

8. 牟鸣真．江湖医术辨析［M］．南宁：广西科学技术出版社，1997.

9. 孙思邈．备急千金要方［M］．北京：中医古籍出版社，1999.

10. 单书健．古今名医临证金鉴：奇症卷［M］．北京：中国中医药出版社，1999.

11. 李顺保．伤寒论版本大全［M］．北京：学苑出版社，2000.

12. 李时珍．本草纲目（新校注本）［M］．北京：华夏出版社，2002.

13. 薛己．校注妇人良方［M］．太原：山西科学技术出版社，2002.

14. 缪希雍．神农本草经疏［M］．北京：中医古籍出版社，2002.

15. 陈瑞春．伤寒实践论［M］．北京：人民卫生出版社，2003.

16. 邓中甲．新世纪全国高等中医药院校规划教材方剂学［M］．北京：中国中医药出版社，2003.

17. 王璆．是斋百一选方［M］．上海：上海科学技术出版社，2003.

18. 李建安．临证拾录［M］．北京：中医古籍出版社，2004.

19. 黄煌．张仲景 50 味药证［M］．北京：人民卫生出版社，2004.

20. 苏敏．新修本草［M］．合肥：安徽科学技术出版社，2004.

21. 马永华，叶加南，叶庭兰，等．中国百年百名中医临床家丛书：叶桔泉［M］．北京：中国中医药出版社，2004.

22. 何晓晖．中医基础理论［M］．北京：人民卫生出版社，2005.

23. 尚启东．华佗考［M］．合肥：安徽科学技术出版社，2005.

24. 张仲景．金匮玉函经［M］．北京：学苑出版社，2005.

25. 日华子．日华子本草 蜀本草［M］．合肥：安徽科学技术出版社，2005.

26. 张仲景．金匮要略［M］．北京：人民卫生出版社，2005.

27. 佚名．黄帝内经素问［M］．北京：人民卫生出版社，2005.

28. 佚名．灵枢经［M］．北京：人民卫生出版社，2005.

29. 秦伯未，李岩，张田仁，等．中医临证备要［M］．北京：人民卫生出版社，2005.

30. 李阳波．开启中医之门［M］．北京：中国中医药出版社，2005.

31. 张聿青．张聿青医案［M］．北京：人民卫生出版社，2006.

32. 李梴．医学入门［M］．北京：人民卫生出版社，2006.

33. 杨士瀛．仁斋直指方［M］．上海：上海第二军医大学出版社，2006.

34. 何绍奇．读书析疑与临证得失［M］．北京：人民卫生出版社，

2006.

35. 刘力红. 思考中医［M］. 南宁：广西师范大学出版社，2006.

36. 程国彭. 医学心悟［M］. 北京：人民卫生出版社，2006.

37. 黄煌. 经方的魅力［M］. 北京：人民卫生出版社，2006.

38. 沈金鳌. 杂病源流犀烛［M］. 北京：人民卫生出版社，2006.

39. 戴元礼. 秘传证治要诀及类方［M］. 北京：人民卫生出版社，2006.

40. 甄权. 药性论（辑释本）药性趋向分类论［M］. 合肥：安徽科学技术出版社，2006.

41. 陶御风. 笔记杂著医事别录［M］. 北京：人民卫生出版社，2006.

42. 王焕华. 中药趣话［M］. 天津：百花文艺出版社，2006.

43. 孟跃. 罗道揆治疗急危难症临床实录［M］. 西安：第四军医大学出版社，2006.

44. 刘渡舟，聂惠民，傅世垣. 伤寒挈要［M］. 北京：人民卫生出版社，2006.

45. 黄煌. 中医十大类方［M］. 南京：江苏科学技术出版社，2007.

46. 赵学敏. 本草纲目拾遗［M］. 北京：中国中医药出版社，2007.

47. 张璐. 本经逢原［M］. 北京：中国中医药出版社，2007.

48. 余震. 古今医案按［M］. 北京：人民卫生出版社，2007.

49. 李曰庆. 中医外科学［M］. 北京：中国中医药出版社，2007.

50. 严洁，施雯，洪炜. 得配本草［M］. 北京：人民卫生出版社，2007.

51. 佚名. 中藏经［M］. 北京：人民卫生出版社，2007.

52. 严用和. 重辑严氏济生方［M］. 北京：中国中医药出版社，2007.

53. 钱超尘，温长路. 华佗研究集成［M］. 北京：中医古籍出版社，2007.

54. 尤在泾. 医学读书记［M］. 北京：中国中医药出版社，2007.

55. 李静. 名医师承讲记［M］. 北京：中国中医药出版社，2007.

56. 朱步先，何绍奇，蒋熙，等. 朱良春用药经验集［M］. 长沙：湖南科学技术出版社，2007.

57. 姜春华. 姜春华中医学术思想研究及临床经验选粹［M］. 北京：中国中医药出版社，2007

58. 陈明，张印生. 伤寒名医验案精选［M］. 北京：学苑出版社，2008.

59. 曹颖甫. 经方实验录［M］. 北京：学苑出版社，2008.

60. 吴昌国. 中医历代药论选［M］. 北京：中国中医药出版社，2008.

61. 张大昌. 张大昌医论医案集［M］. 北京：学苑出版社，2008.

62. 佚名. 神农本草经校注［M］. 北京：学苑出版社，2008.

63. 冯世纶，张长恩. 经方传真［M］. 北京：中国中医药出版社，2008.

64. 胡希恕. 胡希恕伤寒论讲座［M］. 北京：学苑出版社出版，2008.

65. 黎庇留. 黎庇留经方医案［M］. 北京：人民军医出版社，2008.

66. 周岩. 本草思辨录校释［M］. 北京：学苑出版社，2008.

67. 王雪苔.《辅行诀脏腑用药法要》校注考证［M］. 北京：人民军医出版社，2008.

68. 陈亦人.《伤寒论》求是［M］. 上海：上海科学技术出版社，2008.

69. 寻乌县地方志编纂委员会. 寻乌县志（1986～2000）［M］. 合肥：黄山书社出版社，2008.

70. 闫云科. 经方躬行录［M］. 北京：学苑出版社，2009.

71. 冯世纶. 解读伊尹汤液经［M］. 北京：学苑出版社，2009.

72. 朱肱. 活人书［M］. 北京：中国中医药出版社，2009.

73. 李文炳. 100种珍本古医籍校注集成：经验广集［M］. 北京：中医古籍出版社，2009.

74. 成无己. 伤寒明理论［M］. 北京：学苑出版社，2009.

75. 陈嘉谟. 本草蒙筌［M］. 北京：中医古籍出版社，2009.

76. 南京中医学院.《诸病源候论》校释［M］. 北京：人民卫生出版社，1980.

77. 萧步丹. 岭南采药录［M］. 广州：广东科学技术出版社，2009.

78. 严世芸，李其忠. 三国两晋南北朝医学总集［M］. 北京：人民卫生出版社，2009.

79. 张元素. 医学启源［M］. 北京：人民军医出版社，2009.

80. 权依经. 古方新用［M］. 北京：人民军医出版社，2009.

81. 赵明锐. 经方发挥［M］. 北京：人民卫生出版社，2009.

82. 姚国美. 姚国美医学讲义合编［M］. 北京：人民卫生出版社，2009.

83. 高汉森. 方剂学［M］. 长沙：湖南科学技术出版社，2010.

84. 张秉成. 本草便读［M］. 北京：学苑出版社，2010.

85. 范开礼，徐长卿. 范中林六经辨证医案选［M］. 北京：学苑出版社，2011.

86. 黄宫绣. 本草求真［M］. 北京：学苑出版社，2011.

87. 黄竹斋. 黄竹斋医书合集［M］. 天津：天津科学技术出版社，2011.

88. 万友生．寒温统一论［M］．北京：人民军医出版社，2011.

89. 黎崇裕．小郎中习医手记［M］．北京：人民军医出版社，2011.

90. 黄元御．长沙药解［M］．北京：学苑出版社，2011.

91. 孙思邈．千金翼方［M］．北京：中国医药科技出版社，2011.

92. 贾所学．药品化义［M］．北京：学苑出版社，2011.

93. 朱炳林．困学斋中医随笔［M］．北京：中国中医药出版社，2012.

94. 陈瑞春．陈瑞春论伤寒［M］．北京：中国中医药出版社，2012.

95. 张璐．诊宗三昧［M］．天津：天津科学技术出版社，2012.

96. 王士雄．随息居饮食谱［M］．天津：天津科学技术出版社，2012.

97. 沈金鳌．要药分剂［M］．上海：上海第二军医大学出版社，2012.

98. 樊正阳．医门凿眼：心法真传与治验录［M］．北京：人民军医出版社，2012.

99. 姚梅龄．临证脉学十六讲［M］．北京：人民卫生出版社，2012.

100. 黄仕沛，何莉娜．梦回伤寒四大金刚［M］．北京：中国中医药出版社，2012.

101. 李坚，胡存慧，黄涛．李阳波医案讲记 1［M］．北京：中国医药科技出版社，2013.

102. 余国俊．中医师承实录—我与先师的临证思辨［M］．北京：中国中医药出版社，2014.

103. 李景荣．白云阁藏本《伤寒杂病论》述评［J］．陕西中医，1982，(3)：1.

104. 魏雪舫，陈忠琳．黄竹斋与古本《伤寒杂病论》［J］．中华医史杂志，1992，22(1)：16.

105. 赵怀舟，贾颖，李茂如．从“痉”字看陈世杰对《金匮玉函经》的补亡灭误［J］. 北京中医药大学学报，1999，（5）：10.

106. 程宜福. 试析《伤寒论》阳明少阳病证治的寒热同病规律［J］. 皖南医学院学报，2001，20（1）：53.

107. 金文君. 白虎汤临床应用及禁忌证探析［J］. 江苏中医药，2002，23（10）：6.

108. 姚荷生，姚梅龄，刘英锋，等. 我的学医之路——姚荷生自传节选［J］. 江西中医药，2004，35（01）：1.

109. 廖宇. 白虎汤“表热里寒”心悟［J］. 河南中医，2004，24（1）：3.

110. 庞景三.《伤寒论》南阳方言举隅［J］. 中医文献杂志，2005，（02）：33.

111. 马文辉. 论《伤寒论》的六病、六时、六证［J］. 山西中医学院学报，2006，7(4)：7.

112. 曹东义. 有了张仲景，不再学华佗［N］. 中国中医药报，2008-1024.

113. 秦毅，田合禄. 白虎汤证［J］. 中医临床研究，2012，4（4）：1.

114. 田合禄. 用五运六气解读少阳病［J］. 中医临床研究，2012，4（7）：5.

115. 李登岭，赵红霞. 也说阳明病白虎汤、白虎加人参汤证［J］. 国医论坛，2012，27（3）：5.

116. 罗世坤.“伤寒脉浮滑，此以表有热，里有寒，白虎汤主之”之我见［J］. 新疆中医药，2012，30（1）：5.

117. 黎崇裕.《经方实验录》读后一得——从三阳论治颈肩疾病［J］. 国医论坛，2013，28（6）：49.

图书在版编目（CIP）数据

一个青年中医之路：从经方庙堂到民间江湖／黎崇裕著．—北京：中国中医药出版社，2016.8（2018.5 重印）

ISBN 978-7-5132-3221-0

Ⅰ．①一…　Ⅱ．①黎…　Ⅲ．①中国医药学—研究　Ⅳ．① R2

中国版本图书馆 CIP 数据核字（2016）第 055309 号

中国中医药出版社出版

北京市朝阳区北三环东路 28 号易亨大厦 16 层

邮政编码　100013

传真　010 64405750

廊坊市晶艺印务有限公司印刷

各地新华书店经销

*

开本 880×1230　1/32　印张 11.5　字数 262 千字

2016 年 8 月第 1 版　2018 年 5 月第 3 次印刷

书号　ISBN 978-7-5132-3221-0

*

定价 39.00 元

网址　www.cptcm.com

社长热线　010 64405720

购书热线　010 64065415　010 64065413

微信服务号　zgzyycbs

书店网址　csln.net/qksd/

官方微博　http：//e.weibo.com/cptcm

淘宝天猫网址　http：//zgzyycbs.tmall.com